U0273691

生物节律与肿瘤发生发展

夏鹤春／主　编

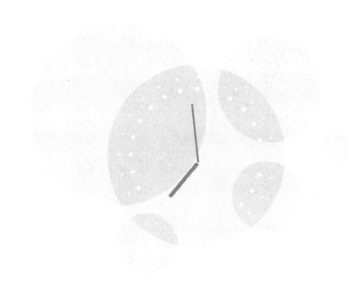

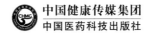

中国健康传媒集团

中国医药科技出版社

内 容 提 要

　　本书主要阐释了生物节律紊乱与各种肿瘤形成之间的相互关系，并深入探讨了生物钟基因突变的遗传学研究及生物节律紊乱的基因表观遗传学基础，以期为肿瘤研究的职业流行病学以及相关医学提供线索和思路，同时也为生物节律紊乱工作者以及管理者提供预见性建议，尽量避免职业性危害。

图书在版编目（CIP）数据

　　生物节律与肿瘤发生发展 / 夏鹤春主编 . — 北京：中国医药科技出版社，2021.7
　　ISBN 978-7-5214-2368-6

　　Ⅰ . ①生… 　Ⅱ . ①夏… 　Ⅲ . ①生物节律—关系—肿瘤—研究 　Ⅳ . ① R73

　　中国版本图书馆 CIP 数据核字（2021）第 045307 号

美术编辑 　陈君杞
版式设计 　也　在

出版　**中国健康传媒集团** ｜ 中国医药科技出版社
地址　北京市海淀区文慧园北路甲 22 号
邮编　100082
电话　发行：010-62227427 　邮购：010-62236938
网址　www.cmstp.com
规格　787×1092mm $\frac{1}{16}$
印张　14
字数　270 千字
版次　2021 年 7 月第 1 版
印次　2021 年 7 月第 1 次印刷
印刷　北京市密东印刷有限公司
经销　全国各地新华书店
书号　ISBN 978-7-5214-2368-6
定价　**79.00 元**

获取新书信息、投稿、为图书纠错，请扫码联系我们。

编委会

主　编　夏鹤春

副主编　牛占锋

编　者　（以姓氏笔画为序）

马燕萍（宁夏回族自治区人民医院）

王志华（宁夏医科大学总医院）

车云云（宁夏医科大学总医院）

牛占锋（宁夏医科大学总医院）

李海亮（宁夏医科大学总医院）

吴　亮（宁夏医科大学总医院）

张利剑（宁夏医科大学总医院）

陈彦君（宁夏医科大学总医院）

范　恒（宁夏医科大学总医院）

郝少才（宁夏医科大学总医院）

侯　丽（宁夏医科大学总医院）

贾晓雄（宁夏医科大学总医院）

夏鹤春（宁夏医科大学总医院）

序

　　生物节律普遍存在于自然界万千生物中，是上亿年生物在进化过程中与周围环境相适应形成的内在生物节律。生物节律由机体内在的生物钟调控，Jeffrey C. Hall、Michael Rosbash 和 Michael W. Young 正是由于有关生物钟分子机制方面的研究于 2017 年荣获诺贝尔生理学或医学奖。生物节律的紊乱会引起严重的健康问题，包括肿瘤、抑郁等精神障碍，同时，还会影响抗肿瘤药物的时间生物学效应。总之，生物节律与疾病存在着复杂的相互联系，这方面的深入研究为保障人类健康和相关疾病治疗必将提供新的治疗思路。

　　由夏鹤春教授主编的专著《生物节律与肿瘤发生发展》即将出版问世，可喜可贺，也很高兴为本书作序。夏鹤春教授及其团队从事颅内肿瘤生物节律方面的研究十余年，期间持续获得 4 项国家自然科学基金资助支持。作为夏鹤春教授之同行，粗读本书，受益匪浅，它使我们更深入了解了生物节律紊乱对于肿瘤的发生、发展的影响，并为通过调控生物节律寻找肿瘤预防和有效治疗开辟了新的方法。此外，书中博大精深的中医学对生物节律的关注内容也引人入胜。本书的主编、编者均系宁夏医科大学总医院的专业技术人才，他们积极进取的敬业精神值得称赞，同时本书也为国内有关生物节律紊乱与肿瘤发生、发展方面的书籍填补了专业领域的空白。在此，向广大读者、医师及生物节律研究者推荐此书，相信读后必从中受益。

　　最后，祝贺夏鹤春教授及编写组成员所取得的成绩！

宁夏医科大学名誉校长
省部共建国家重点实验室培养基地—宁夏颅脑
疾病重点实验室，宁夏医科大学总医院神经中心主任
中国医师协会神经外科分会副会长

2021 年 3 月

前　言

人们很早就知道生物乃至自然万物都有一定的运行规律和周期，例如春去秋来、潮涨潮落，花开花谢；知道包括人类在内的各种生命体内存在着生物钟，能帮我们感知并适应周围环境的日常变化，例如日出而作、日落而息。

后来，随着生物节律的分子机理的发现，人们进一步得知，生物节律的变化不仅是生物对于地球自转所造成的物理环境 24h 变化的反应，更是生物体内各种节律活动的始动因素。这种生物节律系统可以调整机体适应白天与黑夜相关的生物节律变化，从而确保有机体在一天中的"正确时间"做正确的事，精准地维护着机体的正常内环境。

生命有机体与外部和内部环境保持生物节律上的同步，对于机体的健康和生存至关重要，这种协调性的紊乱或缺失可能会导致个体罹患疾病。

癌症是当代对人类生命和生活质量具有重大影响的疾病。多方面研究证实生物节律紊乱与癌症的发展之间存在密切的关系。2007 年，世界卫生组织（WHO）的国际癌症研究机构（IARC）已将涉及长期生物节律紊乱的轮班工作定为"可能为人类致癌物"。

近些年研究生物节律紊乱在肿瘤发生、发展中的作用，并通过调控生物节律寻找肿瘤预防和有效治疗的方法日益受到重视。本书重点阐述了生物节律紊乱和肿瘤之间存在的关系，并且以充足的理论知识论证了生物节律对大脑和身体的最佳功能状态所具有的重要作用。

本书主要关注的问题是：生物节律紊乱和肿瘤的发展之间有什么实验证据？是否有流行病学证据表明，在人类的"真实或非实验室世界"中存在这种联系？从这些结果中可以得出哪些可能的研究建议？并且通过对有关问题的流行病学研究进行定性和定量分析，进一步分析生物节律紊乱和人类肿瘤之间存在的成因与联系，从而探究药物如何依据患者生物节律性选择与内源性周期生物节律而变化的规律，形成个性化治疗的时间治疗学，通过适当的治疗时机和方法提高治疗效果，同时尽量减少毒性和不良反应，达到提高疗效的作用。

本书编写团队十余年致力于研究生物节律紊乱与胶质瘤的基础与临床研究，并得到四项国家自然科学基金及多项宁夏科技厅项目的连续支持。

本书围绕近年来有关生物节律紊乱与各种肿瘤基础研究、时辰治疗研究进行论述。全书共分为 13 章，第一章、第二章主要论述生物节律的基本理论以及生物节律紊乱与肿瘤的发生、发展的关系；第三章至第十一章，分别系统地论述了生物节律紊乱对于头颈部肿瘤、乳腺癌、神经系统肿瘤、血液系统肿瘤、呼吸系统肿瘤、消化系统肿瘤、泌尿生殖系统肿瘤、其他系统肿瘤及代谢性肿瘤相关性的影响，以及目前机制研究进展；第十二章、第十三章分别从目前基于生物节律的时辰治疗按中医传统治疗角度和西医对于肿瘤的治疗角度进行论述。

　　由于时间仓促和受水平所限，疏漏之处在所难免，恳请读者批评指正，我们将继续努力，以便将内容不断完善和改进。

编　者

2021 年 3 月

目　录

第一章　生物节律总述

第二章　生物节律紊乱与肿瘤

第三章　生物节律紊乱与头颈部肿瘤

第四章　生物节律紊乱与乳腺癌

第五章　生物节律紊乱与神经系统肿瘤

第六章　生物节律紊乱与血液系统肿瘤

第七章 生物节律紊乱与呼吸系统肿瘤

第八章 生物节律紊乱与消化系统肿瘤

第九章　生物节律紊乱与泌尿生殖系统肿瘤

第十章　生物节律紊乱与其他系统肿瘤

第十一章　生物节律紊乱与代谢性肿瘤

第十二章　生物节律与中医药

第十三章 基于生物节律的肿瘤时间治疗学

我们所生活、工作的这个世界，其最大的特征之一就在于存在昼夜循环。而与之相应，地球上几乎所有物种的行为或生理每天都会发生周期性节律变化。这些昼夜节律的变化，不仅是生物对地球自转所造成的物理环境 24h 变化的反应，更是生物体内各种节律活动的使动因素。这种生物节律系统（或称生物"时钟"）可以调整机体适应白天和黑夜相关的物理环境的变化，从而确保有机体在一天中的"正确时间"做"正确的事情"。生物钟也可为机体内部组织提供时间周期，确保机体内部各个组织间的变化彼此协调发生。

生命有机体与外部和内部环境保持生物节律上的同步性，对于机体的健康和生存至关重要，而这种协调性的紊乱或缺失则可能会导致个体罹患疾病，甚至死亡。如夜间活动的啮齿动物在白昼冒险离开洞穴，该动物就容易成为其他动物的猎物。同样，内部环境缺乏生物节律同步性则可能会引发个人的健康问题，如时差、倒班工作和失眠常会引起认知功能受损、荷尔蒙功能改变和胃肠道不适等相关问题。生物节律系统的潜在机制及其功能紊乱带来的潜在后果，是时间生物学领域的研究人员努力探索的方向之一。从广义上讲，时间生物学涵盖了关注生物节律的所有研究领域，包括高频周期，如激素在一天内的脉冲式分泌；每日周期，如活动和休息周期；每月或年度周期，如某些物种的生殖周期等。在这些相互关联的时间生物学领域中，人们最为关注的是昼夜节律周期。几乎所有的生命形式，包括细菌、真菌、植物、鱼类、啮齿类和哺乳类动物都表现出昼夜节律变化。

第一章 生物节律总述

1. 生物节律起源

Pittendrigh 和 Aschoff 在 20 世纪 50 年代对果蝇昼夜节律的研究可以认为是生物节律研究的基础。关于生物节律的研究，最早可以追溯到 17 世纪法国科学家 Mairan 的工作，他出版了一本描述植物叶片每日移动规律的专著。Mairan 发现植物即使放置在没有阳光的室内时，叶片仍会每天自发调整角度，这些活动不仅仅代表了植物对外界环境的反应，更说明生物体内部存在一种时钟控制系统。

Mairan 的研究揭示了昼夜节律的一个重要特征——自我维持。几乎所有在自然条件下存在昼夜生物节律的生物，在给予恒定光照或在暗室中，而没有来自外界物理环境的任何时间信息提示下，仍可保持自身生物周期性节律。这种生物周期节律的维持清楚地表明某种内部生物节律机制或生物钟的存在。然而，一些研究人员指出，节律性的持续并不能排除由地球绕其轴心公转产生的其他不受控制的周期节律产生的可能性。这种假设，可以被昼夜节律的第二个特征所驳斥：即这些生物自发生物节律的周期接近，但并不是准确的 24h，如果节律是外源性驱动的，它们应该正好持续 24h，生物周期节律并不精确是生物节律性的另一个重要特征。正如 Pittendrigh 所证实的那样，偏离 24h 周期的节律特性，实际上是生物钟系统内部的一种手段，使其能够连续地与明暗环境保持一致，这种连续性的调整可以更精确地控制所表达节律的周期及相位。

生物节律的第三个特征是生物节律能够被外部时间信号所调控，如明暗周期等同步或影响。因此，尽管昼夜生物节律可以在没有外部时间提示的情况下持续存在，并不由环境因素所驱动，但通常情况下生物节律常常与环境时间信号相一致。因此，如果外部环境时间信号发生偏移，如跨越时区旅行后，生物节律将渐渐与新的时区时间节律保持一致。

人们最初并不清楚生物节律周期的调整是通过调节循环速率来实现的，即生物周期缩短或延长，直到它与新的环境线索协调，调整到目标周期，或者是通过"复位"的方式实现周期调整。后来研究发现，有机体对外界明暗的反应，即生物节律周期是否提前、延迟或保持不变，取决于生物周期所处的不同阶段。在机体"正常"暗期的早期，暴露于光照下通常会导致相位延迟，而当机体"正常"暗期的后期暴露于光照下通常会导致相位提前，这种差异可以用相位响应曲线表示。这样的曲线可以预测个体发生明暗周期变化的趋势。生物周期相位响应曲线的存在还意味着生物节律周期调整是通过"复位"事件实现的，而不是通过改变循环速率来实现的。

除了光照时长外，当有机体处于恒定的光照下时，光照强度也可以调节生物体的循环周期。某些物种暴露在高强度光照下会延长生物节律周期，而在另一些物种中，则会缩短这一周期，这种现象被称为"Aschoff定律"。归根结底，这两种现象似乎是同一件事的两个方面，因为该定律也可以通过相位响应曲线来预测或解释。

尽管昼夜明暗周期是所有生物体的主要时间周期来源，但其他因素，如社会活动、锻炼，甚至温度，也可以调节周期的相位。温度对生物节律的影响尤为明显，因为温度的变化可以影响周期的相位，而不会从实质上改变周期的速率。这意味着生物节律周期可能开始于比正常时间更早或更晚的时间，但仍然具有相同的长度。一方面，机体内部的时钟振荡器对机体适应温度变化的能力有利于生物体适应环境变化，单纯的温度变化并不能对生物钟产生加速或减速的影响。另一方面，对温度的适应性过程也有让人困惑的地方，因为大多数生物过程，如体内的生物化学反应都会因温度变化而加速或减慢。最终，这一困惑提供了关于生物钟本质的线索——生物昼夜节律有遗传基础这一事实。与简单的生化反应相比，这样的基因表达程序对温度变化的抵抗力更强。

生物节律的两个特有属性为研究节律的构成提供了重要的线索。第一个特性是节律在自然界中无处不在，昼夜节律广泛存在于生物体和生物过程中，具有相似的特性，甚至对光的相位响应曲线也极为相似；另一个特性是昼夜生物节律似乎是在细胞水平上产生的，因为藻类或甲藻等单细胞生物与高度复杂的哺乳动物相比生物节律大致相同。这些研究结果都表明，某些基因的周期性表达可能是生物节律形成的分子基础。

通过对单细胞生物体的研究探明了产生昼夜节律系统的细胞本质，但高等生物体中的昼夜节律起搏器位于机体特定组织结构中。这些结构包括昆虫大脑的某些区域，如视叶和脑叶；某些无脊椎动物和脊椎动物的眼睛；以及非哺乳类脊椎动物大脑内的松果体；在哺乳动物中，生物钟位于视交叉上核（suprachiasmatic nucleus，SCN）的两个神经细胞簇中，它们位于颅底、下丘脑前部。

20世纪70年代初的一项里程碑式的发现，证明了SCN作为生物节律系统中生物节律起搏器的作用。研究人员通过破坏大鼠的SCN发现大鼠内分泌活动和生物行为的昼夜节律改变或消失；而将SCN组织细胞移植到有SCN受损的动物身上，可以帮助其恢复部分生物节律性。研究也发现，受体恢复的生物节律常表现出供体的生物钟特性，具有相似的钟节律周期或相位，而非宿主的生物钟特性。SCN是哺乳动物生物节律的调节中枢，也是研究人员在了解生物钟时重点研究的组织部位。

体外培养的离体肺、肝和其他组织中也存在昼夜节律，而这些离体组织并不受SCN的控制。而且，体内大多数细胞和组织均可以在昼夜节律的基础上调节自身活动。然而，这些发现并没有削弱SCN作为主要的昼夜节律调节起搏器所发挥的核心作用，它以某种方式持续不断地协调细胞、组织和整个有机体节律性组织和活动，这种协调方式的生理机制，既包括 SCN 发出作用于其他神经细胞的神经信号，也包括它通过血液分布到其他器官的神经激素信号。

虽然 SCN 损伤对多种节律的影响已被阐明，但其对睡眠的影响尚不清楚。SCN 损伤可扰乱大鼠睡眠的巩固和模式，但对动物的睡眠时间或睡眠需求的影响微乎其微。研究人员因而提出睡眠受到两种独立的控制机制的影响：调节睡眠倾向的生物钟和反映先前觉醒时间的稳态控制。然而，最近对松鼠和猴子的研究发现，SCN 损伤会影响睡眠时间。此外，对 *DBP* 和 *CLOCK* 这两个影响生物节律的基因发生突变的小鼠进行睡眠研究表明，这些突变导致睡眠调节的变化。这两个观察结果都提出了一个有趣的可能性，即昼夜节律控制存在动态平衡。

2. 生物节律的形成与发展

自公元前 4 世纪以来，动植物生理和行为过程中的昼夜节律就已为人所知。这些节律最初被归因于生物体对外部光线信号的每日变化的被动反应，但后来发现，所研究的物种其节律性都由内源性生物钟产生。在哺乳动物中，生物节律是由 SCN 产生，它通过生物节律输入途径与环境信息不断同步，并通过生物节律输出途径控制外周时钟。在 SCN 中产生的昼夜节律性通过向身体组织的各种细胞发送信号来与外部信号同步化，这些信号与外周组织生物钟相互作用来发挥作用。这些位于体内的、细胞自主的、自我维持的外周生物钟扮演着基本控制器的角色，根据一天中的时间或季节变化来调整机体各种分子、生化和生理过程，以响应环境光和温度的变化，从而适应睡眠－觉醒周期、体温、能量代谢、细胞周期和激素分泌的变化。

中枢和外周生物钟都由同一组生物钟基因在组织中表达对组织器官进行控制。哺乳动物的生物钟机制，是基于 bHLH-PAS 转录因子 BMAL1/CLOCK 或 BMAL1/NPAS2 的异源二聚体驱动的自动调节转录反馈环，在生物昼夜节律开始时激活其下游转录抑制因子靶标 *Cryptochrome*（*CRY1*、2）和 *Period*（*PER1~3*）。在昼夜节律周期结束段，由 SCF（Skp1-cullin-F-box protein，SCF）E3 泛素连接酶复合物、酪蛋白激酶 1ε/δ（CK1ε/δ）和 AMPK 控制的 PER 和 CRY 蛋白在细胞质中积累，导致 PER/CRY 阻遏复合物的形成，该复合物在下一生物节律周期起始段移位到细胞核中，从而抑制 BMAL1/CLOCK 或 BMAL1/NPAS2 的活性。这两种蛋白在昼夜节律周期结束时聚集在细胞质中，由 SCF（Skp1-cullin-F-box protein）E3 泛素连接酶复合物、酪蛋白激酶 1mRNA（CK1 mRNA）和 AMP 激酶（AMPK）控制。此外，*BMAL1* 的转录受其自身的转录靶标

Rev-erbα/β（抑制子）和 *Rorα*（激活子）交替调控。多个自动调节反馈环引起 *BMAL1* 的表达和活性在 24h 内出现明显的节律性变化，为分子生物钟的节律性调控提供了驱动力。

生物节律调节是以钟控基因为靶点，在 SCN 神经元和外周器官的所有主要细胞过程中产生生物节律，由于节律调节器与特定基因启动子序列、转录子或转录起始、延长、终止复合物以及控制染色质重塑等关键因素之间的时间依赖性相互作用，在特定组织中表达的所有 mRNA 中，3%~10% 是存在节律性的。生物钟控制的基因通常在组织间存在特有的表达模式，这表明生物钟在体内控制组织特定功能方面起着关键作用。而且，钟控基因在细胞增殖、新陈代谢、衰老和 DNA 损伤反应等相关过程中均有所表达。

SCN 神经元和外周组织中的生物钟可以通过各种细胞信号进行组织信息调节。由表达黑色素的视网膜神经节细胞接收的光为 SCN 生物钟提供了最有力的时间线索，并通过视网膜 – 下丘脑束（RHT）直接传递给 SCN 神经元。RHT 激活后可产生神经递质，诱发一系列信号转导事件，引起生物节律周期时相的改变。虽然 SCN 时钟本身能够产生自主的昼夜节律输出，但它通过将日常生理和行为与周围时间线索同步、持续耦合可以提高生存优势。环境信号的改变，如乘坐飞机穿越几个时区，会导致生物钟相位的改变，随后 SCN 控制的外周组织通过生物节律输出途径调节相位周期，以重建新的内源性生物节律稳态。完全调整到新时区所需的天数，取决于旅途中跨越的时区数。

研究最多的生物节律输出通路包括自主神经系统（ANS）和神经内分泌系统（NES），它们通过细胞信号控制哺乳动物外周时钟及各种生理过程。自工业革命以来，人类的生活方式发生了巨大的变化，由于越来越多地使用人工照明、夜班工作时间或长途旅行，可引起环境光信号的持续来回相移，扰乱内源性昼夜节律的动态平衡，甚至导致内源性昼夜节律动态平衡经常被破坏，生活方式的这些改变伴随着人类健康各方面疾病风险的显著增加。

3. 生物节律基本类型及生理学概论

3.1 生物节律基本类型

根据周期性变化的时间不同，生物节律可以分为昼夜节律、月节律和年节律。日节律，包括睡眠 – 觉醒周期、血压、心率、内分泌、体温、细胞分裂、血细胞数量的波动变化等很多生理活动；而月节律，包括以月为单位的月经周期；年节律，包括植物的发芽、开花、结果等现象。其中的昼夜节律就是人们常说的生物钟，是最重要的生物节律。

生物节律对人的身体功能、精神活动、体温、脉搏及激素等生理反应都发挥着重要的调节作用。生物节律的平衡稳定能够保证人体健康的生命活动，生物节律发生紊乱时则会导致人体各种生理及心理功能的异常。

3.2 生物节律生理学概论

许多分子、生理、生化和行为过程都存在生物节律同步性，其中皮质醇激素分泌的日变化就是这样一种情况，褪黑素是一种主要由松果体产生的吲哚胺类激素，其产生速率在白天很低，在夜晚上升，在凌晨2：00~4：00达到高峰，然后逐渐下降。夜晚暴露在光线下会相应地抑制褪黑素的产生，并使与癌症发展相关的昼夜节律基因失调，从而扰乱昼夜节律系统。褪黑素与其受体 MT-1 结合，调节与癌症有关的通路。

隐色素分子是哺乳动物的昼夜节律性光感受器，视网膜系统中的不同区域表达模式也存在差异。它们利用蝶呤和黄素腺嘌呤二核苷酸作为发色团辅助因子，吸收光线，将电磁信号传输到生物钟调节中枢，它们在结构上与 DNA 修复酶光解酶相关。*CRY1* 和 *CRY2* 的表达在视网膜中与视蛋白相关的视觉感受器中存在较大差异。在视网膜内，一些神经节细胞的轴突进入视网膜下丘脑束，离开视交叉背侧表面，与视交叉上核形成突触。下丘脑视交叉上核被认为是细胞昼夜节律的主要调节器。在视交叉上核内，*CRY1* 高表达，具有昼夜周期性。实验证实，在摘除视交叉上核的小鼠在种植胰腺癌或骨肉瘤后，肿瘤生长速度较视交叉上核完整的小鼠明显增加。

通过视觉信号的输入可以实现 SCN 神经元的生物节律与环境光信号的同步，而 SCN 神经元又可以通过神经系统和神经内分泌系统调节外周每一个细胞使之与生物钟中央振荡器实现同步化，这也是不同强度的环境光影响垂体促性腺激素分泌以及松果体褪黑素分泌的重要原因。垂体促性腺激素的昼夜分泌水平对内分泌相关肿瘤，如乳腺癌和前列腺癌的生物学研究具有较大意义。

生物节律是由生物钟基因的转录调控网络以细胞自主调控的方式完成的，生物钟大约控制着所有基因的 10%。每个细胞中都存在一个称为外周生物钟细胞转录－翻译反馈环，外周组织的生理过程受组织特异性时钟基因控制，如 *p21*、*Wee1* 及胸苷酸合成酶。生物钟功能的紊乱可能轮班工作、时差等环境干扰或基因突变引起。国际癌症研究机构（International Agency for Research on Cancer, IARC）认为，涉及昼夜节律紊乱的轮班工作是高风险行为。流行病学研究也表明，昼夜节律紊乱会增加患乳腺癌、结肠癌、前列腺癌、肺癌、卵巢癌和肝细胞癌的风险。从病理学上讲，许多类型的癌细胞都有其细胞生物钟系统。生物节律紊乱或生物节律基因的改变可以增加罹患癌症的风险，同时，也可为不同癌症的发病机制和新的治疗干预措施提供新的有用信息。比如，长期睡眠不足会引起免疫功能缺陷，自然杀伤细胞活性受到抑制，T-helper 1/T-helper 2 细胞因子平衡的改变降低了细胞免疫和肿瘤免疫监视。

尽管生物节律振荡器的表达无处不在，但它们以一种组织特异性的方式调节基因的表达。分子生物钟涉及少数核心昼夜节律基因的转录 - 翻译反馈环，其中包括节律性的产生，蛋白质复合物的长期降解，这也可对其自身的产生负反馈作用。

（1）在一级反馈环中，含有 3 个转录因子的 helix-loop-helix/PAS 结构域，分别是 *CLOCK*、*BMAL1* 和 *NPAS2*。碱性螺旋 - 环 - 螺旋（bHLH）蛋白是一类转录因子，既可以是转录激活因子，也可以是转录抑制因子。bHLH 蛋白通过其螺旋 - 环 - 螺旋结构域与其他 bHLH 蛋白形成同源二聚体或异源二聚体，使其基本区域形成识别 E-box 序列的 DNA 结合基序。它们通过与基因启动子中 E-box 的顺式元件结合，激活周期基因（*PER1* 和 *PER2*）和隐色素基因（*CRY1* 和 *CRY2*）的转录。PER/CRY 复合物随后通过抑制 BMAL1/CLOCK 活性来抑制自身基因的转录。由 CLOCK-BMAL1 复合物介导的生物节律基因表达其他转录因子，而 *PER* 和 *CRY* 蛋白转运到细胞质中，会形成异源二聚体复合物，转运到细胞核并与 *BMAL1* 启动子结合，从而抑制 *BMAL1* 的表达，从而抑制自身的转录。

（2）核心的生物钟蛋白受 CK1 和 Rev-erbα 等蛋白质的调控，使生物节律调节具有更高的精度，周期约为 24h。第二个反馈环涉及孤儿核受体 Rorα 和 Rev-erbα 的转录。这种转录在白天被 CLOCK/BMAL1 复合物激活，之后它们通过 *BMAL1* 启动子中的 Rev-erbα/Rorα 反应元件对 *BMAL1* 基因产生正性和负性转录效应。

（3）节律系统通过钟控核受体基因，如 *PPARα* 和 *PPARγ* 以及细胞周期基因（*C-myc*、*Wee1*、*Cyclin D* 和 *p21*）来调节其他生理过程。重要的是，一些参与细胞周期的转录子（包括几个周期蛋白）的节律性表达受到生物钟的调节。

细胞生物节律受细胞周期的影响，已发现生物钟通过钟控基因与细胞周期相联系，这些基因的启动子中可能含有 E-box 或 Ror 元件。而外源性环境因素或生物钟各组成部分的分子畸变，则可造成昼夜节律紊乱，干扰细胞周期或导致细胞增殖缺陷，则可能会影响相关药物的治疗效果，并对时序性化疗造成影响。生物钟基因对目的基因参与的新陈代谢和细胞内稳态以及细胞周期进行调节，它们包括肿瘤抑制基因 *p53*、*C-myc*、*Caspases*、*Cyclins* 和 *MDM2*。

CLOCK 蛋白是 *CLOCK* 基因翻译的蛋白产物，在促进细胞周期进程中起着重要作用。当它与 BMAL1 聚合时，与靶基因启动子区域的 E-box 调控元件结合，增强基因表达。CLOCK 还具有组蛋白乙酰转移酶功能，乙酰化保留赖氨酸残基，这是一种表观遗传现象。15% 的结直肠癌有微卫星不稳定性，在对 101 例微卫星不稳定病例的评估中，*CLOCK* 被确定为 790 个可能的微卫星不稳定基因之一。*CLOCK* 突变不会引起结直肠癌细胞直接生长，但它们确实影响细胞对 DNA 损伤的反应，从而推断 *CLOCK* 在这方面的作用可能是"看守人"，而不是经典的肿瘤抑制基因。

BMAL1 可能是 *p53* 途径的调节因子，存在 BMAL1 抑制的细胞中，*p53* 靶基因 *p21*^{CIP1} 不能激活，它可能削弱了 *p53* 诱导的细胞周期阻滞以减轻 DNA 损伤。NPAS2/BMAL1 通过 E-box 介导的反应靶向作用于原癌基因 *C-myc*，*N-myc* 基因转录也受到 Rorα 和 Rev-erbβ 的差异性调控。*N-myc* 抑制因子 Rev-erbβ 可降低 *N-myc* 的生物潜能，而 *N-myc* 表达激活剂 Rorα 可增强 *N-myc* 的生物潜能。

4. 生物节律分子调节机制

哺乳动物的生物节律基因经过进化，形成"转录－翻译－抑转录"机制构成的反馈环路，并涉及各种基因及相关蛋白质，其内在周期接近 24h。到目前为止，大约有 20 个候选基因与 SCN 和周围组织中生物节律的产生和维持有关。核心生物钟的主要关键成员包括 *CLOCK*、*BMAL1*（*ARNTL* 和 *MOP3*）、*PER1*、*PER2*、*PER3*、*CRY1*、*CRY2*、*BMAL2* 和 *NPAS2*、*NR1D1*（*Rev-erba*）、*Rora*。

生物节律基因构成了一个非常复杂的基因网络，这些网络是产生独立和自主维持生物节律所必需的。主要包括三个连锁反馈环路，不仅在 SCN 中可以观察到，几乎在哺乳动物的每一个组织中都能观察到。生物节律是由三个自我调节的转录－翻译反馈环产生和调节的，涉及反式和顺式调节元件：晨时 E-box 或 E-box（CACGT［G/T］），日间 D-box（TTA［T/C］GTAA）和夜间 Ror 元件（［A/T］A［A/T］NT［A/G］GGTCA）。三个钟控环路，包括 E-box 转录因子（BMAL1、BMAL2、CLOCK、NPAS2）、E-box 激活转录抑制剂（CRY1、CRY2、PER1、PER2、PER3、DEC1、DEC2）、RRE 核受体（RORA、ROB、RORC、NR1D1、NR1D2）和 D-box 转录因子（DBP、E4BP4、TEF、HLF）。

CLOCK 和 BMAL1 形成异源二聚体，与 *PER* 和 *CRY* 基因启动子上的 E-box 元件结合激活其表达。反过来，PER 和 CRY 蛋白积累到临界水平，与 CLOCK/BMAL1 或 NPAS/BMAL1 异源二聚体形成复合物，从而抑制其自身基因的转录。NR1Ds 和 RORs 是两个维 A 酸相关的孤儿核受体，它们通过竞争结合 BMAL1 中的 RRE 来稳定该环路。当 RORs 激活 BMAL1 的转录时，Rev-erbs 抑制相同的转录过程。第三个 D-box 驱动辅助环路，提供具有正（DBP、TEF 和 HLF）和负（NFIL3）元件 PERs 的生物节律。

生物节律调控也发生在翻译水平，节律蛋白维持环路需经特定修饰。简而言之，在细胞质中，酪蛋白激酶 CSNK1E 和 CSNK1D 将 PERs 和 CRYs 磷酸化，然后节律蛋白被转移到细胞核，在那里它们以蛋白质复合物的形式抑制 BMAL1 的表达。除了磷酸化，翻译后修饰还包括乙酰化、琥珀酰化和泛素化，这些修饰有助于蛋白质水平控制、核穿梭运输、细胞质中的蛋白酶体降解以及核心节律基因成分的活性抑制。FBXL3 是一种调节核心节律蛋白的关键酶，它通过依赖磷酸化的蛋白泛素化发挥作用。

另外两个很重要的生物节律途径分子调控基因是 *TIMELESS*，*TIMELESS* 以及与之相互作用的 *TIPIN* 基因，它们被认为是主要转录 – 翻译环路之外的三个生物节律基因。尽管 *TIMELESS* 对昼夜节律的影响已经试验证实，但它似乎还起着其他作用。研究认为 *TIMELESS* 在生物钟和细胞周期中扮演重要功能，同时在癌症发展中也发挥着重要作用。

生物节律基因表达广泛存在于外周组织中，对人类和啮齿动物的研究数据表明，由外周生物钟基因控制的转录产物数量庞大且种类多样。高通量分析已经证明，生物节律基因在控制多种基因表达方面至关重要，这些基因参与了多种生物学过程，尤其可能对癌症的形成和发展产生重要影响。基因表达受生物节律控制的机制，主要依赖于 CLOCK 和 BMAL1 触发全基因组范围的钟控基因（CCGs）的表达。比如，包括能量代谢和异物解毒在内的各种代谢途径中，许多参与限速步骤的关键基因，其 24h 周期性表达都是由钟控转录子进行分子调控的。

在外周组织中，多达 7%~21% 的哺乳动物转录组呈现昼夜节律性。对小鼠 12 个器官内的转录子随时间变化的微阵列研究表明，43% 的小鼠蛋白质编码基因组在至少一个器官中是存在节律性的，并且是以器官特有的方式存在的。例如，肝脏表现出最多的 CCGs，其次是肾脏和肺，而大脑区域有最少的 CCGs。重要的是，只有 10 个基因在所有 12 个小鼠器官中节律性表达，包括 7 个核心钟控基因：*ARNTL*、*DBP*、*NR1D1*、*NR1D2*、*PER1*、*PER2* 和 *PER3*。

人类血液基因转录组 6.4%~8.8% 的表达出现生物节律变化，对睡眠干扰等环境刺激具有很强的适应性。睡眠延迟可导致血液中生物节律基因转录从基线状态下的 6.4% 下降到只有 1.0%。重要的是，睡眠模式的改变导致了昼夜节律基因转录减少，其中包括核心生物钟基因 *CLOCK*、*BMAL1*、*PER3*。尽管如此，昼夜节律激素褪黑素水平不受睡眠障碍的影响。此外，睡眠不足还会影响人类血液转录组中的昼夜节律基因 *PER1*、*PER2*、*PER3*、*CRY2*、*CLOCK*、*NR1D1*、*NR1D2*、*RORA*、*DEC1* 和 *CSNK1E*。

5. 生物节律推动相关学科发展

人类几乎所有的生理活动和行为功能都是在生物节律的基础上发生的，反过来，生物节律也影响着人类日常行为活动。无论是倒班工作、跨时区的旅行，还是疾病、高龄均可造成生物节律紊乱，这与各种精神和生理疾病紧密相关。生物节律紊乱的诸多不利影响可能与睡眠－觉醒周期的紊乱有关，甚至有些节律过程受生物钟的影响比受睡眠－觉醒状态的影响更大，而另一些节律则更依赖于睡眠－觉醒状态。

对于大多数动物来说，在自然条件下睡眠－觉醒的时间与其睡眠周期的生物节律是同步的。而当睡眠－觉醒周期与生物钟控制的节奏不同步，如在轮班工作或跨时区快速旅行时，除了引起相关的睡眠障碍外，还会造成内分泌紊乱等一系列不良影响。生物节律异常经常与各种疾病状态相关，然而这些节律异常在疾病发展中的重要性仍然不清楚。

导致研究人员不能准确定义生物节律异常在各种疾病发生、发展过程中所起作用的一个重要因素，可能是缺乏对来自 SCN 的生物节律信号如何传递到靶组织的了解。为了进一步阐明昼夜节律调节过程，研究人员需要更好地了解 SCN 输出的生物节律信号的性质，以及这些输出信号到达目标系统后如何进行调节。这种理解的深入，将允许更好地描述正常组织生物节律性对人类健康和疾病的重要性。对心脏病发作和中风这两种主要致死性疾病的研究发现，该不良事件的发生多分布在一天中的某个时段。如果可以更多地了解导致这些疾病生物节律相关的机制，也许能够为我们提出更合理的预防治疗策略带来帮助。随着年龄的增长，生物钟系统也会发生巨大的变化，这些变化可能是老年人体力和智力随年龄下降的基础，或者至少加剧了与年龄相关的身体和精神能力的减退。

尽管研究人员在过去几年里对昼夜节律性的分子基础方面的研究取得了很大进展，但这一进展是建立在过去50年来许多实验室进行的广泛研究的基础上的。在同一时期，许多实验室的其他研究人员已经阐明了 SCN 在哺乳动物和其他脊椎动物的昼夜节律调节中所起的关键作用。大多数动物都满足于服从它们的 SCN，让它来协调多种昼夜节律的表达。然而，人类有他们自己的头脑，并且经常违背"内在时钟"的调控。例如，越来越多的年轻人经常加班、熬夜。目前，这种生活方式的潜在后果尚不清楚，但已有证据表明这些行为对身体健康存在潜在的危害性。

研究人员和临床医生现在面临的挑战是，不仅要确定生物钟系统在组织内中断的原因，而且还要确定其对人类健康和疾病造成的影响。现有证据表明，生物节律紊乱会导致严重的健康后果，包括肿瘤、抑郁症等精神障碍性疾病。同时，还会影响抗肿瘤药物的时间生物学效应。总之，生物节律与疾病之间存在的有趣而复杂的相互作用，这些生物昼夜节律支配着包括人类在内的所有有机体的大部分组织、器官和行为，生物节律的破坏会损害生物体的健康和影响其正常生理功能，对生物节律的深入研究将为保障人类健康和相关疾病的治疗提供新的思路。

参考文献

［1］Akashi M, Okamoto A, Tsuchiya Y, et al. A positive role for period in mammalian circadian gene expression ［J］. Cell Reports, 2014, 7(4): 1056-1064.

［2］Archer S N, Laing E E, Moller-Levet C S, et al. Mistimed sleep disrupts circadian regulation of the human transcriptome ［J］. Proceedings of the National Academy of Sciences of the United States of America, 2014, 111(6): E682-E691.

［3］Bunger M K, Wilsbacher L D, Moran S M, et al. Mop3 is an essential component of the master circadian pacemaker in mammals ［J］. Cell, 2000, 103(7): 1009-1017.

［4］Eckel-Mahan K, Sassone-Corsi P. Metabolism and the circadian clock converge ［J］. Physiological Reviews, 2013, 93(1): 107-135.

［5］Hogenesch J B, Gu Y Z, Moran S M, et al. The basic helix-loop-helix-pas protein mop9 is a brain-specific heterodimeric partner of circadian and hypoxia factors ［J］. Journal of Neuroscience, 2000, 20(13): art. no.-RC83.

［6］Korencic A, Bordyugov G, Kosir R, et al. The interplay of cis-regulatory elements rules circadian rhythms in mouse liver ［J］. PLoS One, 2012, 7(11): e46835.

［7］Mazzoccoli G, Laukkanen M O, Vinciguerra M, et al. A timeless link between circadian patterns and disease ［J］. Trends in Molecular Medicine, 2016, 22(1): 68-81.

［8］Menet J S, Pescatore S, Rosbash M. Clock: Bmal1 is a pioneer-like transcription factor ［J］. Genes & Development, 2014, 28(1): 8-13.

［9］Preitner N, Damiola F, Molina L L, et al. The orphan nuclear receptor rev-erb alpha controls circadian transcription within the positive limb of the mammalian circadian oscillator ［J］. Cell, 2002, 110(2): 251-260.

［10］Reppert S M, Weaver D R. Molecular analysis of mammalian circadian rhythms ［J］. Annual Review of Physiology, 2001, 63：647-676

［11］Stratmann M, Schibler U. Properties, entrainment, and physiological functions of mammalian peripheral oscillators [J]. Journal of Biological Rhythms, 2006, 21(6): 494–506.

[12]Ukai H, Ueda H R. Systems biology of mammalian circadian clocks [J]. Annual Review of Physiology, 2010, 72: 579–603.

[13]Ukai-Tadenuma M, Yamada R G, Xu H Y, et al. Delay in feedback repression by cryptochrome 1 is required for circadian clock function [J]. Cell, 2011, 144(2): 268–281.

[14]Zhang R, Lahens N F, Ballance H I, et al. A circadian gene expression atlas in mammals: Implications for biology and medicine [J]. Proceedings of the National Academy of Sciences of the United States of America, 2014, 111(45): 16219–16224.

生物节律系统的紊乱会增加罹患肿瘤的风险，究其原因可能与产生生物节律的分子机制的紊乱或由生物钟控制的生理活动有关。昼夜节律紊乱的人群主要为轮班工作者，其中也包括跨时区旅行的人群。2007 年，世界卫生组织（WHO）的国际癌症研究机构已将涉及生物节律紊乱的轮班工作定为"可能为人类致癌因素"，而上述的分类主要依据是来自实验动物模型和来自人类流行病学研究。本章主要阐释了生物节律紊乱与肿瘤形成之间的相互关系，并深入探讨了生物钟基因突变的遗传学研究及生物节律紊乱的基因表观遗传学基础，以期为职业流行病学以及相关医学提供线索和思路，同时也为节律紊乱工作者以及管理者提供预见性建议，尽量避免职业性危害。

第二章　生物节律紊乱与肿瘤

1. 生物节律紊乱与肿瘤形成

1.1 生物节律紊乱促进人类肿瘤的发展

1.1.1 生物节律紊乱是人类罹患肿瘤的独立风险因素

最近的流行病学研究表明人体各关键器官和系统的生物节律紊乱与肿瘤发展的易感性密切相关。这些肿瘤包括乳腺癌、卵巢癌、肺癌、胰腺癌、前列腺癌、结直肠癌和子宫内膜癌、非霍奇金淋巴瘤（NHL）、骨肉瘤、急性髓系白血病（AML）、头颈部鳞状细胞癌和肝细胞癌。夜班工人昼夜节律失调导致的肿瘤风险随着年限、轮换工作计划的频率和每周夜间工作小时数的增加而增加。综合上述研究表明，生物节律失衡可能是人类肿瘤的一个独立风险因素。

1.1.1.1 轮班造成的节律紊乱与前列腺癌发生的风险

已有研究者从轮班男性工作者前列腺癌发病率初步探讨了褪黑素的分泌与前列腺癌发生的关系。Bartsch 等研究者观察及检测到不同类型的前列腺癌患者体内的褪黑素含量，发现较正常人而言，其褪黑素的分泌明显减少，并且与肿瘤组织块的大小呈负相关性。前列腺癌与乳腺癌一样为性激素依赖性肿瘤，因而二者之间具有十分相似的生物学特性和流行病学特征。基于早期乳腺癌研究的基础，轮班与前列腺癌相关研究得到科研工作者的更多肯定。北欧及北美加拿大的一些临床研究表明，长期工作于跨时区飞行航班的男性工作人员为前列腺癌的高风险人群，探究其发生的重要原因就是时差导致上述人群激素分泌紊乱。轮班工作对人体造成的生理影响与发生时差效应相似，不同的是轮班产生的影响是持续性的，并受到其他因素的相互作用。Kubo 等以14 052 男性工作人员为研究对象，在 1988 至 1990 年期间对其作息方式进行前瞻性队列研究，上述研究对象分为白班工作组（80.2%），轮班工作组（12.8%）和固定夜班工作组（7.0%），在随后的 8 年随访期间发现 31 例前列腺癌确诊病例。经年龄、是否有前列腺癌家族史、体重指数、烟酒摄入、工作类型及强度、工作环境、知觉压力、受教育程度以及婚姻状况等混杂因素校正后，Cox 比例风险模型分析表明，轮班工作组人员患有前列腺癌的风险度较白班工作组人员高 3 倍（RR=3.0，95% CL=1.2~7.3，P=0.016）。固定夜班工作组人员的前列腺癌发生的风险度相比白班工作组人员也略有增加，但差异无统计学意义（RR=1.7，95% CL=0.5~5.3，P=0.387）。该研究第一次揭示了轮班工作与男性前列腺癌发生之间的相关性。Kubo 等认为褪黑素分泌减少反馈性促进雄激素的分泌，从而刺激前列腺细胞的增殖和分化是其中最主要的原因；其次，强光照射的时长是前列腺癌的危险因子，相对于其他组别，白班工作人群因工作从而减少的日光暴晒使患癌危险降低。另外，其他激素水平分泌节律的异常也是造成前列腺癌发病率增加的可能原因之一。

1.1.1.2 轮班造成的节律紊乱与乳腺癌发生的风险

近几十年来，随着社会经济不断发展欧美国家女性乳腺癌的发病率呈不断上升的趋势，因而西方学者基于此流行病学调查进行了深入的病因探究。由于乳腺癌是第一种被确定为发病率与轮班工作高度相关的肿瘤，也是研究的较为深入以及全面的肿瘤类型。Hansen 等于 2001 年报道了针对乳腺癌风险因子进行的一项基于人群病例的对照研究，该研究对象为丹麦 7035 名 30~54 岁从事夜班工作的女性，该人群的主要职业为餐饮、交通运输行业。此项研究结果显示了夜班工作者与乳腺癌的发生有密切相关性，分析表明，有八年以上夜班轮班史的女性工人的乳腺癌的 OR 值为 1.5（95% CI=1.2~1.7），且 OR 值随夜班年限的增加而增高。Schernhammer 等研究人员对美国 78 562 名轮班护士的健康状况进行了为期 10 年的追踪随访，乳腺癌的确诊病例共 2441 例，该研究结果对年龄、教育程度、社会经济状况等复杂因素校正分析后发现，轮班超过 15 年、每月夜班频率超过 3 次的护士乳腺癌发病率较高；与正常人群相比，夜班工作人群 1~14 年和 15~29 年人群乳腺癌发病率的相对危险度（RR）为 1.08，夜班工作 30 年以上人群乳腺癌发病率 RR 为 1.36，夜班年限低于 30 年与 30 年以上人群乳腺癌发病率危险度的差异有统计学意义（P=0.02）。Davis 等报道的乳腺癌病例的研究结果与上述研究结论一致，认为整夜轮班的工作制度是西方国家女性乳腺癌病例剧增的一个重要因素。

尽管大量的流行病学调查研究表明轮班是某些恶性肿瘤的风险因子之一，但对于轮班工作如何引起人类恶性肿瘤的机制尚未明确。在早期的发病机制研究中，Korren 等通过模拟夜间工作模式观察持续光照条件下的荷瘤动物，发现肿瘤的生长速度明显加快，且生存期明显缩短。O'Leary 等进行的长岛电磁场与乳腺癌发病率的研究结果表明，在家中睡眠时经常开灯的女性（≥ 2 次 / 周）乳腺癌的发病风险度增高，OR 值为 1.65（95% CI=1.02~2.69）。该项研究结果表明，暴露于夜间的灯光与乳腺癌呈正相关，进一步为夜间光照和肿瘤发生的潜在联系提供了证据。此外，Pukkala 等以 17 557 名盲人为对象进行了 20 年的随访研究，发现该人群的乳腺癌及前列腺癌发病率均明显低于正常人群，从另一个方面证实了光照对肿瘤发病率的影响。

Tamarkin 等以乳腺癌患者为对象，检测到该人群昼夜褪黑素水平大幅度降低，约为正常人群的 50%。有前瞻性队列研究发现，轮班的人群较未轮班人群体内的雌激素水平明显增高，其体内褪黑素水平与夜班次数呈负相关性（$r=0.30$，$P=0.008$）。目前的研究结论认为，轮班工作者肿瘤发病风险的增加是光照和激素分泌紊乱两方面因素共同作用的结果，外界的光照破坏了激素昼夜分泌的节律，尤其在深夜持续照明条件下，机体褪黑素的分泌急剧下降，可以反馈性地促进性激素的分泌，进一步导致一些性激素依赖型肿瘤的发生。虽然还有学者认为，机体皮质醇激素昼夜分泌节律的紊乱也是其中原因之一，但现有研究表明在众多轮班相关疾病的影响因素中，褪黑素的分泌量最为重要。

虽然绝大多数的流行病学研究结论支持轮班与乳腺癌发病率升高的相关性，但由于方法学本身的缺陷和局限，仍然存在着不一致的结论。O'Leary 等将轮班按夜班时限分为整体轮班和夜间轮班，结果表明乳腺癌与整体轮班或夜间轮班的方式无关。该研究结果产生差异的原因可能与不同国家、地区之间夜班人群的行业分布、夜班时段界定以及调查人群分层标准等因素有关。由于研究结论受到质疑，也有研究小组对研究小组对 1960—2005 年共十多项流行病学研究的相关研究进行了 Meta 分析，研究发现轮班工作人群乳腺癌发病率的 RR 值为 1.51（95% CI=1.36~1.68）。

1.1.1.3 轮班造成的节律紊乱与结直肠癌发生的风险

前期已有文献报道，在机体胃肠组织中褪黑素受体呈高丰度表达，且褪黑素具有抑制胃肠的运动以及胃酸分泌、增加胃黏膜血流量以及保护胃黏膜等生物学功能。因而早期研究结论表明，轮班引起消化功能紊乱的主要原因是褪黑素分泌障碍以及昼夜节律的紊乱影响了胃肠消化酶的分泌。还有研究结果表明，结直肠癌患者血清中的褪黑色含量明显低于正常人群，并认为褪黑素的分泌与肠道肿瘤的发生、发展密切相关。Mormont 等通过对直肠癌患者 24h 的静息－活动规律分析，发现 200 名患者均有不同程度的昼夜节律改变或紊乱，且患者的昼夜节律的维持程度与其预后密切相关，昼夜节律保持完好的患者其生存期较长。研究还发现轮班超过 15 年且每月夜班频率超过 3 次的护理人员，其大肠癌发病率也明显增加。因此，夜班轮班是结直肠癌发生的高危因素。相对于正常人群，夜班轮班工作 1~14 年和 15 年以上人群结直肠癌发病率 RR 值分别为 1.00 和 1.35，夜班工作年限不到 15 年和 15 年以上人群结直肠癌发病率风险度的差异有统计学意义（$P=0.04$）。自愿选择夜班轮班的大部分人群其社会经济状况较差，健康意识淡薄，且有携带较多危险因素的倾向，如吸烟、肥胖等。随机选取该人群中 80 名绝经前期女性为对象进行了 3 年的研究，结果表明肿瘤的发生、发展与内源性褪黑素分泌水平及其昼夜节律性密切相关。在褪黑素的分泌与肿瘤发生的研究中，一方面，褪黑素可以抑制雌激素受体 mRNA 及其蛋白的表达水平或者通过抗氧化作用方式发挥抗肿瘤作用；另一方面，褪黑素通过其受体可以促进部分器官组织原癌基因 *c-fos*

的表达。因此，褪黑素分泌量的下降不仅刺激了性激素诱导性的肿瘤（如乳腺癌、前列腺癌），也影响着其他类型肿瘤的发生，如结直肠癌。

1.1.1.4 轮班造成的节律紊乱与子宫内膜癌发生的风险

综述前期研究进展，轮班工作对女性生殖系统健康的影响已经完成了多项研究。研究结果表明，轮班可以导致女性内分泌紊乱，从而引起月经失调，并增加某些不良妊娠，临床症状多表现为自然流产、早产和低出生体重。Grin 及 Karasek 等通过调查研究发现，女性血液中的褪黑素浓度低于正常水平将增加子宫癌的发生率。而 Viswanathan 等进行了一项大规模前瞻性队列研究，研究对象为年龄 30~55 岁的 121 701 名美国护士，其中包括 53 487 名轮班护士，经 16 年随访后，发现 515 例子宫内膜癌确诊病例。经模型分析结果显示，相对一般人群，长期夜班的人群子宫内膜癌发病率明显增加（P=0.04），夜班工作 20 年及以上者比非轮班者子宫内膜癌发病风险性增高 47%，多变量相对危险度（multivariate relative risk，MVRR）为 1.47（95% CI=1.03~1.14），而肥胖轮班者发病风险性呈双倍增加，且 MVRR 为 2.09（95% CI=1.24~3.52），这可能由于褪黑素通过其受体抑制雌激素水平和芳香酶类活力而发挥抗肿瘤的生物学功能。因此，异常的激素水平已成为肿瘤的促发因素，而肥胖加剧了轮班发病的危险性。

随着研究进展，研究人员已将褪黑素的抑癌特性与观察到的轮班引起的致癌效应联系起来，通过流行病学研究揭示了轮班和部分肿瘤的潜在关联。目前提出的夜间光照致癌机制支持了褪黑素受抑制学说，即夜间光照会抑制机体雌激素的拮抗激素褪黑素的分泌，从而使细胞异常增殖而导致肿瘤的发生。褪黑素治疗作为一种肿瘤的预防策略通过研究逐步得到证实。总而言之，目前有关的流行病学结论提示，轮班是某些类型肿瘤的风险因子之一，虽然研究对象多为护士和客机机组人员，流行病学的研究方法存在缺陷、偏倚和混杂等因素，因而上述结论较为局限。为了确定轮班引起节律紊乱导致肿瘤的发生的因果关系，还需要进一步的功能学研究。通过这些研究将会从维持机体正常生物钟节律的角度来丰富肿瘤的临床治疗。

1.1.2 昼夜节律紊乱与癌症患者的不良预后和早期死亡率有关

生物节律动态平衡的丧失不仅促进癌症的发展，而且与癌症患者对抗癌治疗的不良表现和早期死亡率有关。在明确了其他可能影响生存的因素后，血清皮质醇水平以及每日休息 / 活动模式被用做转移性乳腺癌、肺癌和结直肠癌患者生存和治疗反应的独立预后因素。

1.1.3 人类癌症中分子生物钟的破坏

大量证据表明，分子生物钟功能失调与人类癌症的发病机制有关。迄今为止，在人类癌症中发现的核心生物节律基因失调机制包括由启动子甲基化引起的表观遗传沉默、转录和转录后水平的解除调控，以及由于昼夜生物节律基因多态性引起时钟蛋白结构的变化。

与正常宿主组织相比，乳腺癌、子宫内膜癌、前列腺癌、胰腺癌、结直肠癌、非小细胞肺癌、肝细胞癌、颈部鳞癌、胶质瘤、AML 和 CML 中经常出现核心昼夜节律基因 *PER1*、*PER2* 和 *PER3* 的表达减少和多态性。在慢性粒细胞白血病、乳腺、子宫内膜和非小细胞肺癌中，这种基因表达减少通常与 *PER* 基因启动子中 CpG 岛的高甲基化或异常乙酰化有关，从而导致了基因沉默。在人类癌症中，其他核心生物节律基因也经常过表达或沉默。例如，*BMAL1* 的表观遗传失活通常与血液系统恶性肿瘤有关，包括 NHL、弥漫性大 B 细胞淋巴瘤、急性淋巴细胞白血病、AML 等，而 *CLOCK*、*CRY1*、*CRY2* 和 *NPAS2* 基因的多态性多与 NHL、AML、子宫内膜卵巢癌、结直肠癌和乳腺癌的风险增加或复发有关。研究发现在人类癌症中的有多个或所有核心昼夜生物节律基因的沉默或多态性，如 *PER1*、*PER2*、*PER3*、*CLOCK*、*BMAL1*、*CRY1*、*CRY2*、*NPAS2* 和（或）*CK1ε* 在人类慢性粒细胞白血病、前列腺癌、胰腺癌和上皮性卵巢癌、白血病、胸膜间皮瘤、肝细胞癌、胶质瘤和颈部鳞状细胞癌中沉默或呈多态性。基于上述发现，*CRY1* 和 *BMAL1*，或 *CRY1* 和 *PER2* 的联合去调控被认为分别是上皮卵巢癌和慢性粒细胞白血病不良预后标记物。

人类癌症中核心生物节律基因的失调与细胞内炎症和致癌信号激活通路密切相关，包括 p38、*C-myc*、NF-κB、Bcl-xL 和蛋白激酶 A 的结构性激活、染色质的异常重构、炎性细胞因子的失控、过氧化氢酶、Tip60、端粒酶、PARP［ADP- 核糖聚合酶］、Sirt1 和 PARP。在所研究人体癌细胞中，分子生物钟的异常与细胞增殖、新陈代谢、DNA 复制和修复、衰老、凋亡、DNA 损伤反应和耐药性增加明显相关。

1.1.4 中枢生物钟功能障碍会增加人类患癌症的风险

在哺乳动物生物钟的组织层次中，周围组织中的时钟可通过中央时钟控制的生物钟输出通路感知环境光信号的变化。因此，环境信号的频繁相移可能通过破坏神经内分泌功能的动态平衡引起中枢生物钟功能障碍，这在夜班工人的癌症发展中发挥关键作用。这一假设得到以下事实的支持：视觉障碍人士对环境昼夜节律光信号的变化不敏感，并且在很大程度上或完全依赖内源性时钟来组织他们的日常生理活动，与普通人群相比，他们患癌症的风险较低。

总而言之，目前研究中获得的大量证据表明，哺乳动物的生物钟在肿瘤抑制中起着关键作用。因此，哺乳动物生理的昼夜节律平衡失调是癌症的一个新的危险因素。

1.2 生物节律紊乱促进动物模型癌症的发展

1.2.1 中枢生物钟在动物模型中抑制肿瘤的发生和发展

20 世纪 60 年代末，已有研究利用实验动物模型了解昼夜生物节律紊乱在癌症发展中的作用。研究表明，无论是通过持续的光照暴露还是松果体切除，扰乱了动物的正常生物节律，都会增加啮齿动物自发和致癌物诱导的乳腺和肝细胞癌的发生。近几年进行的类似实验也表明，通过环境光信号的短时间来回或连续相移，或通过持续的光暴露，扰乱昼夜节律稳态，可以显著加速动物肿瘤的生长。与假手术动物相比，由于手术切除 SCN 而缺乏中枢时钟的小鼠无法保持运动活动、体温和免疫功能的昼夜生物节律。与携带完整 SCN 的对照荷瘤小鼠相比，SCN 损伤小鼠的这种昼夜稳态的丧失伴随着由于肿瘤生长速度的增加所致生存时间的显著减少。总而言之，这些研究与人体研究的结果一致，即通过中央生物钟的破坏造成昼夜节律紊乱，促进了啮齿动物肿瘤的发展和进展，从而增加了癌症的风险。

1.2.2 生物节律基因突变小鼠模型肿瘤表型的差异

哺乳动物生物节律基因在肿瘤遗传学中的作用，最早是在 2002 年的一项研究中报道的。研究表明，由于突变的 $PER2$（$PER2^{m/m}$）在 $PER2$ 介导的蛋白 / 蛋白相互作用中表达缺陷（由于 $PER2$ 基因的 pas 结构域框内缺失 85 个氨基酸），小鼠表现出多种肿瘤易感表型，包括自发和 γ 辐射诱导的淋巴瘤增加，唾液和包皮腺的增生，胸腺细胞对辐射诱导凋亡的抵抗以及关键的肿瘤抑制基因、周期蛋白和原癌基因，如 $p53$、$Gadd45α$、$Cyclin\ D1$、$Cyclin\ A$、$C-myc$ 和 $MDM2$ 的调控异常（表 2-1）。研究还发现，$PER2$ 缺失（$PER2^{-/-}$）小鼠与 $PER2^{m/m}$ 小鼠表现出相似的癌症倾向表型。

表 2-1 与人类核心生物节律基因失控相关的癌症

肿瘤类型	失控生物钟基因	失控靶点	受影响的细胞功能
乳腺癌	$BMAL$、$CLOCK$、$CRY1$、$CRY2$、$PER1$、$PER2$、$PER3$、$NPAS2$	BCCIP、BCL2、BRAC1、ERα、Estrogen、EXO1、cAMP、CDKN1A、Cortisol、CyclinD1、C-ERBB2、GADD45A、HERC5、Melatonin、MCM5、MSH2、p21、p38、p53、PARP、PKA、PPP1R15A、SIRT1、SUMO1、TERT、TIP60、UBA1	细胞凋亡、细胞周期控制、染色质重塑、DNA 损伤修复和端粒长度

肿瘤类型	失控生物钟基因	失控靶点	受影响的细胞功能
急性淋巴细胞白血病	BMAL1，CLOCK	Catalase，C-myc，p300	细胞周期调控与染色质重塑
急性髓细胞性白血病	BMAL1，PER1，PER2，PER3	Catalase，C-myc，p300	细胞周期调控与染色质重塑
慢性淋巴细胞白血病	CRY1，PER2	ZAP70	细胞周期调控、染色质重塑和DNA损伤修复
慢性髓细胞性白血病	BMAL1，CRY1，CRY2，PER1，PER2，PER3	C-myc，CyclinB1，p53	细胞凋亡、细胞周期调控与染色质重构
结直肠癌	CLOCK，PER1，PER2，PER3	Cortisol，ATM，EGFR，ER-β，EXO1，IL-6，MSH2，p53，PARP，TGF-α，TNF-α	染色质重塑与DNA损伤修复
子宫内膜癌	CRY1，PER1，PER2，PER3	Melatonin	染色质重塑
胶质瘤	CRY1，CRY2，PER1，PER2，PER3	N/A	细胞凋亡与细胞周期调控
头颈部鳞状细胞癌	BMAL1，CK1ε，CRY1，CRY2，PER1，PER2，PER3，TIM	TIP60	N/A
肝癌	CRY2，PER1，PER2，PER3，TIM	CDC2，CyclinB1，EZH2，GR，IGF-1，Wee1	细胞周期调控、染色质重塑
肺癌	CLOCK，PER1，PER2，PER3	Cortisol，TIP60	细胞周期调控、染色质重塑、DNA损伤修复
恶性胸膜间皮瘤	BMAL1，CRY2，PER1，PER3，NPAS2，Rev-erbα，Rev-erbβ，TIM	CASP3，CyclinB，Cyclin，p21，WAF1/CIP1，Wee1	细胞凋亡、细胞周期控制、染色质重构和非调节化疗药物反应
非霍奇金淋巴瘤	NPAS2	DMC1，EXO1，MSH2	细胞周期调控、DNA损伤修复与免疫缺陷
弥漫性大B细胞淋巴瘤	BMAL1，CLOCK	Catalase，C-myc，p300	染色质重塑
骨肉瘤	CK1ε，PER2	CASP3，CyclinB，CyclinA2	细胞凋亡与细胞周期调控
卵巢癌	BMAL1，CK1ε，CLOCK，CRY1，CRY2，PER1，PER2，PER3	Cortisol	细胞凋亡、细胞周期调控与非调控化疗药物反应
胰腺癌	BMAL1，CK1ε，CLOCK，CRY1，CRY2，DEC1，PER1，PER2，PER3，TIM，TIPIN	Bcl-xL，CDC2，CyclinB1，TNF-α，USP30	细胞凋亡、细胞周期调控与染色质重构
前列腺癌	BMAL1，CK1ε，CLOCK，CRY1，CRY2，NPAS2，PER1，PER2，PER3	Melatonin，SIRT1，TIP60	细胞凋亡、细胞周期调控、DNA损伤修复和AR反式激活

1.2.3 分子生物钟抑制小鼠肿瘤的发展

分子生物钟在小鼠肿瘤抑制中具有直接作用。研究发现肝部分切除后即刻 $CRY1^{-/-}$、$CRY2^{-/-}$ 肝细胞增殖暂时减慢，不能预测 $CRY1^{-/-}$、$CRY2^{-/-}$ 小鼠在正常生理条件下是否具有抗瘤能力。肝部分切除引起的手术应激可抑制小鼠肝细胞癌的生长，直至术后第 3 天。事实上，与野生型对照相比，大多数易患自发性肝细胞癌的小鼠模型在肝部分切除后肝细胞增殖最初出现延迟。例如，与野生型对照相比，缺乏核受体 FXR 的小鼠在肝部分切除后表现出肝细胞增殖的延迟，直到手术后第 9 天。然而，$FXR^{-/-}$ 小鼠在出生 12 个月后迅速恢复了快速肝细胞增殖的能力，并患上了恶性肝脏肿瘤。由于 $CRY1^{-/-}$、$CRY2^{-/-}$ 小鼠表现出肝脏中 $BMAL1$ 表达的显著抑制和丝裂原活化蛋白激酶 / 细胞外信号调节激酶（MAPK/ERK）通路的失控，因此研究是否由于 G1 细胞周期启动所必需的细胞信号转导缺乏所致，在部分肝切除后 $CRY1^{-/-}$、$CRY2^{-/-}$ 小鼠肝细胞增殖的暂时性延迟是很重要的。

2. 生物钟基因突变的遗传学研究

细胞生物节律受细胞周期的影响，前期研究发现生物钟通过钟控基因与细胞周期相联系，这些基因的启动子中可能含有 E-box 或 ROR 元件。由于外源性环境因素或生物钟各组成部分的分子畸变造成的昼夜节律紊乱，可干扰细胞周期或导致细胞增殖缺陷。在人的皮肤和黏膜中，有较大比例的细胞在 18 时到午夜之间分裂，这可能会影响相关药物治疗效果，并对时序化疗有影响。生物钟基因参与新陈代谢和细胞内稳态以及细胞周期调节，包括肿瘤抑制基因 $p53$、C-myc、$Caspases$、$Cyclins$ 和 $MDM2$。

CLOCK 是 $CLOCK$ 基因的翻译蛋白产物，在促进细胞周期进程中起着重要作用。当它与 BMAL1 聚合时，与靶基因启动子区域的 E-box 调控元件结合，增强基因表达。CLOCK 还具有组蛋白乙酰转移酶功能，乙酰化保留赖氨酸残基，这是一种表观遗传现象。15% 的结直肠癌有微卫星不稳定性，在对 101 例微卫星灶不稳定病例的评估中，CLOCK 被确定为 790 个可能的微卫星不稳定基因之一。$CLOCK$ 基因突变不会引起结直肠癌细胞直接生长，但它们确实影响细胞对 DNA 损伤的反应，从而推断 $CLOCK$ 基因在这方面的作用可能是"看守人"，而不是经典的肿瘤抑制基因。

$BMAL1$ 可能是 $p53$ 途径的调节因子，在有 BMAL1 抑制的细胞中，$p53$ 靶基因 $p21^{CIP1}$ 不能激活，这被认为可能削弱了 $p53$ 诱导的细胞周期阻滞以减轻 DNA 损伤的能力。

NPAS2/BMAL1 通过 E-box 介导的反应靶向作用于原癌基因 *C-myc*。*N-myc* 基因转录也受到 Rorα 和 Rev-erbβ 的差异调控。*N-myc* 抑制因子 Rev-erbβ 可降低 *N-myc* 的胚胎潜能，而 *N-myc* 表达激活剂 Rorα 可增强 *N-myc* 的胚胎潜能。

PER1 和 *PER2* 基因的损伤会导致细胞周期自检功能障碍和对 DNA 损伤引起的恶性肿瘤的易感性增加。*PER1* 与毛细血管扩张突变基因（ataxia telangiectasia mutated, ATM）相互作用，ATM 编码一种丝氨酸/苏氨酸蛋白激酶，通常会导致细胞周期阻滞，从而导致 DNA 双链断裂，这是通过靶向肿瘤抑制基因 *p53* 和细胞周期激酶 *Chk* 介导的。*PER2* 的失活增加了小鼠的肿瘤易感性。*PER2* 基因失活导致 *BMAL1* 表达失控，从而导致 *C-myc* 过度表达，从而增加肿瘤发生的概率。在特定环境下，*PER2* 突变小鼠发生自发和电离辐射诱导的淋巴瘤的概率远远高于野生型对照组。

在转基因小鼠中，*PER2 S662G* 和 *PER2 S662D* 的单一氨基酸替换可以缩短或延长昼夜节律周期。在人类中，*PER2 S662G* 突变导致家族性睡眠相综合征，其特征是在傍晚开始睡眠并在清晨醒来。*PER2 S662* 突变也增强了对 X 线所诱导的细胞凋亡，增加了 RAS 和 E1A 介导的致癌转化。*p53R172H$^{+/-}$* 小鼠的肿瘤发生受到 *PER2 S662* 突变的影响，而特定的 *PER2 S662* 突变增加了患癌症的风险。人体内 *PER2 S662G* 突变增加了患癌症的风险，而 *PER2* 的变化已在人类乳腺癌研究中发现。与野生型小鼠相比，*PER2$^{m/m}$* 小鼠小肠黏膜细胞周期素 D 和 β-catenin 蛋白水平升高，发生结肠息肉率增高。这与人类结肠细胞系的研究结果一致，在这些细胞系中，*PER2* 的下调增加了 β-catenin 和 Cyclin D 以及细胞增殖率。有趣的是，Apc 是参与 β-catenin 损伤复合物的 Wnt 信号通路的另一个组成部分。与 *Apc$^{Min/+}$* 小鼠相比，*Apc$^{Min/+}$PER2$^{m/m}$* 小鼠的小肠和结肠息肉数量增加了 2 倍，这可能由于 *PER2* 基因产物通过下调 β-catenin 抑制结肠和小肠的肿瘤发生。

C-myc 基因在肝细胞中的表达受昼夜节律的影响。然而，*PER2* 突变小鼠的 *C-myc* 表达发生了变化，并且显著增加。在 *PER2* 野生型小鼠中也有调节 *C-myc* 的两个基因 *Gadd45* 和 *CyclinD1* 的节律性表达，在突变小鼠中其昼夜节律表达发生改变。*PER2* 基因缺陷的小鼠也有 *MDM-2* 和 *Cyclin A* 的异常时间表达。*CLOCK$^{\Delta 19}$* 突变小鼠和 *CRY1$^{-/-}$:CRY2$^{-/-}$* 小鼠癌症易感性改变的证据进一步证实了受损基因理论。已经建立了几个改变生物钟信号过程的小鼠模型，它们对生物钟信号异常在癌症中的作用提供了信息。例如，*CRY1* 和 *CRY2* 突变的小鼠易发心律失常。与保持 12h/12h 明暗周期的对照组相比，人工重复每两天 8h 明暗周期实验的心律失常小鼠，其肿瘤生长速度更快。突变的隐色素基因已经被发现对 *p53* 突变的小鼠有保护作用，使其免于癌症的早期出现，并将平均寿命延长约 1.5 倍。

大多数哺乳动物的细胞周期持续时间为 10~30h，细胞周期由 4 个不同的连续时相组成。前 3 个间期包括 G1 期（染色体去凝集）、S 期（DNA 合成和复制）和 G2 期（细胞检查 DNA 复制是否完成并为细胞分裂做准备）。最后一个阶段称为 M 期，即染色体的分离（有丝分裂），然后是细胞分裂。细胞分裂的门控系统由生物钟相关基因调控。两类关键的调控分子，细胞周期素和细胞周期蛋白依赖性激酶（CDK），决定了细胞在细胞周期中的进程。在细胞周期中，细胞周期蛋白与 CDKs（丝氨酸 / 苏氨酸蛋白激酶的一个亚家族）结合并激活，将细胞周期从节律时相驱动到连续时相。由于受到细胞周期蛋白的调节，CDK 在不同水平具有不同的功能活性。细胞周期蛋白在每个细胞周期中形成和降解，其激活有赖于可逆的磷酸化。

Cyclin/CDK 复合物的激活时间表影响细胞周期转换的时间，该复合物在进入 S 期时被激活，从而允许 *E2F1*、*E2F2* 和 *E2F3* 的 S 期磷酸化。这会导致它们从 DNA 结合位点解离，终止 E2FS 期转录过程。细胞对细胞外有丝分裂原和抑制因子的反应被限制在从 G1 期开始到 G1 期结束前的一段时间内。该时间窗口的终止被指定为 R（限制点），并且是细胞确定是通过细胞周期的剩余部分进行到 M 期、保持在 G1 期中还是返回到 G0 的时间点。受外周细胞生物钟影响的细胞周期基因包括 *Myc*、*Wee1*、*Cyclin D* 和 *p21*。

鉴于 *Myc*、*Wee1*、*Cyclin D* 和 *p21* 对细胞周期和生物钟耦合的重要性，对它们的功能重要性需要更多的认识。人们还认识到，生物钟细胞周期耦合不是这些基因表达水平影响癌症风险的唯一方式。在一系列相互作用和相互关联的环境中，它们的表达也可以受到依赖于时间的激素水平等细胞环境的影响，而且不仅影响细胞周期，还影响凋亡、免疫和体液功能。

Myc 控制着基因组中 12%~15% 的基因，*Myc* 水平的增加有利于细胞增殖和肿瘤抑制因子 pRb 的失活。在含有 *Myc* 癌基因的细胞中，升高的 *Myc* 影响细胞周期 G1 期的正常调节控制，通过 R 点解除调节。*Myc*-MAX 异源二聚体诱导生长促进蛋白 CDK4 和 Cyclin D2 的表达，促进早期 G1 的进程。*Myc* 增加转录因子 *E2F1*、*E2F2* 和 *E2F3* 的表达，有利于进入 S 期。*Wee1* 是一种丝氨酸 / 苏氨酸酪氨酸激酶，G2 期调节因子，通过酪氨酸（Y15）磷酸化抑制 CDC2（诱导 G2/M 期进展的主要周期蛋白依赖性激酶）。在黑色素瘤中，*Wee1* 的表达受 miR-195 调节，而在转移性黑色素瘤病变中，miR-195 和 *Wee1* 的水平呈负相关。黑色素瘤的体外实验表明，miR-195 可能有助于度过 G2 细胞周期阻滞。在非小细胞肺癌中，*Wee1* 阴性肿瘤的复发率高于 *Wee1* 阳性肿瘤。p21 是一种 165 个氨基酸的蛋白，介导 p53 抑瘤活性，同时它还具有 p53 独立活性，并且在某些情况下具有致癌作用。p21 蛋白具有多种效应功能，包括抑制生长、调节基因转录、调节凋亡和 DNA 修复。p21 的转录调控在癌症中起着重要作用，特别是与 CDKN1A 相关。这可能既包括与功能丧失相关的调控解除，也包括可能对癌症发展

有贡献的上调。p21 在小鼠外周器官中有节律性表达。在 *BMAL1* $^{-/-}$ 基因敲除小鼠中，p21 的表达增加，不存在节律性表达。在这种情况下，肝细胞的增殖率降低。

3. 生物节律紊乱的基因表观遗传学研究

生物节律的自我稳态维持与环境刺激保持同步化，受到遗传和表观遗传的调节。最近的发现增加了我们对受生物节律控制的表观遗传可塑性的理解。因此，生物节律和表观遗传机制之间的联系是相互的。生物节律可以影响表观遗传特征，包括基因组 DNA 甲基化、非编码 RNA，主要是 miRNA 的表达，以及组蛋白修饰过程。同时，这些表观遗传事件可以直接调节核心节律基因的转录和翻译的过程，间接调节节律基因的表达。目前已揭示生物节律、表观遗传学和癌症相互关联的重大发现，特别是在乳腺癌、结直肠癌和血液系统疾病中。节律基因启动子区的异常甲基化和 miRNA 的表达影响了节律基因的表达，并伴随着 24h 表达差异变化。

表观遗传学指的是将遗传背景与环境信号相结合的机制，以适应衰老等各种内部环境变化。表观遗传修饰负责在不改变 DNA 核苷酸序列的情况下调节基因的表达，它们既包括遗传变化也包括非遗传变化。不同水平的表观遗传调控，包括 DNA 甲基化、非编码 RNA（ncRNA）的转录后修饰、组蛋白修饰和核小体定位，从而分别影响 DNA 和染色质结构。除了转录 – 翻译反馈环和几个核心钟控蛋白的翻译后控制外，复杂的钟控基因组相互作用也可能包括表观遗传调控。事实上，越来越多的证据表明，核心节律基因通过各种表观遗传调控机制进行调节。随之而来的是，人们假设大多数表达的基因是以昼夜 24h 的方式受表观遗传控制的，作为对内源和外部环境刺激的反应。这一假说得到以下发现的支持，即小鼠肝脏中只有 22% 的循环转录是从头开始转录驱动的。因此，它揭示了哺乳动物生物钟的转录、翻译机制，包括组蛋白修饰、DNA 甲基化和 ncRNA 表达。因此，我们有必要了解哺乳动物外周组织的生物钟与基因表达的表观遗传控制之间的相互作用，尤其是其在癌症的发展过程中的作用。

3.1 DNA 甲基化与生物节律

昼夜节律性 DNA 甲基化机制及 DNA 甲基化在维持核心生物钟中的作用已有相关研究。DNA 甲基化主要作为一个可逆事件发生，因为最近的研究结果显示 DNA 甲基化揭示了表观遗传机制的动态本质。此外，DNA 甲基化包括表观遗传调节，可驱动生物钟对环境刺激响应的可塑性。

通过对啮齿动物和人类的研究发现，DNA 甲基化在 24h 内经历了昼夜节律的变化。对人类基因组 DNA 甲基化的分析表明，DNA 甲基化具有明显的节律性，夜间甲基化水平明显升高。相比之下，小鼠肝脏中全部 DNA 和 LINE-1（long interspersed nucleotide element-1）甲基化水平与在人类中观察到的模式相似，即显示出每日变化，即峰值阶段出现在一天结束时，最低水平出现在一天开始的明-暗或暗-暗循环周期中。有趣的是，核心时钟基因的异常可显著影响 DNA 甲基化。*PER1* 和 *PER2* 双基因敲除小鼠具有诱导作用的 DNA 甲基化，并伴有整体 DNA 甲基化的节律性丧失。此外，在小鼠白天缩短至 22h 后，观察到下丘脑 SCN 中昼夜节律基因的异常甲基化。在差异甲基化区域中，观察到 *CRY1* 和 *PER2* 高甲基化，而 *CLOCK* 启动子区域低甲基化。

光似乎是产生 DNA 甲基化昼夜节律性所必需的，Azzi 等研究发现小鼠 SCN 中的表观基因组在暴露于较短的光照环境（22h 而不是常规的 24h）后显示出明显的可塑性。在 SCN 中，缩短的日周期稳定地改变了由遗传因素决定的昼夜行为周期。伴随着全基因组甲基化图谱的转录变化揭示了全部启动子 DNA 甲基化的变化。重要的是，行为、转录和 DNA 甲基化在长期改变后再回到 24h 昼夜节律后是可逆的，表明这一表观遗传事件具有可塑性。相较而言，保持在持续黑暗中的小鼠肝脏和 SCN 的全基因组表观遗传学分析显示，DNA 甲基化并未改变。此外，睡眠不足还通过 DNA 甲基化和羟甲基化修饰对小鼠大脑皮层的表观遗传过程造成广泛影响。

如在倒班工作中，睡眠-觉醒时间和 LAN 暴露的不同步，与生物钟节律的中断有关。最近的流行病学研究调查了轮班工作和表观遗传学特征，显示昼夜节律基因以及参与各种分子和细胞途径的其他几个基因 CpG 位点甲基化存在差异。在种植小鼠乳腺肿瘤细胞的短日照小鼠中观察到 DNA 甲基化异常，总甲基化减少约 39%。

尽管如此，生物节律 DNA 甲基化在人体中的作用仍不确定。最近的一项研究表明，人脑中的 DNA 甲基化具有显著的昼夜节律性。在来自 738 名受试者背外侧前额叶皮层尸检样品中，观察到整个基因组中 420 132 个 DNA 甲基化位点存在 24h 节律性。有趣的是，在转录起始位点（TSS）附近观察到 DNA 甲基化节律，该位点富含节律性的 DNA 甲基化位点。

DNA 甲基化昼夜节律变化的机制之一可能有赖于 DNA 甲基转移酶（DNMT）的异常表达及其活性，但也可能取决于甲基供体的可及性。DNA 甲基化所必需的甲基供体，包括同型半胱氨酸，在人体中表现出显著的昼夜节律，晚间达到高峰，夜间至最低点。事实上，*S*-腺苷同型半胱氨酸（SAH）和 *S*-腺苷蛋氨酸（SAM）水平在小鼠肝脏中也呈昼夜节律变化，但 SAM 和 SAH 的比例对 DNA 甲基化水平没有影响。此外，超过 50% 的小鼠肝脏代谢物是存在昼夜节律变化的，其中包括核苷酸、氨基酸和甲基化过程，如甲基化化合物甲基硫代腺苷（MTA）和 SAH，它们主要在表观遗传调节中发挥作用。重要的是，人体细胞的遗传学改变表明代谢物的节律性取决于生物钟。

3.2 癌症中的生物钟基因甲基化

胞嘧啶 DNA 甲基化是一种稳定的表观遗传标记，对癌症的发生和发展起着至关重要的作用，被认为是癌变的标志之一。生物钟基因的表观遗传状态通常与基因表达和昼夜节律基因的异常启动子甲基化有关。节律基因沉默是癌症的一个重要特征，因为昼夜节律稳态的破坏经常导致这种病理状态。因此，核心时钟基因可能通过调控与癌症相关的 CCGs 而直接或间接地参与肿瘤发生过程中的几个关键分子途径，包括凋亡、转移、细胞周期停滞、新陈代谢、DNA 损伤 / 修复、细胞增殖、维持基因组稳定性、炎症和氧化应激。例如，大规模的基因组分析显示，在 *CRY2* 基因敲除的乳腺癌细胞系中，主要有 515 个异常甲基化基因的 CpG 位点与癌症相关通路有关。目前关于临床标本和人体细胞系中 *BMAL1*、*CLOCK*、*CRY1*、*CRY2*、*PER1*、*PER2*、*PER3*、*RORA* 和 *TIMELESS* 节律基因甲基化的研究结果表明人类癌症中节律基因启动子位点处高甲基化而不是低甲基化（表 2-2）。

表 2-2　在人体肿瘤中节律基因启动子区域甲基化的水平

启动子的甲基化水平	基因名称	肿瘤类型
高甲基化水平	*BMAL1*	卵巢癌[b]、急性淋巴细胞白血病和非霍奇金淋巴瘤[c]，T 细胞急性淋巴细胞白血病[b]
	CRY1	乳腺癌[a]、子宫内膜癌[a]、慢性淋巴细胞白血病[c]、肝癌[a,d]
	CRY2	乳腺癌[c,d]
	PER1	乳腺癌[a,d,e]、子宫内膜癌[a]、肝癌[a,d]、肺癌[a]
	PER2	子宫内膜癌[a]、慢性髓细胞性白血病[c]、胶质瘤[a]
	PER3	慢性髓细胞性白血病[c]、肝癌[a]
	RORA	胃癌[c]
低甲基化水平	*CLOCK*	乳腺癌[c]
	PER1	宫颈癌[b]、结直肠癌[c]
	PER2	T 细胞急性淋巴细胞白血病[b]
	PER3	结直肠癌[c]
	TIMELESS	乳腺癌[c]

注：a 为患者组织标本；b 为患者肿瘤细胞系；c 为患者血样；d 为患者 ER 阴性 vs 阳性肿瘤；e 为 ER 及 PR 阴性 vs ER 及 PR 阳性肿瘤。

大多数昼夜节律基因启动子分析是在乳腺癌细胞上进行的，与邻近正常组织相比，

显示 *PER1*、*CRY1* 和 *CRY2* 高甲基化显著增加，通常伴随着基因表达紊乱。DNA 超甲基化增加与乳腺肿瘤 ER- 和 PR- 水平相关。与对照组相比，*CLOCK* 只在乳腺癌患者血液中出现低甲基化，而 *CRY2* 在血液中出现高甲基化。血液中 *TIMELESS* 甲基化与疾病的晚期和较差的乳腺癌预后显著相关。胃癌患者血液中 DNA 启动子区的表观遗传学改变与 *RORA* 甲基化增加明显相关。此外，结直肠癌患者血液中经常出现 *PER1* 和 *PER2* 甲基化。在 T 细胞急性淋巴细胞白血病细胞中 *PER2* 启动子区域也观察到低甲基化，在宫颈肿瘤细胞中也可观察到 *PER1* 启动子低甲基化。在子宫内膜癌、肝癌、肺癌和胶质瘤中观察到 *PER1* 和 *PER2* 高甲基化。*BMAL1*、*CRY1*、*PER2* 和 *PER3* 基因在各种血液系统恶性肿瘤中被发现存在高甲基化。值得注意的是，三项对癌细胞和人类样本的高通量 DNA 甲基化研究表明，*PER1* 在乳腺癌中表观遗传沉默、*PER3* 在肝癌中沉默、*BMAL1* 在卵巢癌中沉默。

通过全面了解昼夜节律基因甲基化状态，发现时钟基因启动子的甲基化状态在不同个体之间是不同的。在法医尸检标本中，*BMAL1*、*CLOCK*、*PER1*、*CRY2* 和 *CSNK1E* 启动子在所有法医尸检标本中均未甲基化，而 *CRY1*、*PER2*、*PER3* 和 *TIMELESS* 启动子部分甲基化。不同的细胞株可能在特定的昼夜节律基因的启动子区出现不同的甲基化频率。例如，宫颈癌细胞系的 *PER1*，肝细胞癌中的 *CRY1*、*PER1* 和 *PER3*，以及非霍奇金淋巴瘤中的 *BMAL1*。此外，昼夜节律基因甲基化似乎是癌症特异性的，就像 *BMAL1* 在血液恶性肿瘤细胞系中频繁出现甲基化一样，但在实体肿瘤中并无该特点。

一些人源细胞株的研究表明，昼夜节律基因的甲基化状态直接影响其表达，因为用 5-aza-DC（5-aza-20-deoxycytidine）去甲基化处理细胞系会导致 mRNA 水平的增加。5-aza-DC 介导的 DNMT 活性抑制导致 CpG 位点甲基化逆转，同时，5-aza-DC 在细胞周期的 S 期与 DNA 嵌合，被 DNMT 识别后与酶形成不可逆的共价复合物，阻断 DNMT 的功能。研究发现，5-aza-DC 治疗可恢复或增强了人肝细胞癌中 *PER3*、乳腺肿瘤中 *CRY2* 和各种癌细胞系中 *PER1* 和 *PER2* 基因的表达。用该脱甲基剂处理急性淋巴细胞性白血病细胞系，恢复了的 *PER2* 节律性表达，表明昼夜节律基因的启动子超甲基化不仅是基因沉默的原因，也是昼夜节律基因 24h 节律的原因。此外，5-aza-DC 诱导昼夜基因表达水平的恢复和 DNA 甲基化的改变可能依赖于对去甲基化的快速反应，从而为临床治疗癌症，特别是血液系统疾病提供了一个重要的方法。

3.3 非编码 RNA 与生物节律

非编码 RNA（ncRNAs）几乎占人类基因组的 98%，在包括肿瘤发生在内的各种病理过程中发挥着重要作用。人们认为 microRNAs（miRNAs）和长非编码 RNA（lncRNAs）在靶基因的转录、转录后和表观遗传水平上具有潜在的负调控基因表达的能力。

越来越多的证据表明，ncRNA 的表达谱在每天不同时段都存在差异，主要是 miRNA，它在维持生物钟调节的昼夜节律性方面也发挥着重要作用。iRNAs 被认为是核心时钟基因表达及其转录后机制的关键调节器，也参与了生物钟输出功能的调节。不幸的是，只有少数研究关注这种修饰在人类癌症中的作用。

最近的研究发现 miRNAs 既存在 24h 的循环表达，也存在非循环表达。已发现 ncRNA（包括 miRNA）特有的节律性表达。对小鼠 12 个组织的综合研究表明，32% 的保守 ncRNAs 在至少一个器官中节律性表达，而非保守 ncRNAs 很少节律性表达。在 1000 多个已知的和新发现的 ncRNA 中观察到节律性表达，其中一些被认为是 miRNA。在小鼠和人类之间保守的 ncRNAs 显示出与蛋白质编码基因相似的节律性表达。此外，包括 miRNA 转录本在内的几个 ncRNAs 在成年小鼠肝脏中也显示出昼夜节律性表达。对小鼠肝脏的基因组定位分析表明，针对这些基因的昼夜节律基因内含子区域的环状 miRNAs 比非环状 miRNAs 丰度高，而其他 30 个非翻译区（3-UTR）、外显子和基因间隔区在特异性 miRNAs 的靶向性上没有差异。

3.4 核心节律基因的 miRNA 调控

已有研究表明，miRNA 活性可能改变哺乳动物的昼夜节律性。大脑特异的 miR-219 和 miR-132 节律性表达。miR-219 表现出强劲的昼夜节律表达，而 miR-132 是由光诱导的。总而言之，这些数据揭示了 miRNAs 作为时钟和光调节基因的作用。事实上，miR-132 与生物钟 LAN-related 改变引起时钟基因诱导的动态平衡恢复和复位有关。夜间光照触发染色质重塑基因甲基 CpG 结合蛋白 2（MeCP2），从而激活核心时钟基因 *PER1* 和 *PER2* 的转录。此外，研究还表明 miR-132 可能调节一些靶基因，这些基因与小鼠 SCN 中染色质重塑和翻译控制有关。生物钟启动子 *CLOCK* 和 *BMAL1* 与其相应的 miRNAs，miR-181D 和 miR-191 在小鼠肝脏中显示出负相关的昼夜节律表达模式。相反，昼夜节律抑制基因 *PERs*、*CRYs*、*CSNK1s* 和 *NR1Ds* 与其相应的 miRNAs 表现出正相关的昼夜节律表达模式。此外，特定的 miRNAs 及其靶标呈现一致的 24h 表达谱。miRNAs 在小鼠细胞中通过翻译控制细胞质中 *PERs* 的产生来控制生物钟延迟。miRNA 的活性可以导致昼夜节律的变化，例如，miR-132 能够缩短 SNC 的昼夜节律。miR-192/194 的外源表达通过同时抑制所有 *PER* 基因来缩短细胞系统的生理周期长度。周期缩短是由于人体细胞中 miRNA 缺乏导致的 *PER1* 和 *PER2* 翻译速度更快引起的。基于系统理论的方法，我们发现 miR-206 对哺乳动物生物钟的动态机制有深远的影响，通过控制或改变生物节律来影响基因表达水平，并干扰基因表达或传递的时间序列。

3.5 非编码 RNA、昼夜节律基因与癌症

miRNAs 调节生物节律机制在人类癌症中的重要性已被广泛研究，有研究通过休克致生物钟重置，观察 miRNAs 在人乳腺细胞系中的瞬时表达。此外，也有研究观察 miRNAs 的特异性，因为在恶性和非恶性乳腺细胞系中可表现出数百个 miRNAs 的节律性表达，两个或三个细胞系具有特定的 miRNAs 组。外周时钟的改变与 miRNA 表达紊乱密切相关。人类癌细胞株 miR-192/194 簇被鉴定为整个 *PER* 基因家族的有效抑制剂。各种人类细胞株 miRNAs 表达各异，如癌细胞可表达不同水平的 miR-192/194，而在成纤维细胞 NIH2T3、miR-192 和 miR-194 中几乎检测不到。此外，还发现在大鼠乳腺组织以及人类非恶性和恶性肿瘤细胞系中的生物节律变化可以改变 miRNA 的表达水平和幅度。另外，miRNA 的表达和 24h 的波动变化可能受夜间光照的调节，也可能受褪黑素分泌的调节。例如，与白班工人相比，夜班工人血液中 miR-219 的表达水平下调。

通过对全基因组 miRNA 和 mRNA 表达研究，在褪黑素处理的人 MCF-7 乳腺癌细胞中有 22 个 miRNAs 差异表达。对大鼠乳腺的高通量全基因组 miRNA 分析显示，可能针对 *CRY2*、*CLOCK*、*NPAS2* 和 *TIMELESS* 节律基因的 miRNA 存在差异表达。

部分实验集中于 ncRNA 驱动的针对人类胃肠道肿瘤和胶质瘤的核心生物钟基因的研究，这些研究发现显示 miRNAs 和 lncRNAs 可能在扰乱癌症生物节律方面发挥关键作用（表 2-3）。总的来说，通过观察 miRNA 与目标节律 mRNA 之间的负相关模式，表明昼夜节律基因可能主要在胃肠道肿瘤中起抑制作用。有研究通过计算机模拟获得的数据在结直肠癌患者中得到验证：人结直肠癌体外实验证实肿瘤组织中与时钟基因相关的编码－非编码 RNA 调控网络发生了较大的变化。

表 2-3　人体肿瘤中非编码 RNA（miRNA，lncRNA）以及下游靶向节律基因的表达

	靶基因	ncRNA 下调	ncRNA 上调	肿瘤类型
ncRNA 表达	*CLOCK*	Let-7e-5b		结直肠癌
	NPAS2	miR-140-3p		
	PER1	Let-7e-5b, miR-125b-5p, miR-99b-5p		
	RORA	miR-125b-5p, miR-99b-5p		
	NRID2		miR-19b-3p	

续表

	靶基因	ncRNA 下调	ncRNA 上调	肿瘤类型
ncRNA 表达	*TIMELESS*	miR-140-3p, miR-99b-5p, miR-139-5p	miR-19b-3p	
	TIPIN	miR-125b-5p		
ncRNA 相关	*CLOCK*↓	miR-124		
	PER1↓		miR-192, miR-192	胶质瘤
	PER1↓		miR-34a	胆管癌
	PER3↓		miR-103	结直肠癌
	TIMELESS↑	miR-139-5p		结直肠癌
	CLOCK↑		lnc-HULC	肝癌

基于癌症基因组图谱（TCGA）数据库中提取的数据，观察到在结直肠癌中 *PER1* 表达下调，miR-192 和 miR-194 表达上调；在Ⅱ期患者生存分析中，miR-192 和 miR-194 的高水平与较好的总体存活率相关。*PER1* 被证实是抑制人胆管癌细胞 *PER1* 表达的 miR-34a 的靶点。miR-34a 在恶性和非恶性胆管细胞中均有节律性表达，但在癌细胞中的表达明显高于非恶性细胞，抑制 miR-34a 可减少胆管癌细胞的增殖、迁移和侵袭。研究发现，*PER3* 为 miR-103 靶向基因，*PER3* 在结直肠癌组织和细胞系中下调，而 miR-103 在结直肠癌细胞系中上调。

在人类癌症中，与 *PER1*、*PER3* 相比，*CLOCK* 和 *TIMELESS* 表达水平明显增加。*CLOCK* 作为 miR-124 的一个直接靶点，在人高级别胶质瘤组织和胶质母细胞瘤细胞系中显著上调，而在类似的样本中 miR-124 的表达减弱。在结直肠癌标本中发现 *TIMELESS* 上调并伴随其 miR-139-5p 下调。

最近，对 lncRNA 可能扰乱生物节律而影响癌症发生的机制有了新的见解。目前的研究集中于肝癌细胞中 lncRNAs 在昼夜节律中的作用。研究发现肝癌中高表达的 lncRNA 可上调人癌细胞和临床肝癌标本中 *CLOCK* 的表达水平，且肝癌组织中的 *CLOCK* 水平高于癌旁组织。值得注意的是，在肝癌和正常细胞中 lncHULC 的节律紊乱是不同的，它可改变肝癌细胞中 *CLOCK* 的表达模式，延长 *CLOCK* 的表达周期。

特定的 miRNAs 通过介导关键生物钟基因转录/表观遗传调控而构成重要的生物节律调节器，目前已经发现 miRNAs 与多种人类癌症的发生和发展有关。重要的是，它可以为潜在的致癌机制提供新的见解。综上所述，miRNAs 可以通过：①直接与生物节律基因的 3'-UTR 区结合或间接调节 *CLOCK* 翻译；②改变 miRNA 的节律性表达，控制生物钟基因转录和翻译的 24h 强度；③ miRNAs 与其靶标生物钟基因存在伴随变化。

3.6 组蛋白修饰

哺乳动物转录组的生物节律组织是通过有节律性地招募染色质结构的关键修饰物来实现的。研究表明，核心生物钟基因和外周生物钟基因是组蛋白节律性修饰的基础。组蛋白修饰和染色质构象重排的 24h 昼夜节律在维持外周生物钟功能方面起着至关重要的作用。例如，组蛋白甲基化和乙酰化对驱动和调节核心钟基因和外周生物钟基因的生物节律基因表达至关重要，这可能是组织生理学和动态平衡的关键。此外，核心生物节律基因受组蛋白磷酸化、乙酰化和甲基化的调节。*CLOCK*、*BMAL1* 和 *CRY1* 与CCG 的调节区结合，伴随着活性启动子区域特有的 H3 残基甲基化和乙酰化的节律变化，而 *BMAL1* 和 *PER2* 被发现是 SIRT1 脱乙酰化酶的特异性靶标，它抑制各种 CCG的转录。*CLOCK* 转录子是 *CLOCK* 分子的中心关键角色，由于其固有的组蛋白乙酰基转移酶（HAT）活性直接作用于 H3K9 和 H3K14 残基的 *BMAL1* 乙酰化和去乙酰化，因此能够调节 *CLOCK* 基因的表达。SIRT1 和 HDAC3 组蛋白去乙酰化酶，MLL1 和 MLL3组蛋白甲基转移酶以生物节律的方式被招募到 CCG 的启动子区域。*CLOCK* 通过组蛋白 H3 甲基化与 MLL1 相互作用，诱导核心 *CLOCK* 基因发生转录。MLL3 通过调控核心生物节律基因和 CCG 表达促进组蛋白甲基化。

对小鼠肝脏基因组的研究表明，小鼠基因组有节律发生转录伴随着多种组蛋白修饰的昼夜变化和多种染色质相关生物钟基因成分的重新募集。另外，组蛋白 H3 在表达基因转录起始点附近的修饰过程揭示了循环转录可能与启动子区域的 DNA 甲基化有关。同时研究发现，小鼠肝脏中的转录变化也经常与启动子、基因或增强子中有节律性变化的组蛋白修饰相关。其中，启动子 DNA 甲基化相对稳定。

组蛋白修饰可能还受环境刺激的影响，进而影响基因的表达。例如，睡眠不足会导致与染色质修饰相关基因的节律性表达显著降低，还会减少人类血液中影响染色质修饰的基因的表达。

4. 肿瘤的治疗与生物节律

4.1 癌症治疗与生物钟

p53 基因缺失细胞中的隐色素突变增加了对遗传毒剂诱导的凋亡的敏感性，这是由于 *p73* 上调所致。P53、P73 和 P63 蛋白共同构成 P53 家族。在该家族的 3 个成员

中，p53 是主要的肿瘤抑制因子，特别是在肿瘤转化或 DNA 损伤时促进细胞凋亡。在其缺失的情况下，p73 和 p63 可以取代 p53 的促凋亡抑癌功能。由致癌基因 *RAS* 转化形成的 *p53F⁻/⁻* 和 *CRY1⁻/⁻CRY2⁻/⁻p53⁻/⁻* 细胞，经奥沙利铂处理后，*p53⁻/⁻* 肿瘤继续生长，而 *p53⁻/⁻CRY1⁻/⁻CRY2⁻/⁻* 肿瘤生长受阻，并伴有凋亡。这是因为 *p53* 缺失的肿瘤细胞对 DNA 损伤剂诱导的凋亡的抵抗力可能会被阻断隐色素的药物所消除，从而增加 *p53* 突变的肿瘤细胞对化疗的敏感性。先前已经证实，*p53* 缺失背景中的隐色素突变或下调会增加对紫外线等遗传毒性物质的敏感性。

利用野生型小鼠、生物钟基因突变鼠，包括 *BMAL1⁻/⁻* 和 *CRY1⁻/⁻CRY2⁻/⁻* 基因敲除鼠，评价了生物钟基因在化疗中的作用。*CRY1⁻/⁻CRY2⁻/⁻* 由于缺乏昼夜节律抑制，可反映代表 *CLOCK/BMAL1* 反式激活复合物的最大活性。野生型小鼠对环磷酰胺的敏感性随给药时间的不同而不同，*CLOCK* 基因突变和 *BMAL1* 基因敲除小鼠对治疗始终非常敏感。相反，与野生型小鼠相比，*CRY1⁻/⁻CRY2⁻/⁻* 小鼠对环磷酰胺的抗性更强，可能由于 *CLOCK/BMAL1* 反式激活复合体对化疗的反应随时间和等位基因状态的不同而不同。不同昼夜节律基因型的小鼠的 B 淋巴细胞对环磷酰胺代谢物反应存在差异。*CLOCK/BMAL1* 转录复合体通过调节细胞存活来影响化疗的细胞杀伤力。*BMAL1* 在胸膜间皮瘤（MPM）中持续表达，是这种疾病治疗的潜在靶点，这是基于对 MPM 细胞系和临床标本的研究结果。*BMAL1* 缺失导致细胞周期紊乱、凋亡增加，与 *Wee1*、*Cyclin B* 和 *p21* 表达下调以及 *Cyclin E* 表达上调有关。*BMAL1* 基因敲除可诱导高表达 *BMAL1* 的细胞发生有丝分裂障碍。在另一项研究中，通过 iRNA 在小鼠体内和体外对 *BMAL1* 基因敲除进行了评估，体内 *BMAL1* 表达下调可加速细胞增殖，促进肿瘤生长。在对小鼠结肠癌细胞和成纤维细胞进行依托泊苷、顺铂和多西紫杉醇治疗中发现，*BMAL1* 的下调可能会影响细胞对化疗的反应。为了进一步发现治疗前景，建立了稳定表达不同水平 *PER2* 的小鼠肉瘤 80 细胞系，发现肿瘤在体内的生长受到抑制，呈剂量依赖性，依赖于 *PER2* 的浓度。因此，推测 *PER2* 在肉瘤中具有生长抑制作用。

分子方面，近年来发现了影响昼夜节律的化合物，包括酪蛋白激酶 I 抑制剂。有趣的是，酪蛋白激酶 I 家族的成员会磷酸化并破坏 β- 环状蛋白的稳定性。研究发现一个小分子 KL001，它能抑制依赖泛素的隐花色素基因（CRYs）的降解，这会导致昼夜节律周期的延长。将 KL001 与数学模型相结合，实验发现 *CRY1* 和 *CRY2* 在周期调节中具有相似的功能。

4.2 生物节律疗法

在一项Ⅲ期研究中评估了时序选择性化疗方案的概念，该研究招募了 186 名患者，与恒速输注方法进行比较，对该研究对象进行奥沙利铂、氟尿嘧啶和亚叶酸的时序调节输注（给药以符合相关的昼夜节律）。在 24h 内，皮肤、骨髓、小肠和口腔黏膜中 S 期细胞比例相差 50%，该期细胞比例在凌晨 0—4 时最低，8—20 时较高。在 22—24 时之间，单核细胞脱氢嘧啶脱氢酶（5- 氟尿嘧啶限速分解代谢酶）的活性增加了 40%，说明在 22—24 时之间，脱氢嘧啶脱氢酶的活性增加了 40%。S 期细胞对嵌入剂和抗代谢药物的敏感性较高。口腔黏膜中的 p53、细胞周期蛋白 A、细胞周期蛋白 E 和细胞周期蛋白 B1 也发生昼夜变化。时辰疗法使重度口腔炎的发生率由恒速输液的 76% 降至 14%（$P < 0.0001$），使周围神经功能障碍发生率由 31% 降至 16%（$P < 0.01$）。快速自我更新的组织存在显著昼夜同步性。恒速输液组中约有 24% 的患者出现治疗失败，时序疗法还可降低黏膜毒性的发生率，使氟尿嘧啶的中位剂量增加了 40%，中位剂量强度增加了 22%，奥沙利铂的治疗周期延长了 30%。时序疗法的客观有效率为 51%，而恒速输注的客观有效率为 29%（$P=0.003$）。两种疗法治疗失败的中位时间，时序疗法为 6.4 个月，恒速输注为 4.9 个月（$P=0.006$）。中位生存期和 3 年生存期在两组人群中分别为 15.9 个月和 16.9 个月。

尽管对细胞周期已有了系统性描述，但根据治疗目的进行有效甄选仍有困难。大多数化疗药物针对的是细胞周期，如 CDK4/6 抑制剂黄哌啶醇亦是如此。了解生物节律与细胞周期的耦合点被证明是一种替代靶向癌细胞治疗的新策略。虽然目前研究的重点一直专注在细胞和生理生物钟的秒、分和小时上，但还有另一种计时方法，端粒长度和端粒酶功能也是衡量哺乳动物细胞在生命中的天数、周数和年数的指标。它的损伤可导致恶性肿瘤，同时也是 2009 年诺贝尔生理学或医学奖的主题。也许随着人们对外周生物钟越来越重视，对其的认识也更加深入，最终可以挽救更多癌症患者的生命。

参考文献

［1］Abbas T, Dutta A. P21 in cancer: Intricate networks and multiple activities［J］. Nature Reviews Cancer, 2009, 9(6): 400-414.

［2］Azzi A, Dallmann R, Casserly A, et al. Circadian behavior is light-reprogrammed by plastic DNA methylation［J］. Nature Neuroscience, 2014, 17(3): 377-382.

［3］Beck H, Nahse V, Larsen M S Y, et al. Regulators of cyclin-dependent kinases are crucial for maintaining genome integrity in s phase［J］. Journal of Cell Biology, 2010, 188(5): 629-638.

［4］Bertolucci C, Cavallari N, Colognesi I, et al. Evidence for an overlapping role of clock and npas2 transcription factors in liver circadian oscillators［J］. Molecular and Cellular Biology, 2008,

28(9): 3070-3075.

［5］ Bunger M K, Wilsbacher L D, Moran S M, et al. Mop3 is an essential component of the master circadian pacemaker in mammals ［J］. Cell, 2000, 103(7): 1009-1017.

［6］ Chen S T, Choo K B, Hou M F, et al. Deregulated expression of the per1, per2 and per3 genes in breast cancers ［J］. Carcinogenesis, 2005, 26(7): 1241-1246.

［7］ Cui M, Zheng M Y, Sun B D, et al. A long noncoding RNA perturbs the circadian rhythm of hepatoma cells to facilitate hepatocarcinogenesis ［J］. Neoplasia, 2015, 17(1): 79-88.

［8］ Doi M, Hirayama J, Sassone-Corsi P. Circadian regulator clock is a histone acetyltransferase ［J］. Cell, 2006, 125(3): 497-508.

［9］ Flavahan W A, Gaskell E, Bernstein B E. Epigenetic plasticity and the hallmarks of cancer ［J］. Science, 2017, 357(6348): eaal2380.

［10］Fu L N, Pelicano H, Liu J S, et al. The circadian gene period2 plays an important role in tumor suppression and DNA-damage response *in vivo* ［J］. Cell, 2002, 111(1): 41-50.

［11］Hanoun M, Eisele L, Suzuki M, et al. Epigenetic silencing of the circadian clock gene *cry1* is associated with an indolent clinical course in chronic lymphocytic leukemia ［J］. PLoS One, 2012, 7(3): e34347.

［12］Hirayama J, Sahar S, Grimaldi B, et al. Clock-mediated acetylation of bmal1 controls circadian function ［J］. Nature, 2007, 450(7172): 1086-1090.

［13］Kochan D Z, Kovalchuk O. Circadian disruption and breast cancer: An epigenetic link? ［J］. Oncotarget, 2015, 6(19): 16866-16882.

［14］Lang G A, Iwakuma T, Suh Y A, et al. Gain of function of a p53 hot spot mutation in a mouse model of lifraumeni syndrome ［J］. Cell, 2004, 119(6): 861-872.

［15］Li A H, Lin X H, Tan X C, et al. Circadian gene clock contributes to cell proliferation and migration of glioma and is directly regulated by tumor-suppressive miR-124 ［J］. Febs Letters, 2013, 587(15): 2455-2460.

［16］Lie J A S, Kjuus H, Zienolddiny S, et al. Night work and breast cancer risk among norwegian nurses: Assessment by different exposure metrics ［J］. American Journal of Epidemiology, 2011, 173(11): 1272-1279.

［17］Lim A S P, Srivastava G P, Yu L, et al. 24-hour rhythms of DNA methylation and their relation with rhythms of RNA expression in the human dorsolateral prefrontal cortex ［J］. PLoS Genetics, 2014, 10(11): e1004792.

［18］Megdal S P, Kroenke C H, Laden F, et al. Night work and breast cancer risk: A systematic review and meta-analysis ［J］. European Journal of Cancer, 2005, 41(13): 2023-2032.

［19］Na Y J, Sung J H, Lee S C, et al. Comprehensive analysis of microrna–mRNA co–expression in circadian rhythm ［ J ］. Experimental and Molecular Medicine, 2009, 41(9): 638–647.

［20］Schernhammer E S, Kroenke C H, Laden F, et al. Night work and risk of breast cancer ［ J ］. Epidemiology, 2006, 17(1): 108–111.

［21］Simo–Riudalbas L, Esteller M. Cancer genomics identifies disrupted epigenetic genes ［ J ］. Human Genetics, 2014, 133(6): 713–725.

［22］Taniguchi H, Fernandez A F, Setien F, et al. Epigenetic inactivation of the circadian *CLOCK* gene *BMAL1* in hematologic malignancies ［ J ］. Cancer Research, 2009, 69(21): 8447–8454.

［23］Zhou F, He X L, Liu H Q, et al. Functional polymorphisms of circadian positive feedback regulation genes and clinical outcome of chinese patients with resected colorectal cancer ［ J ］. Cancer, 2012, 118(4): 937–946.

头颈部肿瘤是指上至颅底，下到锁骨上，再到颈椎前的所有恶性肿瘤，主要包括颈部肿瘤、耳鼻喉科肿瘤以及口腔颌面部肿瘤三大类，不包括颅内、颈椎及眼内恶性肿瘤。其原发部位和病理类型之多，居全身肿瘤之首，原发部位多。其中，颈部肿瘤比较常见的有甲状腺肿瘤、涎腺肿瘤；耳鼻喉科肿瘤常见的有喉癌、副鼻窦癌、鼻咽癌等；口腔颌面部肿瘤常见的为各种口腔癌，如舌癌、牙龈癌、颊癌等。病理类型多，头颈部肿瘤中病理类型以鳞癌居多，约为95%，其次为腺癌、乳头状癌、非霍奇金淋巴瘤、基底细胞癌、腺瘤、霍奇金淋巴瘤等淋巴瘤、滤泡癌等。同时，头颈部重要器官比较集中，解剖关系复杂，治疗方法各异，包括化疗、手术治疗和放疗，靶向治疗，如表皮生长因子受体（EGFR）激酶抑制剂或针对程序性细胞死亡 -1（PD-1）或血管内皮生长因子（VEGF）的单克隆抗体。它同时涉及头颈肿瘤外科、肿瘤内科学、放射治疗、营养语言治疗、社会工作、护理和康复等多学科的医学领域。而一些部位的肿瘤需要有多学科相互协作配合综合治疗，才能有效提高治疗效果。

第三章　生物节律紊乱与头颈部肿瘤

1. 流行病学

根据国际流行病学研究机构提供的资料，头颈部肿瘤是全球范围内第 5 大常见肿瘤。在我国相对较为多见，占 19.9%~30.2%，在欧美国家该肿瘤占全部恶性肿瘤 10%以下。头颈部肿瘤发病有以下几点差异。

发病部位差异：头颈肿瘤的发病依次为喉（32.1%）、甲状腺（19.6%）、口腔（16.1%）、鼻咽（14.9%）、鼻腔及副鼻窦（6.6%）、大涎腺（4.2%）、口腔（3.3%）、眼（1.52%）、下咽（1.5%）。

性别差异：除甲状腺肿瘤女性（14.2%）明显多于男性（5.40%）外，其余以男性居多且年龄大于 50 岁者多见。但是最近 10 年全球头颈部鳞状细胞癌的发病率明显上升，特别是在女性患者中。全球每年约有 645 000 例新发头颈部肿瘤病例。

地域差异：因生活环境不同及致病因素的不同，我国各地头颈部肿瘤的发病情况也不同。譬如鼻咽癌在两广地区发病较高，而甲状腺肿瘤则以沿海和内陆缺碘地区发病较高。

吸烟、饮酒以及各种病毒感染，尤其是人乳头状瘤病毒 16（HPV16）感染是头颈部肿瘤的主要危险因素。人乳头状瘤病毒（HPV）在头颈部肿瘤中的患病率估计在 50% 或更高，检测发现主要位于扁桃体和舌癌的基底部。头颈部肿瘤与吸烟和酗酒呈密切相关性，烟酒消费高的国家发病率也高。头颈部肿瘤预防的重点是戒除吸烟和饮酒的习惯。

2. 头颈组织的生物节律

2.1 外周组织节律性的双重调控

在哺乳动物中，生物节律的中央起搏器位于下丘脑视交叉上核（SCN）。通过每日的 24h 明暗循环经视网膜 – 视神经通路传递至中枢形成节律振荡，使得生物体适应光周期。这种振荡模式调控哺乳动物的各种生理过程，比如睡眠和活动、食欲、荷尔蒙水平、新陈代谢等；同时参与细胞内多个生物学过程。最近，Mure 等研究人员首次提供了灵长类动物组织特异性基因在 24h 内表达的详细时空图谱，分析了 768 个样本，每 2h 采集一次，持续 24h；研究观察到 80% 的基因受昼夜节律周期调控，包括所谓的泛素表达基因、参与基本细胞的功能，包括蛋白质水解、RNA 处理、DNA 复制和修复、蛋白质稳态和代谢等。对这段转录进一步分析显示，在 24h 内，这些转录本在组织中存在很高的变异性。这些研究告诉我们，在生物体的体细胞中存在独立于中枢节律的自主节律。学者们进一步探索外周组织中的节律发现，在很多外周组织中，存在着类似于节律中枢的外周振荡器，调控着外周组织的自主节律。正因为如此，外周组织的节律有着自己独特的特点。每个组织都有高度的空间和时间特异性，远比我们想象的复杂。空间特异性是指节律基因的节律性转录受器官特异性调控。例如在臀肌中3000 个基因被鉴定为周期依赖基因，在心肌中有 2318 个被证实为周期依赖，而在外侧下丘脑中被鉴定为周期依赖的基因只有不到 200 个。同时学者发现男性和女性生物钟调节也存在差异。在他们的研究中，作者扰乱了带有遗传点突变的小鼠的昼夜节律周期。令人惊讶的是，缺乏昼夜节律钟功能的转基因雌性小鼠可以免受年龄依赖性心肌病的发展，而转基因雄性小鼠却不能。然而，这一优势在去卵巢的雌性小鼠身上消失了，这表明雌性激素可以保护心脏。

时间特异性是指节律基因的节律性转录受时间的调控，这是节律基因的主要特点。主要的昼夜节律调节基因在白天和夜间的表达在 12h 内有所不同。心脏性猝死的发生也遵循明显的日变化规律。Jeyaraj 等利用小鼠模型，强调了这一概念，即通过依赖于时钟的瞬态外向钾电流激活，环状双链和对心脏电流不稳定性的易感，心脏内存在自主的振荡器，它可以调节使钾在一天中从心肌细胞流出，从而导致心律失常。了解外周组织的节律性，对临床的医疗活动有着重要的意义。在下午进行的手术有较低的围手术期心肌损伤和较好的缺氧 – 复氧耐受性。这些结果表明，人心肌对缺血 / 再灌注的耐受性表现出内在的早上 – 下午变化。利用小鼠模型，作者确定了 *Rev-erbα* 基因作为心脏保护的潜在治疗靶点。因此，通过考虑心脏手术的昼夜节律钟和时间，医生尽可能减少不利于心血管疾病的主要因素。

至于中央和外围的生物钟是如何耦合和同步的，从而协调哺乳动物的正常生理功能，该现象的生理机制目前仍不清楚。外周的核心时钟基因接收来自营养信号通路（如 SIRT1 和 AMPK）的交互输入，以将外周组织的昼夜节律周期与代谢通量耦合起来。目前的观点是，哺乳动物的昼夜节律系统是由细胞、组织和生理系统层次的振荡器构成的。在头颈部的研究发现，包括鼻腔、口腔等在内的黏膜都有自己生理状态下的生物节律性。

2.2 鼻腔黏膜的生物节律

大量研究报道鼻黏膜病理生理功能的昼夜节律变化，提示鼻部黏膜内可能存在生物节律钟。小鼠鼻黏膜中 *PER2* 水平的昼夜节律以及对糖皮质激素的相位依赖性反应。免疫组织化学检查发现 *PER2* 阳性细胞呼吸和嗅觉的鼻黏膜上皮细胞。在 ZT0，*PER2* 表达在细胞呼吸和嗅觉的鼻黏膜上皮细胞；在 ZT12，*PER2* 明显地表达在上皮细胞，血管内皮细胞和黏膜下神经纤维束。进一步利用定量 PCR 检测到 *mPER1* 和 *mPER2* mRNA 水平的显著昼夜变化。提示与身体其他部位相似，鼻黏膜中 *mPER1* mRNA 的昼夜节律相对于 *mPER2* mRNA 有轻微的相位提前。进一步观察内源性糖皮质激素对鼻黏膜外周生物钟的影响，发现内源性糖皮质激素是鼻黏膜外周生物钟的有效同步剂。其机制与糖皮质激素激活的糖皮质激素受体进入细胞核，与 *PER2* 启动子中的糖皮质激素反应元件结合，促进 *PER2* 的转录。*PER2* 转录率的改变可以加速或减慢昼夜节律产生的分子反馈环的翻转，导致相移。

鼻腔黏膜的节律特点与鼻腔的许多生理特点有关。鼻循环是鼻腔生理重要特点。所谓鼻循环是指鼻气流阻力的相互波动相关的鼻黏膜充血状态的自发周期性变化。鼻黏膜中分布的静脉窦的周期性收缩和扩张有助于鼻腔气流的自发性改变。这种生理现象存在于 80% 的正常人类中，也存在于几种动物物种中。在鼻腔循环期间，一个鼻腔变得更多开放，其黏膜腺体分泌增加，而相对腔内的鼻黏膜变得充血，这减少了黏膜腺分泌。鼻腔循环可能通过在两个鼻腔通道之间交替进行空气调节和产生鼻腔液体来起到呼吸防御的作用。研究发现在人鼻黏膜中，*PER1*、*PER2*、*CLOCK* 和 *BMAL1* 基因的表达水平在脱血侧高于充血侧。在大鼠鼻黏膜中，这些生物钟基因在有规律的昼夜节律表达。人鼻黏膜脱充血侧的 *MUC5AC* 表达水平高于鼻塞侧，*MUC5AC* 是上皮细胞产生黏液素的一种关键基因。在大鼠鼻黏膜中，*MUC5AC* 水平呈现昼夜节律，与左右鼻腔黏膜表达水平不同有关。推测时钟基因可能参与鼻黏膜充血和解除充血的鼻循环，在此过程中，生物节律对各血管的作用可能解释其机制。结合这些结果，目前的研究表明，生物钟基因，如 *PER1*、*PER2*、*CLOCK* 和 *BMAL1* 存在于人类和大鼠鼻黏膜，并表明这些生物钟基因可能控制鼻黏膜的病理生理功能的昼夜振荡器和影响鼻腔的维护周期。不仅如此，在正常人的鼻腔分泌物检测出 IgG、IgA 和白蛋白浓度的昼夜波动。同时黏膜纤毛运输的时间也显示昼夜变化。此外，过敏性鼻炎的昼夜表现和 24h 变异。表现过敏性鼻炎的症状在夜间、睡眠期间和清晨都比较剧烈，午后相对较轻。分析这可能和在鼻黏膜内存在生物钟基因有关。目前尚未见到人体活体组织检查样品中的生物节律基因的昼夜变化，但是在试验大鼠左右鼻腔的鼻黏膜中也发现了 *PER1*、*PER2*、*CLOCK* 和 *BMAL1* 表达。鼻黏膜中的昼夜节律可能独立于大脑中分布的中心时钟而起作用。然而，这些昼夜节律在分子水平上的调节尚未确定。

2.3 口腔组织的生物节律

生物钟影响牙齿发育、唾液腺和口腔上皮体内稳态以及唾液分泌。时钟基因的首次发现及其在颅面组织中的表达开辟了矿化组织形成的分子钟时代研究的新领域。牙齿由牙釉质、牙本质和牙骨质 3 种矿化组织组成。这些矿化组织通过基质介导的生物矿化在细胞外空间形成。一些观察结果表明牙齿矿化组织形成受复杂生物钟的控制。实际上，牙釉质、牙本质和牙骨质通过增加的生长模式形成，其在硬组织内保持短期和长期增量生长线。适当和充分利用牙齿矿化组织中记录的信息需要了解导致牙齿形成的发育和昼夜节律控制。了解控制牙齿形状的昼夜节律控制可以识别和表征决定牙齿细胞分化的生物调节途径。

在健康的日常活动中，志愿者口腔黏膜中存在多种时钟基因，并对其 24h 的变化进行了评估。该研究首次为人类口腔黏膜中 *PER1*、*CRY1* 和 *BMAL1*（分别在清晨、傍晚和夜间）节律性昼夜表达谱提供了证据。生物节律基因的节律性振荡及其不同的峰与细胞周期的不同阶段同时发生。*PER1* 作为 *p53* 同时达到峰值，*p53* 是一种 G1 期标记，是肿瘤发生的重要基因。*BMAL1* 与 M 期标记细胞周期蛋白 β1 同时达到峰值。研究证实，*Cyclinβ1* 和 *p53* 是人类时钟基因的靶标，其中 *BMAL1* 的缺失会降低 *p53* 的表达以及 *PER1*、*PER2* 和 *PER3* 表达失调，显示潜在的功能性生物钟和哺乳动物细胞周期之间的联系。

众所周知，唾液流速和唾液的分泌水平遵循昼夜节律。研究表明，唾液腺可能含有一种昼夜节律钟来调节唾液的种类、数量和含量。事实上，这种时钟机制的存在已经被证明适用于其他重要器官，如肾脏。唾液腺和肾脏有几个共同的生理机制，包括大量的离子和水通道活动。一些调节液体运动的基因在肾脏和唾液腺中都有高表达。有研究提示时钟基因在唾液腺中表达类似于肾脏，这进一步支持了唾液腺中存在外周时钟的观点。我们还发现，时钟基因调控水通道基因 *aquaporin-5*（*Aqp5*）。*Aqp5* 在唾液分泌中起重要作用，时钟基因的异常表达会影响 *Aqp5* 的表达，从而导致唾液流量的改变。唾液对口腔组织维持有许多保护作用。足够的唾液流量和唾液含量与机体的健康状况直接相关。唾液流速遵循昼夜节律。对 *PER2* 和 *BMAL1* 基因敲除小鼠数据的分析表明，*CLOCK* 基因突变会影响唾液腺中的唾液流动。

在对 *mPER1* 敲除小鼠的喉部研究发现，其环状软骨的背腹径和体积较正常小鼠有明显差异。mPER1 和 mPER2 蛋白在上皮和黏膜下腺中的表达谱非常相似，在傍晚达到高峰，在清晨达到低谷。

生物节律在头颈各个器官都有表达，只是目前尚未全部研究清楚，而这些生物节律的紊乱与疾病的发生密切相关，其中包括肿瘤。

3. 生物节律与头颈肿瘤

由于社会的发展，人类生活方式发生了很大的变化，这些变化引起内源性昼夜节律的频繁破坏，这导致了全球癌症发病率的增加。最近的文献表明，时钟基因在人类癌症进展中的关键作用。如多个核心生物钟基因与关键癌症相关基因的表达，如 C-myc 和 p53。生物节律作为机体的一种内部计时系统，它们可以预测最深刻的环境信号之一，即每天的光 / 暗循环。为了避免强烈的辐射诱导的 DNA 损伤，古老的生物将细胞周期的紫外敏感 S 期限制在夜间，它被称为"逃避紫外线"的假设。在哺乳动物中，昼夜节律称为"生物钟"，其是内生驱动的，近 24h 的生物化学、生理学和行为周期，例如睡眠和活动、食欲、激素水平、代谢和基因表达。通过大量观察发现正常组织和恶性组织之间细胞增殖的异步性。迄今为止，哺乳动物中至少有 9 种核心生物钟基因（CCGs）已被确定与头颈部肿瘤的发生、发展和预后有关：PER1、PER2、PER3、CLOCK、CRY1、CRY2、BMAL1、CK1 和 TIM。在头颈部肿瘤组织中 PER1、PER2、PER3、CRY1、CRY2、CK1ε 和 BMAL1 核心生物钟基因的表达下调。下调的 PER3、CRY2 和 BMAL1 表达与更晚期的癌症阶段相关。生存率低与 PER1 和 PER3 的低表达有关。很多研究结果给我们提示核心生物钟基因可能是头颈部肿瘤的潜在预后生物标志物。在同一研究中，在年龄差异的背景下分析了生物钟基因表达的改变，并进一步将患者分为青年组（30~45 岁）、中年组（46~60 岁）和老年组（61~80 岁）。发现 CK1ε 明显下调的中年组与年轻组和老年组相比，TIM 的表达也明显受损。作者认为，在头颈部鳞癌中，下调和打乱的生物钟基因可能使得我们的机体失去了清除癌前细胞和恶性细胞的功能，导致恶性肿瘤的出现。重要的是，术后患者 PER1 和 CLOCK 表达的恢复与预后良好相关。通过利用外周血的核心生物钟基因表达，进而估算生物钟系统的表达发现，在血液样本中的分析核心生物钟基因 PER1、PER2、PER3 表达水平估计是个体内部时钟时间的适当标记。

在探索生物钟基因的头颈部鳞状细胞癌关系的道路上，学者们的脚步从未停止。近期有研究者收集来自两家不同医院的 2 组患者的头颈部鳞状细胞癌和正常头颈部组织切片，通过评估 PER1、PER2、PER3 基因的 mRNA 和蛋白质表达。分析后一组患者的临床病理特征和疾病预后。3 个基因在头颈部鳞状细胞癌组织中的蛋白阳性表达水平约为正常组织的 2 倍。此外，与早期癌症患者相比，局部晚期头颈部鳞状细胞癌患者的 PER1、PER2 和 PER3 mRNA 表达水平明显降低（P<0.05）。对头颈部鳞

状细胞癌患者组织进行免疫组化检查，发现每个 PER 家族蛋白表达与临床肿瘤分期呈正相关（*P*<0.05）。此外，通过 Kaplan-Meier 图和统计学分析，每个蛋白阳性表达组具有更高的 3 年生存率［总生存率（OS）和无进展生存率（PFS）］（*P*<0.05）。这项发现证实了每个家族基因表达与生存结果之间的正相关关系，并支持它们作为头颈部鳞状细胞癌预后标志物的作用。总的来说，这些数据为研究高度复杂的昼夜节律系统及其核心时钟组件在头颈部鳞癌和其他肿瘤恶性进展中的参与提供了良好的基础。

大量有关核心生物钟基因和头颈肿瘤的研究在不同的肿瘤类型中开展。鼻咽癌为起源于鼻咽部的恶性肿瘤，其发病机制尚不明确。

关于鼻咽癌与时钟基因的相关性目前报道不多，但从有限的研究中可以看出生物节律基因在鼻咽癌的治疗和预后中的重要作用。南方医科大学有学者研究了 *TIM* 与鼻咽癌的顺铂耐药性有关，其机制可能是激活 Wnt/β-catein 蛋白信号通路并促进其发展上皮间质转化。单变量和多变量分析显示 TIMELESS 是一个独立的预后因素总生存期和无进展生存期。在鼻咽癌细胞中稳定的 TIMELESS 异位过表达细胞系在体外和体内赋予对于顺铂诱导的细胞凋亡的抗性，促进上皮细胞向细胞凋亡间充质转换表型，激活 Wnt/β-catein 途径和下游基因转录；TIMELESS 的击倒产生了相反的效果。TIMELESS 可能会在其中发挥作用鼻咽癌中的发展可能代表一个有价值的预后因素和潜在的的治疗目标。下调 *BMAL1* 和上调 Ki-67 蛋白在鼻咽癌中的预后意义的研究中评估了鼻咽癌患者 *BMAL1* 和 Ki-67 表达的预后价值。肿瘤组织中 *BMAL1* 蛋白与鼻咽癌的总生存期相关。我们的研究团队通过对人的鼻咽癌组织标本进行聚合酶链式反应（PCR）检测发现，与正常组织相比，生物节律基因 *PER1*、*PER2*、*PER3*、*CLOCK*、*CRY1*、*BMAL1*、*CK1* 和 *TIM* 发生紊乱，其中 *PER1*、*PER2*、*PER3*、*CLOCK*、*CRY1*、*BMAL1*、*CK1* 下调，*TIMELESS* 上调，其中，*PER2* 在人鼻咽癌组织和鼻咽癌细胞中的表达水平与对照组明显不同。*PER2* 在鼻咽癌组织中表达降低，与鼻咽癌临床分期有关。*PER2* 过表达可抑制鼻咽癌细胞的增殖、迁移和侵袭。过表达 *PER2* 的鼻咽癌细胞在 S 期被抑制，凋亡率升高。在体内，*PER2* 过表达通过降低异种移植中 Ki-67 的表达来抑制 CNE2 细胞的肿瘤形成。蛋白质组学筛选显示，p-ERK1 和 p-p38 水平显著降低。进一步的数据表明，*PER2* 过表达可提高纳米药物的体内外化疗疗效。我们的研究结果表明，*PER2* 是一种肿瘤抑制因子，通过抑制 ERK/MAPK 信号通路在鼻咽癌进展中发挥关键作用。*PER2* 过表达联合纳米药物靶向控释提高了鼻咽癌化疗疗效，对鼻咽癌的精准治疗具有潜在的应用价值。

3.1 生物节律与唾液腺癌症

唾液腺癌症在分子水平上仍然是较少研究的肿瘤类型之一。生物钟基因的 mRNA 和蛋白质水平主要在唾液腺的浆液性腺泡细胞和导管细胞中差异表达。有趣的是，时钟基因及其靶标的表达溶解载体家族 4，阴离子交换体，成员 2（SLC4A2/AE2）和 AQP5 在人唾液腺肿瘤中显著改变。生物钟在人类唾液腺恶性肿瘤发病中可能有相当的作用。

口腔鳞状细胞癌主要是一种老年男性的疾病，他们有长期吸烟和（或）饮酒的历史。口腔鳞状细胞癌最常见的受累部位是舌，其次是口腔底、牙龈黏膜。根据美国癌症联合委员会（AJCC）在《舌鳞癌分期（第 8 版）》（TSCC）分类对 TSCC 患者进行分层研究，发现时钟基因在癌症的发展、预后和治疗中有明确的作用。提示 *PER1* 基因可作为判断临床分期和转移风险的标志物。它也可以作为预防和治疗口腔癌的新靶点。口腔鳞状细胞癌体内实验提示，此种细胞癌发生以及肿瘤体积和增殖速率与昼夜节律振荡相关。具体研究提示在口腔鳞状细胞癌患者中检测到 *PER1* 表达。与邻近健康组织相比，癌组织中的表达水平显著降低；此外，表达水平随着肿瘤进展而降低。未进行淋巴结转移的患者表达的 *PER1* 水平高于转移患者。口腔鳞状细胞癌细胞系 SCC15 中的 *PER1* 基因降低导致在体外细胞生长、增殖、凋亡、迁移和侵袭方面的异常行为。另外 *PER1* 和 *p53* 之间存在内在的联系，在 *PER1* 的敲除之后使 *p53* 的表达随之降低。此外，*PER1* 和肿瘤相关基因 *VEGF* 和 *C-myc* 的日常振荡与癌症发展相关。肿瘤发生高度归因于正常细胞周期的紊乱，并且维持功能性细胞周期依赖于细胞周期蛋白 –CDK– 细胞周期蛋白依赖性激酶抑制剂调节网络。*PER1* 的抑制导致细胞周期的干扰并抑制 DNA 损伤控制，*PER1* 抑制肿瘤的分子机制是细胞周期蛋白 –CDK– 细胞周期蛋白依赖性激酶抑制剂调节网络的调节。通过 *PER1* 的表达下降，增加 *CyclinD1*、*CyclinE*、*CyclinB1*、*CDK1* 和 *Wee1* 的水平导致下游调节，同时降低 p53、CyclinA2、p16、p21 和 CDC25 的水平。*PER1* 的降低导致 *PER2*、*DEC1*、*DEC2*、*CRY1*、*CRY2* 和 *NPAS2* mRNA 水平的下调，而 *PER3*、*TIM*、*RORα* 和 *Rev-erbα* mRNA 上调。这表明 *PER1* 不仅调节下游基因，而且还在 SCC15 细胞系的昼夜节律机制中的其余时钟基因的协同作用中起作用。未来的研究集中在翻译和翻译后水平，并说明时钟基因网络中的分子功能和调节作用以及 *PER1* 的肿瘤抑制机制，提供新的和有效的分子靶点治疗口腔癌。

最近的研究表明，与邻近的非肿瘤组织相比，*PER2* 在口腔鳞状细胞癌中的表达降低。进一步分析发现，*PER2* 的表达与口腔鳞状细胞癌的临床分期、淋巴转移状态和患者生存时间有关。因此，降低 *PER2* 的表达似乎可以促进口腔鳞状细胞癌的发生，缩短生存时间。也有研究发现，口腔鳞状细胞癌细胞中 *PER2* 的下调可减少细胞凋亡。

PER2 可通过抑制人口腔鳞状细胞癌细胞的 DNA 加合物修复，增强奥沙利铂的细胞毒性，促进细胞凋亡。其 *PER2* 可通过以 *CRY1/2* 依赖的方式降低 CLOCK/BMAL 复合体与增殖细胞核抗原（PCNA）启动子结合而周期性地抑制 PCNA 转录，进而阻碍草酸铂诱导的 DNA 加合物修复。同样，*PER2* 能够提高经典的 DNA 损伤化疗药物的疗效。

颊鳞癌为起源于口腔颊侧黏膜的鳞状细胞癌。Zhao 等证明，与颊鳞癌患者毗邻的非肿瘤组织相比，肿瘤组织中 *PER1* 的表达明显减少。采用尖端技术进一步分析显示，*PER1* 表达降低与临床晚期相关，增加了区域淋巴结转移的风险。MMP-2（matrix metallo peptidase 2）在肿瘤细胞侵袭转移中起重要作用，与 *PER1* 呈负相关表达。这意味着，随着 *PER1* 表达的减少，MMP-2 的表达增加。研究表明，在颊鳞癌患者中，*PER1* 表达下调与癌症晚期相关。这证实了 *PER1* 的抗癌作用，其表达可能与 BSCC 细胞的侵袭和转移有关。*PER1* 在 BSCC 中的表达及其与患者临床病理参数的关系表明，*PER1* 表达可能被用于评估 BSCC 患者的分期和转移风险。

3.2 生物节律与颈段食管癌

颈段食管癌也是头颈部常见的肿瘤，同样，Deng 等检测了昼夜节律基因（*PER1*，*PER2*）的表达水平，以探讨其与血管内皮生长因子（VEGF）的相关性。他们的结果表明，在不同增殖、分化程度和 TNM 分期的食管鳞癌肿瘤中，时钟基因 *PER1* 和 *PER2* 的表达明显降低。此外，*PER1* 和 *PER2* 的表达水平与淋巴结转移、远处转移和临床分期呈负相关。因此，*PER1* 和 *PER2* 对食管鳞癌的进展和迁移具有抑制作用。食管鳞癌患者癌组织中 *PER1/PER2* 活性与 VEGF 表达呈显著负相关，表明 *PER1/PER2* 水平的降低可能影响 VEGF 水平。

从头颈部肿瘤与生物节律的密切关系发现，这些调节昼夜节律基因参与细胞周期 /DNA 损伤检查点，在功能和分子水平上相互联系，显然成为维持基因组完整性和稳定性的关键。事实上，这两种监管机制，细胞周期和昼夜节律直接或间接地影响体内所有的生化反应。因此，这些调节机制的任何中断都可能对细胞产生致命的后果。在细胞分裂过程中，主要的生物钟成分通过调节 *Wee1* 的表达来影响细胞周期，*Wee1* 是一种调节 *CDC2* 活性的激酶，因此调节细胞周期从 G2 期向 M 期的过渡。同样，另一项研究得出结论，*PER2* 突变的小鼠具有高水平的 *C-myc* 表达，这是一种细胞生长 /增殖基因，*p53* 基因表达减少，后者在调节细胞周期 G1/S 检测点方面发挥了前所未有的作用。大量数据显示，与头颈部肿瘤发生、发展密切相关的基因，如 *Cyclin D1*、 *p53 PIK3CA*、*CDKN2A*、*NOTCH1*、*MMD2*、*RB1*、*EGFR*、*NSD1*、*HRas*、*PTEN*、*TGFBR2* 等与生物节律基因存在密切联系。

4. 总结

　　尽管在外科技术和有效的化学治疗剂方面取得了进展，但头颈部鳞状细胞癌的总体存活率在过去几十年中保持不变。患有不可切除的肿瘤或复发或转移性癌症的患者预后较差且总体存活率较差。广泛切除这些癌症后，严重的美容问题或功能丧失是不可避免的。头颈部鳞癌是全球男性中第十大常见的癌症，但它是癌症相关死亡的第七大常见原因。在台湾，头颈部鳞癌是男性癌症死亡的第四大原因，一些唾液腺癌症在分子水平上仍然是较少表征的肿瘤类型之一。目前这些致命癌症的有效治疗选择有限。

　　如何早期发现和诊断是每个头颈外科医生的挑战。手术技术的改进使部分类型的早期患者疗效明显提高，但 70%~80% 患者就诊时已是局部晚期或正是晚期，超过 50% 的新确诊患者不能治愈，并将局部复发或向远端转移，10% 的新确诊患者有远端转移。对这部分患者来说，内科治疗就成为了根治性治疗的重要组成部分。如何提高内科治疗的疗效，降低治疗的副作用是我们研究的目的，剖析头颈部生物钟分子机制也将开辟新的研究领域，有助于诊断和治疗与生物节律有关的疾病。进一步明确肿瘤的发生机制、肿瘤分型的诊断、肿瘤的个体化治疗，时辰治疗起到至关重要的作用。这些信息将帮助医务人员确定治疗每位患者的最佳时间。

参考文献

[1] Kyu H H, Pinho C, Wagner J A, et al. Global and national burden of diseases and injuries among children and adolescents between 1990 and 2013 findings from the global burden of disease 2013 study [J]. Jama Pediatr, 2016, 170(3): 267–287.

[2] Ferlay J, Colombet M, Soerjomataram I, et al. Cancer incidence and mortality patterns in europe: Estimates for 40 countries and 25 major cancers in 2018 [J]. European Journal of Cancer, 2018, 103: 356–387.

[3] Moreira J, Tobias A, O'Brien M P, et al. Targeted therapy in head and neck cancer: An update on current clinical developments in epidermal growth factor receptor–targeted therapy and immunotherapies [J]. Drugs, 2017, 77(8): 843–857.

［4］ Zygogianni A G, Kyrgias G, Karakitsos P, et al. Oral squamous cell cancer: early detection and the role of alcohol and smoking ［J］. Head & Neck Oncology, 2011, 3:2.

［5］ Gillison M L, Chaturvedi A K, Anderson W F, et al. Epidemiology of human papillomavirus-positive head and neck squamous cell carcinoma ［J］. Journal of Clinical Oncology, 2015, 33(29): 3235−3242.

［6］ Balsalobre A. Clock genes in mammalian peripheral tissues ［J］. Cell and Tissue Research, 2002, 309(1): 193−199.

［7］ Fu L N, Lee C C. The circadian clock: Pacemaker and tumour suppressor ［J］. Nature Reviews Cancer, 2003, 3(5): 350−361.

［8］ Reppert S M, Weaver D R. Coordination of circadian timing in mammals ［J］. Nature, 2002, 418(6901): 935−941.

［9］ Mure L S, Le H D, Benegiamo G, et al. Diurnal transcriptome atlas of a primate across major neural and peripheral tissues ［J］. Science, 2018, 359(6381): eaao0318.

［10］Charloux A, Gronfier C, Lonsdorfer-Wolf E, et al. Aldosterone release during the sleep-wake cycle in humans ［J］. American Journal of Physiology-Endocrinology and Metabolism, 1999, 276(1): E43−E9.

［11］Alibhai F J, Reitz C J, Peppler W T, et al. Female clock(delta 19/delta 19) mice are protected from the development of age-dependent cardiomyopathy ［J］. Cardiovascular Research, 2018, 114(2): 259−271.

［12］Bando H, Nishio T, van der Horst G T J, et al. Vagal regulation of respiratory clocks in mice ［J］. Journal of Neuroscience, 2007, 27(16): 4359−4365.

［13］Simmer J P, Papagerakis P, Smith C E, et al. Regulation of dental enamel shape and hardness ［J］. Journal of Dental Research, 2010, 89(10): 1024−1038.

［14］Hsu C M, Lin S F, Lu C T, et al. Altered expression of circadian clock genes in head and neck squamous cell carcinoma ［J］. Tumor Biology, 2012, 33(1): 149−155.

［15］Liu S L, Lin H X, Lin C Y, et al. Timeless confers cisplatin resistance in nasopharyngeal carcinoma by activating the wnt/beta-catenin signaling pathway and promoting the epithelial mesenchymal transition ［J］. Cancer Letters, 2017, 402: 117−130.

［16］Hsu C M, Lin P M, Lai C C, et al. Per1 and clock: Potential circulating biomarkers for head and neck squamous cell carcinoma ［J］. Head and Neck-Journal for the Sciences and Specialties, 2014, 36(7): 1018−1026.

［17］Tang Q M, Cheng B, Xie M R, et al. Circadian clock gene BMAL1 inhibits tumorigenesis and increases paclitaxel sensitivity in tongue squamous cell carcinoma ［J］. Cancer Research,

2017, 77(2): 532-544.

[18]Massano J, Regateiro F S, Januario G, et al. Oral squamous cell carcinoma: Review of prognostic and predictive factors [J]. Oral Surg Oral Med O, 2006, 102(1): 67-76.

[19]Lothaire P, de Azambuja E, Dequanter D, et al. Molecular markers of head and neck squamous cell carcinoma: Promising signs in need of prospective evaluation [J]. Head and Neck-Journal for the Sciences and Specialties, 2006, 28(3): 256-269.

[20]Sharafinski M E, Ferris R L, Ferrone S, et al. Epidermal growth factor receptor targeted therapy of squamous cell carcinoma of the head and neck [J]. Head and Neck-Journal for the Sciences and Specialties, 2010, 32(10): 1412-1421.

[21]Wang Q Q, Ao Y R, Yang K, et al. Circadian clock gene per2 plays an important role in cell proliferation, apoptosis and cell cycle progression in human oral squamous cell carcinoma [J]. Oncology Reports, 2016, 35(6): 3387-3394.

目前，在全球范围内，乳腺癌被认为是第二大最常见的恶性肿瘤，占所有恶性肿瘤的 12%；同时，也是女性中最常见的恶性肿瘤，占所有恶性肿瘤的 25%。据报道，女性新发病例中，发病率以北美、北欧、西欧、南欧、新西兰、澳大利亚等地为高发地区。发病率最低的地区为中非和东亚，发病率为 27/10 万。在欠发达国家，乳腺癌是死亡率最高的恶性肿瘤（死亡率为 32.4%），但是，在一些发达国家或地区，这类肿瘤的死亡率是所有恶性肿瘤死亡率的第二名（死亡率为 15.4%）。乳腺癌在发达国家或地区有着较为明显的生存率，主要归因于早期诊断、社会干预以及更为合适的治疗方案的实施。

大量临床研究发现，乳腺癌的病因因素呈现多因素性，包括再生系统、生活方式、环境因素、遗传倾向，以及家族疾病史。早期研究发现，乳腺癌作为一种与体内激素密切相关的疾病，月经初潮、较晚的更年期、晚孕、低生育率等被认为与乳腺癌发生、发展有着密切联系。另外，生活方式方面，诸如缺乏锻炼、长期饮酒、吸烟、高脂饮食等，也能增加乳腺癌的发病风险。第三，乳腺癌有较强的家族遗传疾病史，经对这些患者检查分析，发现乳腺癌的发生与 *BRCA1* 和 *BRCA2* 基因突变有着紧密联系。

通过大量研究，我们发现影响人类活动的生物节律发生紊乱可以引发一系列不利于健康的后果，比如增加早产死亡率、恶性肿瘤、代谢综合征、心血管功能紊乱、免疫系统紊乱、生殖问题的风险以及引起失眠、疲乏、情绪和饮食波动、记忆力下降等状况。相对于正常的白天工作时间来说，长期"倒班工作"（包括夜班、轮班工作）是一种不正常或不规律的工作时间。近年来有关工作环境报道称，大约 20% 的欧洲人口存在上述倒班情况。长期倒班已经被列为乳腺癌及其他类型肿瘤、心血管疾病和一些慢性相关疾病的危险因素。

乳腺癌发病率从 20 世纪呈持续增高趋势，环境因素在其增高趋势中扮演着非常重要的角色，如夜间光照，大量研究表明，光照 – 黑暗模式在视网膜的作用主要影响核心生物钟节律。长期暴露在不规律光照 – 黑暗模式下直接引起生物节律紊乱，在心血管疾病、糖尿病、肥胖和肿瘤生长等一系列疾病发生、发展中起着非常重要的作用。

第四章 生物节律紊乱与乳腺癌

1. 流行病学

在流行病学方面，我们发现在长期"倒班"和肿瘤关系的研究主要集中在夜班工作的负面影响上。假设夜间光照和褪黑素受到特别关注，夜间光照可以抑制体内褪黑素的分泌，这有可能通过大量直接或间接途径影响肿瘤的发生、发展。最近，有关由于"倒班"引起生物节律紊乱、长期睡眠紊乱或剥夺、免疫抑制和节律基因去同步化等引起肿瘤进展方面有广泛研究。在此之前，很多文献报道集中在倒夜班工作和肿瘤的发生、发展的研究，重点是乳腺癌发面。在 2005 年，Megdal 等通过 Meta 分析夜班工作和乳腺癌患者（包括长期夜间工作群体和其他倒夜班工作者）发现相对于所有研究者来说，主要相对危险度（RR）是 1.48［95% 可信区间（CI）是 1.36~1.91］。国际癌症研究机构（IARC）专家通过 8 组倒夜班和乳腺癌患者研究发现，其中 6 组长期夜班工作工人乳腺癌发病率与那些未参与倒夜班工作工人相比呈持续上升状态。在这些研究中，有两组数据来源于参与夜班工作的护士参与的前瞻性研究。第一组，来源于美国护士健康研究，数据显示护士超过 30 岁仍参与倒夜班工作与未参与夜班工作护士相比，大约 36% 易患乳腺癌（RR=1.36，95% CI 1.04~1.78）。在护士健康研究第二组中，年龄大于或等于 20 岁参与倒夜班护士较未参与夜班工作护士相比，乳腺癌发病危险因素明显上升（RR=1.79，95% CI 1.06~3.01）。

然而，Kolatad 提供了一份比国际癌症研究机构（IARC）概要数据解释更为谨慎的出版数据，包括当发现长期夜间工作可能增加乳腺癌发病危险的一些表现时，在夜班工作和乳腺癌相关性直接证据时却非常有限。同时 Kolatad 还指出现有研究数据的一些缺陷，比如研究主题的限制，主要在于少数恶性肿瘤相关的报道，突出主体和前瞻性研究的对象只是护士群体。截至目前，还没有更多有关夜班工作和乳腺癌危险性关系的新研究报道。

乳腺癌中生物种基因表达的多态性来源于遗传关联性研究。自 2005 年起，陆续出现大量关于不同女性人群生物钟基因变异和乳腺癌发病风险相关性流行病学研究。通过分析生物节律基因正反馈因子 *BMAL1*、*CLOCK*、*NPAS2* 和负反馈因子 *CRYs*、*PERs* 和 *TIMELESS* 来研究乳腺癌候选基因突变体和单核苷酸多态性的关系，发现生物种基因单核苷酸多态性和乳腺癌易感性之间存在着千丝万缕的联系。但是遗憾的是，这些流行病学中乳腺癌的绝大部分显著性并没有在乳腺癌群体中重复表现。然而，生物节律的改变在乳腺癌发病中具有明显倾向性。

随着民航事业的发展，飞机女乘务员日益增多。她们常年在空中飞行，特别是飞行国际航线或横贯大陆的航线者，由于时差的变化导致她们生物节律紊乱，常导致失眠、月经紊乱、痛经、静脉曲张，甚至癌症。但由于飞机空服人员经常处于宇宙射线和其他致癌因素的暴露之中，其患癌症的危险性可能是由多种危险因素所致，其中也包括电离辐射的影响。芬兰空乘人员的乳腺癌发病率比较高，其年龄标化发病率达到 81.2/10 万，而芬兰国内妇女的同期发病率只有 57.4/10 万，Kojo 等在对一项病例的对照研究中发现，这种职业人群的高发病率不能简单地用接触到的高辐射强度来解释（OR=0.93；95% CI=0.68~1.27），他认为昼夜节律的紊乱可能也是其中的一个诱因。

关于空乘人员乳腺癌发病危险增加的关系已在许多流行病学研究中被证实，但多数研究的研究样本过小、说服力不足。为克服这一问题，Buja 等对 2004 年 2 月前发表过的 7 篇有关欧美女性空服人员癌症发病危险的研究进行了 Meta 分析后发现，尽管随访时间长短不一（最长 43 年，最短 7 年），样本含量也不尽一致（多则 6895 例，少则 287 例），但研究对象的乳腺癌的发病率（Meta-SIR =1.40，95% CI =1.19~1.65）和恶性黑色素瘤的发病率（Meta-SIR =2.15，95% CI =1.56~2.88）都显著升高。Megdal 等和 Tokumaru 等对空乘人员与乳腺癌关系的 Meta 分析亦得出相似的结果（前者 Meta-SIR=1.44，95% CI =1.26~1.65；后者 Meta-RR =1.41，95% CI =1.22~1.62），其总观察人数分别为 53 761 人和 15 433 人。

2. 生物节律调控中正负反馈环路基因在乳腺癌中的作用

大量研究发现乳腺癌的高发病率部分可能由于生物节律的紊乱引起。有动物实验发现褪黑素表达受抑制能够影响促性腺激素轴的分泌表达。进一步研究了解到单核苷酸多态性与生物节律基因 CLOCK 表达呈明显相关性，而且乳腺癌风险明显受雌激素受体状态影响。通过 CLOCK 基因甲基化使 CLOCK 基因静默，发现下调的 CLOCK 基因表达明显降低乳腺癌发病风险。

另有研究发现 CLOCK 基因作为重要的转录基因增强子，对于控制细胞周期具有重要作用。在乳腺癌患者正常组织和肿瘤组织对比中发现，CLOCK 基因在正常组织中表达明显低于肿瘤组织。同时发现由于 CLOCK 基因静默，一些肿瘤相关基因表达明显下调，包括与乳腺癌进展和调控细胞周期管理水平的基因 CCL5、在乳腺癌上皮细胞中诱导乳腺癌细胞增殖的 BDKRB2，以及与乳腺癌转移及恶化生存率相关的 SP100。Hoffman 等研究同样也发现 CLOCK 基因表达水平降低会调节一些相关基因。这些基因包括 ANXA（增加 5.6 折叠），该基因在乳腺癌患者中表达缺失，但是在许多 ER 阴性和 PR 阴性肿瘤中表达稳定。CD36（增加 2.9 折叠）具有控制抑制血管生成的特性，在

ER/PR 阴性肿瘤患者中，基因表达水平亦存在明显不同。对于乳腺癌患者进行分子流行病学相关研究发现，*PER3*（在外显子 18 中 54bp）遗传突变性与乳腺癌发病风险存在明显相关性。

通过研究小鼠移植乳腺癌肿瘤系统模型发现，具有倒夜班工作的女性中乳腺癌的发病率呈上升趋势。在绝经前期乳腺癌女性患者中，肿瘤组织中血流丰富的血管内被注入褪黑素后明显抑制肿瘤增殖活性，相较于白天正常聚集褪黑素的血液中，亚油酸的摄取或代谢水平减低。在一份 18 643 份患者参与的护理健康研究中，进行了尿中褪黑素表达水平与绝经后乳腺癌患者发病风险的研究。通过研究偶然发现乳腺癌的 357 例绝经后女性患者和 533 例对照组患者，重点发现是 6- 羟基硫酸褪黑素（褪黑素主要的代谢产物）表达存在明显不同。

尿液中 6- 羟基硫酸褪黑素浓度增加与乳腺癌低发病率存在明显统计学相关性（CI 0.41~0.95；$P=0.004$）。这个前瞻性结果进一步证明乳腺癌的发病风险程度与褪黑素表达存在明显负相关性。

我们假定乳腺癌发病原因是与褪黑素表达水平相关，褪黑素在乳腺癌发病风险中有着保护作用，包括降低血液循环中雌激素水平，进一步调节下丘脑垂体轴，改变在体外和体内芳香化酶活性，或者褪黑素被认为是一种替代外周生物节律影响的指标，进而影响分子生物钟的表达。大量研究发现，褪黑素发挥对于乳腺癌的影响，主要依赖于褪黑素与 MT1 受体结合，进而影响其发病的生物学机制。这种结合后减少了 ERα 的表达，干扰了 ERα 雌二醇复合物与雌激素 DNA 应答元件的结合。一项与 MT1 相关的小鼠乳腺癌模型中发现，乳腺组织中 Wnt4、Akt1、磷酸激酶 5、ERα、黄体酮受体 A 和 B、乳清蛋白（乳清酸性蛋白和 β- 酪蛋白）调节上皮细胞向间叶组织的转变和导管分化。通过褪黑素和 MT1 对于乳清蛋白的影响可以推断出其对于乳腺组织末端分化的影响。外源性褪黑素和 MT1 受体表达增加取消了雌激素和黄体酮对于乳腺组织的刺激。同样，在人类乳腺癌细胞株中，我们发现褪黑素与 MT1 受体的结合，可以调节 RORα、RAR、RXR、VDR 和 ERα 的转录活性，亦可以调节过氧化物酶增殖活性受体 γ（PPARγ）的转录活性。

3. 生物钟基因在乳腺癌发病中的表达

3.1 *CLOCK* 基因与雌激素信号通路之间的关系

临床研究发现正常人乳腺组织中 *CLOCK* 基因表达水平明显低于乳腺癌患者乳腺、

乳腺癌周围组织、侵袭性及囊性病变组织。表明在乳腺癌早期可能存在 CLOCK 蛋白过表达，同时发现，在雌激素受体阴性肿瘤患者较雌激素受体阳性患者中，*CLOCK* 基因表达水平明显增高。另有研究发现，雌激素阳性受体患者预后明显好于雌激素阴性受体患者，同时对于雌激素治疗也更敏感，这也是第一例应用于核受体靶向治疗的患者。但是，雌激素阴性受体患者存在更具有侵袭性及对于雌激素治疗无反应的特点。上述研究表明，*CLOCK* 基因在乳腺癌发生、发展及恶性程度方面具有明显的相关性。有研究发现，*CLOCK* 基因在雌激素环境中促进 MCF-7 和 T47D 细胞扩增。综上所述，雌激素 α 受体被 *CLOCK* 基因激活可能是雌激素受体型乳腺癌生长的一个重要机制。在雌激素 α 受体阴性乳腺癌患者中，发现 *CLOCK* 基因存在高表达，表明可能存在一种被 *CLOCK* 调控的一种未知调控通路。

3.2 被 *CLOCK-BMAL1* 复合物调控的细胞周期基因

CLOCK 基因不仅参与雌激素受体相关的信号通路调节乳腺癌中 MCF-7 细胞的扩增，而且激活多种细胞周期基因的表达，包括与 CLOCK-BMAL1 复合物相结合的 E-box 盒。值得注意的是，不管是 G2/M 期还是 G1/S 期中细胞周期基因中大量参与 E-box 盒启动子启动区域。另有研究发现 CLOCK-BMAL1 复合物直接参与细胞周期中 G2/M 和 G0/G1 期过度的细胞周期基因的调控。*Wee1* 是细胞周期基因中在 G2/M 期过度的节点基因，直接被 *CLOCK-BMAL1* 复合物调控。*Wee1* 基因编码细胞周期蛋白激酶，这种蛋白激酶使 CDC2/Cyclin B1 复合物磷酸化，引起细胞周期 G2/M 期在 DNA 复制，包括 DNA 损伤过程中有丝分裂延迟或失活。显而易见，在 *CRY* 基因突变的大鼠中，CLOCK-BMAL1 复合物缺少 CRY 基因的抑制，*Wee1* 表达水平的提高在无应力细胞中引起 CDC2/CYCB1 复合物磷酸化水平明显提升，表明在细胞生长过程中下调 G2/M 期的转换及整个生长率。另外，通过调节 *Wee1* 基因的表达水平，*CLOCK-BMAL1* 复合物亦调节其他细胞周期基因，包括 *C-myc* 基因。*C-myc* 基因在细胞周期和细胞凋亡过程中起着非常重要的作用，其表达紊乱会引起整个基因组表达的不稳定、不受控制的细胞增殖及无调控的细胞凋亡。正常情况下，CLOCK-BMAL1 复合物在与 *C-myc* 启动子的 E-box 盒结合过程中会抑制 *C-myc* 基因的转录。由于 *PER2* 促进 *BMAL1* 基因的转录，抑制 CLOCK-BMAL1 复合物的活性，但是在 *PER2* 突变体中，*BMAL1* 表达水平下降引起 *C-myc* 基因表达水平上调。因此，*C-myc* 基因过表达引起整个 DNA 基因组的损害，导致肿瘤的发生、发展。

3.3 *CLOCK* 基因对内在组蛋白乙酰基转移酶的作用

CLOCK 基因在调节内在组蛋白乙酰基转移酶（HAT）活性方面被认为是一种酶，可以乙酰化组蛋白，可以引起核染色质重塑或非组蛋白靶点，包括在维持生物节律方面非常重要的 *BMAL1* 异二聚体。HAT 蛋白可以乙酰化包括 *p53* 和 *C-myc* 等的一些细胞增殖蛋白和包括雌激素 α 受体、NF-κB 和 c-Jun 等的转录因子。上述研究表明，HAT 蛋白可以影响细胞增殖、凋亡和多种信号通路的基因转录，这都有别于其本身的染色质重塑功能。*CLOCK* 作为与雌激素受体相关的基因，*CLOCK* 基因在 NF-κB 转录过程中具有正调控作用。因此，*CLOCK* 基因通过直接调节蛋白乙酰化表达方面在调节细胞功能方面具有明显作用。

3.4 *NPAS2* 在乳腺癌中的抑制作用

NPAS2 作为核心的生物钟基因和转录调控因子，在降低乳腺癌风险方面具有明显的相关性。甲磺酸盐甲基化（MMS）处理的 MCF-7 细胞中正常的 NPAS2 表达多出现在 G1 期和 G2 期，作为一个对于 DNA 损害修复非常重要的细胞周期节点基因，在 S 期表达明显减少。

然而，siRNA 可以下调 NPAS2 的表达，在 MMS 处理和非 MMS 处理的细胞中表达无明显区别，说明在 DNA 损伤中具有异常作用。另外，*NPAS2-BMAL1* 复合物在被认为是间接与致癌基因 *C-myc* 启动子结合，抑制其转录的重要复合物。因此，*NPAS2* 通过影响致癌基因的表达在肿瘤发生过程中起着重要作用，亦可以被认为是在肿瘤生长过程中重要的抑癌基因。还有一些基因方面流行病学研究发现 *NPAS2* 错译多肽（Ala394Thr）和乳腺癌恶性程度呈明显相关性。

总之，尽管 *CLOCK* 和 *NPAS2* 在调节生物节律方面具有相似的作用，但是其在细胞生长和乳腺癌发展过程中引起不同的影响，诱导不同的机制。*CLOCK* 甲基化启动子降低乳腺癌患病风险性，表明 *CLOCK* 基因表达水平上调可能促使乳腺癌细胞分化加快，同时，下调的 *NPAS2* 增加细胞对于诱导有机体突变物质的敏感性，从而阻滞细胞周期进程。细胞对于有机突变物质敏感性的下降超过细胞周期节点，诱导进入 DNA 损害的有丝分裂阶段，由此导致乳腺癌肿瘤的发生。

3.5 *PER* 家族基因在乳腺癌中的作用

临床研究表明，所有 *PER* 基因家族中三个基因在乳腺癌中表达是降低的，大约 95% 乳腺癌患者在乳腺癌和癌旁组织中发现 *PER1* 和 *PER2* 表达缺失或存在紊乱。进一步研究发现，在绝经前期女性中，*PER3* 由于存在结构突变可能，可以作为乳腺癌的生物标志物。进一步在小鼠研究中发现 *PER1* 和 *PER2* 在肿瘤发生、发展过程中作为抑癌基因。由此可知，*PERs*（*PER1*、*PER2* 和 *PER3*）基因在肿瘤抑制方面可以作为功能基因。

3.5.1 *PER1* 和 DNA 损伤修复

PER1 基因在肿瘤形成过程中既可以作为肿瘤抑制基因调节细胞周期基因的表达，也可以与关键 DNA 损害激活节点蛋白产生相互作用。在乳腺癌细胞中 *PER1* 过表达增加电离辐射所致细胞凋亡。通过细胞增殖过程，ATM 激酶和下游效应器因子 Chk 被 DNA 断裂双链（DBS）激活，反向使 DNA 修复相关蛋白磷酸化，进一步阻滞细胞周期，从而诱导细胞凋亡。另外，在调节细胞周期基因表达方面，*PER1* 直接与激活 DBS 相关激酶 Chk2 和 ATM 相互作用，对于 Chk2 活化方面的影响在 DBS 过程中起着非常重要的作用。这些研究表明，*PER1* 通过活化 DBS 过程中 ATM 信号通路节点基因并与该信号通路相互作用，在 DNA 损害中起着关键作用。因此，*PER1* 在乳腺癌发生、发展过程中通过多种信号通路起作用，可以被认为是一个抑癌基因。

3.5.2 *PER2* 和细胞周期的关系

C-myc 基因的转录方式在肿瘤细胞的增殖和凋亡过程中起着关键作用，在所有小鼠组织中表现为低振幅的生物节律振荡。但是，在 *PER2* 突变的小鼠中，*C-myc* 表达在 24h 周期范围内呈现明显升高，与之相反，在细胞周期信号通路中 G1/S 期扮演重要节点基因的 *p53* 基因的转录明显下降。放射照射后，*C-myc* 基因的过表达在组织肿瘤细胞 G1 期方面较阻滞正常阻滞细胞方面影响力明显减弱，由此可知，*C-myc* 的过表达有助于攻克目前细胞周期中基因组 DNA 损害。正好相反，由于放射照射后累积的细胞损害，*PER2* 的缺失可以部分修复 *p53* 介导的细胞凋亡。研究发现 *PER2* 基因突变（S662G）可以引起家族进展性时相综合征，相关数据同时表明 S662G 可能与肿瘤细胞周期进程和肿瘤发生具有明显相关性。*PER2* 突变（S662G）引起对于 X 线诱导的细胞凋亡产生耐受性，增强 E1A 和 RAS 相关的致瘤作用。同样，有研究发现，在小鼠乳腺癌细胞（EMT6）中 *PER2* 过表达导致细胞扩增降低，加速细胞凋亡，而在 NIH3T3 细

胞中无相似作用。在 *PER2* 突变小鼠中，调节细胞周期和肿瘤抑制相关基因表达明显降低，包括 *C-myc*、*Cyclin A*、*MDM-2* 和 *Gadd45α* 等。*PER2* 基因表达下调增加细胞周期蛋白 Cyclin D1 和 Cyclin E 的表达，从而促进小鼠乳腺癌细胞的生长。

3.5.3 *PER2* 直接参与雌性激素信号通路

除了 *CLOCK* 基因直接参与乳腺癌的雌激素信号通路，*PER2* 是另外一个生物钟基因参与该信号通路并调节蛋白表达。目前，研究发现 *PER2* 可以被雌激素诱导，可以和 ERα 受体结合，促进其下调，引起明显增长抑制，导致无性系能力缺失和细胞凋亡。*PER2* 可以被 E2 受体诱导，反之通过和 RORα 受体结合形成复合物可以促进 *BMAL1* 的表达，Rev-erbα 复合物与 *BMAL1* 启动子的 ROREs 结合，形成一个 *PER2-BMAL1* 反馈环路。另有研究发现，在 HME1 细胞中，由于缺少 ERα 受体适当的节律有效性，*PER2-BMAL1* 反馈环路可以修复雌激素调节相关程序。总之，所有这些研究表明生物节律与 ERα 受体信号通路密切相关。

3.6 *DEC* 家族基因在乳腺癌增殖和转移中的作用

DEC1 和 *DEC2* 是基本的螺旋 – 环 – 螺旋转录因子，有研究报道称其参与维持细胞节律稳定性、细胞增殖、细胞分化、细胞凋亡和细胞形成肿瘤。在肿瘤形成过程中，*DEC1* 的表达参与了增加肿瘤潜在恶性程度和侵袭程度的相关程序。相关研究发现，*DEC1* 基因表达异常增加乳腺癌患病风险和乳腺癌侵袭性，*DEC1* 表达与肿瘤级别呈明显负相关。*DEC1* 表达增加乳腺癌的发病率及侵袭程度，说明 *DEC1* 与乳腺癌级别呈明显负相关。研究表明缺氧明显诱导 *DEC1* 表达，而且缺氧明显引起蛋白血管生成及肿瘤级别改变，进一步说明 *DEC1* 在抑制肿瘤分化及潜在凋亡方面具有重要影响。另有研究发现 *DEC1* 表达水平下调引起 Claudin-1 蛋白表达增加，而该蛋白在 MCF-7 和 MDA-MB-231 乳腺癌细胞中具有抑制肿瘤侵袭性的功能。因此，*DEC1* 具有通过下调 Claudin-1 表达而进一步促使乳腺癌侵袭性生长的特点。同样，有研究发现在小鼠乳腺肿瘤细胞中，*DEC1* 本身可以被 TGF-β 诱导，该特点促使癌前肿瘤的肿瘤细胞生长及加快细胞新陈代谢。另外有研究发现，在乳腺癌活体内，显性负性突变 *DEC1* 可以抑制肝脏细胞和肺细胞新陈代谢。但是，也有其他一些学者研究发现 *DEC1* 是一种 SUMOy 相关蛋白，具有抑制 Cyclin D1 蛋白转录水平的作用，而 Cyclin D1 蛋白可以促进乳腺癌细胞增殖，亦可以调节成纤维细胞中乳腺癌细胞生物节律和间接使细胞周期 G1 期进入阻滞期。总之，大量研究发现过表达 *DEC1* 具有促进乳腺癌细胞新陈代谢的能力，但是在细胞增殖方面的影响一直存在争议。因此，我们可以推测 *DEC1* 在不同

的生物信号通路中具有不同的功能。在乳腺癌肿瘤细胞中 DEC1 蛋白大量的表达，主要作用是通过上调抗凋亡蛋白的存活期使这些肿瘤细胞免于血清饥饿而被诱导凋亡。由于肿瘤细胞，特别是恶性肿瘤细胞多生活在低氧或低营养环境中，过表达的 DEC1 蛋白可能在正常环境中抑制细胞增殖，但是在相反环境中，例如低氧或低营养状态下，DEC1 蛋白开启了一个清晰的抗压力途径使肿瘤细胞通过上调抗凋亡蛋白阻止细胞凋亡发生。

有相关研究表明过表达 Cyclin D1 蛋白诱导乳腺肿瘤发生，在雌激素受体阳性乳腺癌患者中高表达状态的 Cyclin D1 可能与肿瘤恶性程度相关。与 DEC1 蛋白不同，在人乳腺癌上皮细胞中过表达 DEC2 蛋白能显著抑制细胞增殖，抑制 Cyclin D1 蛋白表达。另外，在细胞增殖方面，DEC2 蛋白通过促使缺氧诱导因子 1α（HIF-1α）下调抑制乳腺癌转移。在三阴性乳腺癌（TNBC）中 DEC2 蛋白作为一种调节肿瘤侵袭性和转移表型的重要调节因子，而且也是乳腺癌中最具有侵袭性的一个重要调节因子。在体外实验的细胞移行中，肿瘤细胞的侵袭性和转移行为主要依赖于 HIF-1α 蛋白。因此，在三阴性乳腺癌中 DEC2 蛋白通过 HIF-1α 蛋白表达抑制 TNBC 转移，促使 HIF 蛋白酶体下调。

综上所述，尽管 *DEC1* 和 *DEC2* 来自于同一家族，它们在调节细胞功能方面具有不同的影响。根据目前研究，*DEC1* 在细胞增殖方面确有重要作用。在肿瘤细胞转移方面，*DEC1* 具有促进作用；而在肿瘤细胞抑制方面，*DEC2* 具有积极作用。以前已有研究发现在乳腺癌中 *DEC1* 表达显著增高，在瘤周组织中 *DEC2* 表达明显增高。同时，*DEC1* 通过直接将 DNA 捆绑于最接近于 *DEC2* 的 E-box 盒负反馈调节 *DEC2* 的表达。因此，我们推测在某种乳腺癌这两个重要的生物节律蛋白因子在转移的乳腺癌中表达紊乱，尤其是高度侵袭性肿瘤。

4. 生物钟基因甲基化在乳腺癌发病过程中的地位

通常表观遗传学涉及多种进程，其中包括甲基化，CPG 岛和海岸，组蛋白修饰和核染色质重塑。在过去十几年的研究中发现，生物钟基因异常甲基化会影响其在乳腺癌组织中的表达。有研究发现，*CLOCK* 基因由于其组蛋白乙酰化酶 HAT 活性可以额外调节 CCGs 转录，这从某种意义上抑制了 III 组组蛋白乙酰化酶（HDAC）中 *SIRT1* 的表达。另外，特殊的 HDACs 和乙酰化酶与 *CLOCK* 依赖转录因子的启动子的相互结合，可以引起 CCGs 的节律性表达。混血系统白血病 1（MLL1）作为一种组蛋白乙酰化酶，与 *CLOCK* 基因相互作用，随后可以引起生物钟基因转录诱导。同时发现 *CLOCK* 基因可以被 MLL1 通过组蛋白 H3 甲基化调节，从而进一步影响 *CLOCK* 基因的表达。但是，我们却发现 *BMAL1* 和 *PER2* 是 *SIRT1* 的特殊靶标，这可能引起的结果是抑制各种 CCGs 的转录。相比于后形成的遗传调节蛋白复合物 CCGs，*CLOCK* 基因也可以乙酰化非组蛋白基质 *BMAL1*。进一步研究发现，调节功能蛋白 NR1D1（Rev-erbα）被核受体辅助抑制物 1（NCOR1）所调控，形成 HDAC3 抑制 *BMAL1* 转录。研究发现乳腺癌细胞中 *CRY1*、*PER1*、*PER2* 启动子区域被甲基化。另有研究发现，在其他肿瘤组织中 *PER1* 和 *CRY2* 基因表达水平相比于瘤周正常组织中表达水平明显降低，并且伴有启动子的超甲基化。

在 ER（−）乳腺癌肿瘤中，更多见于 *PER1* 启动子甲基化。Hoffman 等研究发现评估 80 例未进行放疗或化疗患者外周血白细胞中 *CLOCK* 基因启动子甲基化表达水平，志愿者患者依据甲基化分布规律将对照组分为三组：低表达 *CLOCK* 启动子甲基化组、中表达 *CLOCK* 启动子甲基化组、高表达 *CLOCK* 启动子甲基化组。结果显示，中、高甲基化组，*CLOCK* 启动子显示明显下降，下降率分别为 OR 0.21，95% CI 为 0.06~0.70；OR 为 0.25，95% CI 为 0.08~0.83。

在 76 例乳腺癌患者外周血白细胞中和 80 例年龄相匹配的对照组中，乳腺癌患者外周血中 *CRY2* 启动子甲基化明显增加，但是统计学差异主要在于绝经后妇女，褪黑素指数分别为 30.59% 和 22.32%。乳腺癌患者中生物钟基因 *TIMELESS* 甲基化与肿瘤晚期和乳腺癌最差预后相关，这些发现与公共基因表达数据库 ArrayExpress 中表达一致，同样发现在侵袭性乳腺癌组织中 *TIMELESS* 表达较瘤周正常组织中明显增加。通过上述研究，我们可以推断出 *TIMELESS* 基因过表达在恶性肿瘤发展过程中可能是一个相对延迟标记物，这被认为是启动子区域外在的表达改变。这些发现同样支持 ER（+）/HER（−）女性中，*TIMELESS* 基因高表达与短期代谢生存率具有明显相关性。

5. 总结

尽管目前生物节律在乳腺癌发生、发展及恶化方面的作用和重要性仍不十分明确，但是体外及动物实验研究已经清晰显示生物节律在乳腺癌形成过程中具有抑制肿瘤生长的作用。从人类肿瘤方面研究发现乳腺癌肿瘤中生物钟基因表达呈下调趋势。

整体上来说，在乳腺癌肿瘤方面，大量研究发现 *PERs*、*CRYs*、*CLOCK* 基因表达呈下调趋势，而 *TIMELESS* 基因表达呈上调趋势，而且与乳腺癌进一步恶化有明显相关性。在倒夜班工人研究中，我们发现外周血白细胞中生物钟基因转录和甲基化方式存在明显改变。另外，研究发现特殊的生物钟基因（*CLOCK*、*BMAL1*、*PER2*）与表观遗传学有直接关系。与生理相关的乳腺癌风险也可以通过雌激素受体（ER）或绝经期来改变。在遗传和表观遗传水平上发现的分子钟机制的改变和外周生物钟去同步化是在更具有侵袭性的乳腺癌肿瘤和那些 ER（−）的肿瘤患者上特别观察到的，这为先前确定的昼夜基因与 ER 之间的直接联系提供了证据。因此，生物节律与乳腺癌相互作用的依存状态仍然留下许多未解的问题，需要更多的临床样本去做进一步研究。目前仍需要大量研究去深入探索昼夜基因机制的细节，以及它们在 ER 信号通路、细胞增殖、凋亡和表观遗传调节中的作用。迄今为止，还没有足够的研究关注于癌组织样本和邻近正常组织中的昼夜基因表达，以及组织标本中这些基因的表达与 DNA 甲基化之间的关系。在报告结果中，重要的是研究人员要根据主题的性质，包括活检或采集血液的详细信息。人们普遍观察到，一个生物钟基因分子反馈回路存在于特定的时钟基因中，它们在各种外围组织中以昼夜节律的方式表达。在人类外周血的白细胞中，生物钟基因 *PERs* 和 *CRYs* 在清晨或早晨的时候表现出了有节奏地表达，*BMAL1* 在傍晚或午夜时的表达最大，而 *CLOCK* 基因的表达则显示出缺乏节奏性。最近，人们观察到，在 6—10 时的早晨血液白细胞中 *PER1* 和 *PER3* 的转录水平较早上更早几个小时显著下降，这也表明收集时间是一个重要的问题。重要的是要考虑到昼夜基因表达可以由光和其他电感器独立调节，因此，LAN 暴露是需要考虑的另一个关键变量。事实上，生物钟基因的表达可以通过直接或间接的方式来调节，因为它被广泛观察到其他的诱因，比如饮食和进食习惯也会影响周围的昼夜节律和 SCN 核驱动生物节律的节奏。

最后，在疾病的病因和进展的研究中，应该考虑昼夜节律相关基因对乳腺癌发展的总体影响。此外，除了转录和表观遗传的昼夜基因调控外，它们的基因变异和功能多态性也应包括在内。因此，对于临床病理特征相关的昼夜基因的表达、甲基化和多态性进行全面、高通量的分子流行病学研究是很重要的，如 ER/PR/HER2 的状态、侵入性、进展、转移和乳腺癌患者的生存能力等方面。

参考文献

［1］Ferlay J, Soerjomataram I, Dikshit R, et al. Cancer incidence and mortality worldwide: sources, methods and major patterns in GLOBOCAN 2012［J］. Int J Cancer, 2015, 136(5): E359–386.

［2］Dieterich M, Stubert J, Reimer T, et al. Influence of lifestyle factors on breast cancer risk［J］. Breast Care (Basel), 2014, 9(6): 407–414.

［3］Howell A, Anderson A S, Clarke R B, et al. Risk determination and prevention of breast cancer［J］. Breast Cancer Res, 2014, 16(5): 446.

[4] Sassi F, Bouvard V, Altieri A, et al. Carcinogenicity of shift-work, painting, and fire-fighting [J]. Lancet Oncol, 2007, 8(12): 1065-1066.

[5] Richard G S, Johnni H, Giovanni C, et al. Considerations of circadian impact for defining 'shift work' in cancer studies: IARC working group report [J]. Occup Environ Med, 2011, 68(2): 154-162.

[6] Fritschi L, Glass D C, Heyworth J S, et al. Hypotheses for mechanisms linking shiftwork and cancer [J]. Med Hypotheses, 2011, 77(3): 430-436.

[7] Travis R C, Allen D S, Fentiman I S, et al. Melatonin: breast cancer: a prospective study [J]. J Natl Cancer Inst, 2004, 96(6): 475-482.

[8] Sahar S, Sassone-Corsi P. Metabolism and cancer: the circadian clock connection [J]. Nat Rev Cancer, 2009, 9(12): 886-896.

[9] Frost P, Kolstad H A, Bonde J P. Shift work and the risk of ischemic heart disease-a systematic review of the epidemiologic evidence [J]. Scand J Work Environ Health, 2009, 35(3): 163-179.

[10]Menet J S, Pescatore S, Rosbash M. Clock: Bmal1 is a Pioneer-Like transcription factor [J]. Genes Dev, 2014, 28(1): 8-13.

[11]Panda S, Antoch M P, Miller B H, et al. Coordinated transcription of key pathways in the mouse by the circadian clock [J]. Cell, 2002, 109(3): 307-320.

[12]Valenzuela F J, Vera J, Venegas C, et al. Evidences of polymorphism associated with circadian system and risk of pathologies: a review of the literature [J]. Int J Endocrinol, 2016, 2016: 2746909.

[13]Grundy A, Schuetz J M, Lai A S, et al. Shift work, circadian gene gariants and risk of breast cancer [J]. Cancer Epidemiol, 2013, 37(5): 606-612.

[14]Hoffman A E, Yi C H, Zheng T, et al. CLOCK in breast tumorigenesis: genetic, epigenetic, and transcriptional profiling analyses [J]. Cancer Res, 2010, 70(4): 1459-1468.

[15]Matsuo T, Yamaguchi S, Mitsui S, et al. Control mechanism of the circadian clock for timing of cell division *in vivo* [J]. Science, 2003, 302(5643): 255-259.

[16]Fu L, Pelicano H, Liu J, et al. The circadian gene Period2 plays an important role in tumor suppression and DNA damage response *in vivo* [J]. Cell, 2002, 111(1): 41-50.

[17]Hirayama J, Sahar S, Grimaldi B, et al. Clock-mediated acetylation of Bmal1 controls circadian function [J]. Nature, 2007, 450(7172): 1086-1090.

[18]Mao B, Zhao G, Lü X, et al. Sirt1 deacetylates C-myc and promotes C-myc/Max association [J]. Int J Biochem Cell Biol, 2011, 43(11): 1573-1581.

[19]Hoffman A E, Zheng T, Ba Y, et al. The circadian gene NPAS2, a putative tumor suppressor, is

involved in DNA damage response［J］. Mol Cancer Res, 2008, 6(9): 1461-1468.

［20］Gery S, Komatsu N, Baldjyan L, et al. The circadian gene *PER1* plays an important role in cell growth and DNA damage control in human cancer cells［J］. Mol Cell, 2006, 22(3): 375-382.

［21］Gery S, Virk R K, Chumakov K, et al. The clock gene *PER2* links the circadian system to the estrogen receptor［J］. Oncogene, 2007, 26(57): 7916-7920.

［22］Wykoff C C, Pugh C W, Maxwell P H, et al. Identification of novel hypoxia dependent and independent target genes of the von hippel-lindau (VHL) tumour suppressor by mRNA differential expression profiling［J］. Oncogene, 2000, 19(54): 6297-6305.

［23］Montagner M, Enzo E, Forcato M, et al. SHARP1 suppresses breast cancer metastasis by promoting degradation of hypoxia-Inducible factors［J］. Nature, 2012, 487(7407): 380-384.

［24］Climent J, Perez-Losada J, Quigley D A, et al. Deletion of the *PER3* gene on chromosome 1p36 in recurrent ER-positive breast cancer［J］Journal of Clinical Oncology, 2010, 28(23): 3770-3778.

［25］Yang M Y, Yang W C, Lin P M, et al. Altered expression of circadian clock genes in human chronic myeloid leukemia［J］. J Biol Rhythms, 2011, 26(2): 136-148.

［26］Lamont E W, Diaz L R, Barry-Shaw J, et al. Daily restricted feeding rescues a rhythm of Period2 expression in the arrhythmic suprachiasmatic nucleus［J］. Neuroscience, 2005, 132(2): 245-248.

颅内肿瘤（intracranial tumors）指位于颅腔内的肿瘤，分为原发性和继发性两大类，原发性颅内肿瘤可以发生于颅骨、脑膜组织、脑组织、颅神经、垂体、血管及胚胎残留组织等。继发性肿瘤指其他系统肿瘤颅内转移或侵入颅内形成的转移瘤。年发病率在（7~10）/10万，其中50%为恶性肿瘤，约占全身恶性肿瘤的1.5%，可发生在任何年龄，但以20~50岁间人群最为常见。

第五章　生物节律紊乱与神经系统肿瘤

1. 病因

人类只有少数神经系统肿瘤与遗传有关。在环境因素中，电离辐射是唯一明确的胶质瘤和脑膜瘤发病的危险因素。脑部放射可使脑膜瘤发生率增加 10%，胶质瘤发病率增加 3%~7%，潜伏期可达放射治疗后 10~20 年。有报道称，应用手机、接触高压电、染发、颅脑外伤、食物中的亚硝胺类和某些致瘤病毒的感染等，会增加患脑肿瘤的风险，但尚不能肯定。

脑肿瘤引起的症状可分为颅内压增高表现、神经系统症状和全身症状。脑肿瘤可引起的颅内压增高表现，约一半脑肿瘤患者出现头痛，典型的头痛多为弥散性，多发生在清晨睡醒后。严重头痛时，伴有恶心、呕吐、视乳头水肿和展神经麻痹等症状。脑肿瘤的神经系统局灶性症状常见为视力、听力障碍，偏瘫和失语，吞咽呛咳，步态不稳以及精神症状等；也可以引起癫痫的局灶性或全身性发作。脑肿瘤的全身表现多出现于鞍区和松果体区肿瘤患者，由于影响到了机体的神经内分泌系统，可以表现出生长发育迟缓、性早熟等。

内科治疗多为降低颅内压和抗癫痫等对症治疗。外科手术治疗是目前治疗颅内肿瘤的最主要和最有效的方法，目的是降低颅内压和解除肿瘤对脑神经的压迫并最小限度地干扰正常神经功能。良性肿瘤尽可能全切除，恶性肿瘤切除须获得脑充分减压，为放射性治疗和化学性治疗创造机会。针对恶性肿瘤，放射性治疗是主要的辅助治疗措施，术后也应及早进行化学性治疗，或与放射性治疗同步进行。此外，还有免疫、基因、光疗及中药等方法，均在进一步探索中。

2. 颅内肿瘤的常见类型及其流行病学特点

2.1 颅内肿瘤的常见类型

2.1.1 神经上皮组织肿瘤

神经上皮组织肿瘤亦称胶质瘤，胶质瘤是与生物节律基因相关研究最密切的颅内肿瘤，是指起源于神经胶质细胞的肿瘤，是最常见的原发性颅内肿瘤，占 40%~50%。世界卫生组织（WHO）中枢神经系统分类将脑胶质瘤分为 I~IV 级，I、II 级为低级别脑胶质瘤，III、IV 级为高级别脑胶质瘤。随着脑胶质瘤级别增加，其恶性程度也相应地增加。我国脑胶质瘤年发病率为（5~8）/10 万，5 年病死率在全身肿瘤中仅次于胰腺癌和肺癌，其中恶性程度最高的胶质母细胞瘤患者的中位生存期仅有 14.6 个月。脑胶质瘤的发病机制尚不明确，目前确定的两个危险因素是暴露于高剂量电离辐射和与罕见综合征相关的高外显率基因遗传突变。此外，亚硝酸盐食品、病毒、细菌感染等致癌因素也可参与脑胶质瘤的发生。脑胶质瘤的治疗以手术切除为主，手术治疗的原则是最大范围安全切除肿瘤，并结合放疗和化疗等综合治疗方法。手术可以缓解临床症状，延长生存期，并获得足够的肿瘤标本以明确病理学诊断和进行分子遗传学检测。然而因脑胶质瘤解剖结构复杂，往往无法彻底切除，此时需联合放疗和化疗进行辅助治疗。放疗可以杀灭或抑制肿瘤细胞，延长患者生存期，常规分割外放射是脑胶质瘤放疗的标准治疗方式。

2.1.2 垂体腺瘤

垂体腺瘤是一种起源于腺垂体的常见的良性肿瘤，约占颅内肿瘤的 10%，发病年龄为 30~40 岁，人群发病率一般为 1/10 万，根据其内分泌功能分为 8 类：生长激素腺瘤、泌乳素腺瘤、促肾上腺皮质激素腺瘤、促甲状腺素腺瘤、促性腺激素腺瘤、混合性激素分泌腺瘤、无功能性垂体腺瘤、恶性垂体腺瘤。功能性垂体腺瘤常因垂体或者靶腺功能异常出现相应症状，如肢端肥大症、巨人症；女性出现停经泌乳、男性出现阳痿等；而无功能性垂体腺瘤可出现压迫症状，如视力视野缺损等。垂体靶腺功能低下时，酌情补充激素治疗，必要时须行手术治疗或放射性治疗。

2.1.3 颅咽管瘤

颅咽管瘤是从胚胎期颅咽管的残余组织发生的先天性良性肿瘤，肿瘤位于鞍区，多位于蝶鞍膈上，少数位于鞍区内。年龄分布呈双峰分布，儿童期为高峰，中老年人为第二高峰，占颅内肿瘤的 2.5%~4%。临床可以出现颅内压增高症状、视力视野障碍、垂体功能低下以及下丘脑损害等表现，当视上核、室旁核、下丘脑、垂体等受累时出现体温偏低、嗜睡、尿崩症、肥胖性生殖无能综合征。颅咽管瘤以外科手术治疗为主，并辅以放射性治疗为首选治疗方式。

2.2 流行病学特点

生物节律紊乱与各种严重的精神和大脑疾病有关，包括情绪障碍、抑郁、焦虑、失眠、自杀意念、帕金森病（PD）、阿尔茨海默病（AD）、普拉德－威利综合征（PWS）、史密斯－马格尼斯综合征（SMS）、自闭症谱系障碍（ASDS）和注意力缺陷多动障碍（ADHD）。流行病学观察表明生物节律与肿瘤风险密切相关，生物钟的扰乱也可能增加人类的癌症风险，并对癌症患者的预后产生不利影响。昼夜颠倒的工作也会增加肿瘤相关的风险，根据有限的人类证据和足够的实验动物证据，2007 年国际癌症研究机构（IARC）将"涉及生物钟紊乱的轮班工作"归类为可能的人类致癌物 2A 组。可能的机制是夜间暴露在强光下导致褪黑素的产生减少所致。同样，在确诊癌症的患者中，生物节律被破坏的患者有着较差的预后。生物昼夜节律紊乱在许多肿瘤的发生、发展中起着重要的作用。Khan 等研究发现在动物模型中，暴露于慢性倒时差（chronic jet lag, CJL）情况下的小鼠其胶质瘤相关抑癌基因表达下调，而癌基因表达上调，提示由于改变明暗周期与生物钟之间的直接相互作用，轮班或倒时差状态可能会增加发生胶质瘤患病的风险；但与 CJL 和胶质瘤相关的分子机制还需要进一步的研究。

3. 生物节律与胶质瘤

3.1 生物节律紊乱与胶质瘤微环境相互影响

昼夜周期的交替对于中枢生物钟的振荡是必要的，以便有效地将时间信号传递给生物体，进一步使行为和生理反应适应环境。现代生活方式、夜间工作和休闲时间的安排改变了睡眠 – 觉醒周期，有时是延长的、反向的活动，个人在夜间暴露于光线下产生了与生物钟相冲突的信号并扰乱了生理的昼夜调节。昼夜节律紊乱增加了人类和啮齿类动物患病的风险。Guerrero–Vargas 等研究人员将大鼠暴露于持续光照条件（LL）或规则的明暗周期（LD）中 5 周，随后在小鼠皮下接种胶质瘤细胞（C6）诱发肿瘤。发现与 LD 大鼠相比，接种肿瘤细胞可导致 LL 大鼠肿瘤体积增大并伴有宿主高血糖和低甘油三酯水平。在 LL 大鼠的肿瘤中招募了更多的巨噬细胞，有利于肿瘤的生长；其微环境与 LD 对照组相比发生改变，参与脂肪生成的基因（*Acaca*、*Fasn* 和 *PPARγ*）、葡萄糖摄取基因（*GLUT–1*）和肿瘤生长相关基因（癌基因 *myc*、胰岛素转运体 *Ir* 和促血管生成基因 *VEGF–α*）上调，这表明 LL 肿瘤依赖这些过程来支持它们较快地生长。LL 在某种程度上影响了肿瘤微环境和炎症反应，可能有利于疾病的发展和肿瘤的生长。

下丘脑承载着哺乳动物的昼夜节律时钟，由位于视交叉上核（SCN）的中枢振荡器所控制，它通过视网膜下丘脑束接受光信号，即使在没有外部刺激的情况下，体内的时钟基因也能够在接近 24h 的周期内维持振荡，并且它能够通过特定的同步路径适应明暗周期的变化。在 SCN 内，胶质细胞参与昼夜节律保持和同步机制，也被认为是促炎信号和昼夜节律起搏器之间的介质。下丘脑和视束肿瘤的解剖位置占中枢神经系统肿瘤的 5%~7%。这些胶质瘤往往是非侵袭性低级别肿瘤，其中毛细胞性星形细胞瘤是年轻患者中最常见的病理。Duhart 等研究发现，对小鼠的下丘脑的视交叉上核部位注射胶质瘤 LN-229 细胞，发现在 24h 完全黑暗（DD）条件下，植入组内源性节律稳定性较差，活动模式的碎片化程度较高。同样，在 12h 光照、12h 明暗（LD）条件下观察到的昼夜节律在对照组和植入组动物之间没有变化，并且白天的活动量在植入动物和对照动物之间没有显著差异，这表明就遵循环境昼夜变化而言，下丘脑胶质瘤不会损害生物钟。但是，在明暗（LD）周期突然提前 6h 后，植入组较对照组表现出再同步变慢，说明在患有下丘脑胶质瘤的动物中，生物钟适应外界刺激的周期变化的能力受到了损害。在 LD 条件下，发现植入组动物一般活动开始和熄灯时间之间的相位角明显提前，并且随着肿瘤的发展这一现象更加明显。说明随着下丘脑肿瘤的生长，生物钟与外界环境明暗刺激之间建立适当相位关系的能力持续下降。随后，研究对实验动物在 LD 条件下的活动情况及相位进行记录，然后将动物转移到恒定 DD 条件下进行观察，发现对照组的小鼠比携带下丘脑胶质瘤的小鼠表现出更大的相位差异，即肿瘤植入使 LD 和 DD 条件下一般活动期的差异较小，表明携带下丘脑胶质瘤的动物中，生物钟振荡器输出与环境之间的适当相位关系受到损害。胶质瘤能分泌多种因子形成肿瘤周围微环境，以利于肿瘤的生长、转移。肿瘤坏死因子 -α（TNF-α）在胶质瘤微环境中升高，该分子已可以调节 SCN 和不同生物钟输出之间的关系。因此，在 SCN 水平上 TNF-α 的失调可能导致生物钟和活动输出控制之间的耦合的改变。对照动物在 LD 和 DD 条件下表现出较大的相位差异，这可以解释为一种掩蔽现象，掩蔽可能在同步化过程中起到微调机制的作用。下丘脑肿瘤微环境中 TNF-α 的改变可能会损害掩蔽调节活动节律的机制，并解释在携带下丘脑胶质瘤的动物的 LD 和 DD 条件下较小的相位差较小的原因。综上所述，下丘脑胶质瘤可以改变胶质瘤微环境，并进一步改变生物钟的内源性特性，以及起搏器、环境和输出变量之间的关系。

3.2 生物节律相关基因在胶质瘤发展过程中的分子机制

3.2.1 BMAL1 基因与胶质瘤

3.2.1.1 BMAL1 与胶质瘤的侵袭性

Jung 等研究人员利用 siRNA 转染使 U251 胶质瘤细胞内源性 BMAL1 水平的低表达或者过表达，发现胶质瘤细胞中过表达 BMAL1 导致了细胞侵袭性的显著降低，而低表达时则侵袭力增强，表明 BMAL1 抑制了胶质瘤细胞的侵袭。他们还发现在 p53 缺失的代表性细胞——H1299 肺癌细胞中 siRNA 介导的 BMAL1 基因敲除和过表达也分别增强和抑制了 H1299 细胞的侵袭力。总而言之，这些结果表明 *BMAL1* 基因可能以一种不依赖于 *p53* 的方式降低了多种癌症类型的侵袭性。

3.2.1.2 *BMAL1* 与其靶基因 miR-142 基因

非编码小 RNA（miRNAs）是一类长 21 个核苷酸左右的内源性非编码 RNAs，并通过完全或非完全互补地结合于靶 mRNA 3′ 端非编码区（3′-UTR）而导致该 mRNA 的降解或抑制其翻译。miRNAs 在基因表达的转录后调控中发挥重要作用，广泛参与细胞内的信号通路，神经、肌肉、血液等组织器官的发生，以及细胞的增殖、存活、凋亡、代谢等生理过程。有研究显示，miRNA 在胶质瘤中的异常表达在疾病的发生、发展中发挥着重要功能。Tan 等研究发现，用三种算法（TargetScan、PicTar 和 Microcosm）进行计算预测，发现了 *miR-142* 和 *miR-448* 可能是 *BMAL1* 的靶向 miRNA。然后将表达 *miR-142-pcDNA3.1* 和 *miR-448pcDNA3.1* 的质粒转染 293ET 细胞（人胚肾细胞），发现 miR-142 的过表达显著抑制了 *BMAL1/BMAL1* 3′UTR- 荧光素酶报告的活性。继续检测了 6 种细胞系［NIH3T3（鼠胚胎成纤维细胞）、293ET（人胚肾细胞）、MCF-7（人乳腺癌细胞）、U87 MG（人脑星形胶质母细胞瘤）、T98G（人脑胶质瘤细胞）和 U251（人脑胶质瘤细胞）］中 miR-142-3p 和 BMAL1 蛋白的表达水平。还发现 U87 MG 细胞中 miR-142-3p 的表达水平极高，而 BMAL1 蛋白表达水平较低。相反，低 miR-142-3p 水平的 NIH3T3、293ET、MCF-7、T98G 和 U251 细胞表达高水平的 BMAL1 蛋白质。随后使 miR-142-3p 的过表达导致 NIH3T3 和 293ET 细胞中 BMAL1 mRNA 和蛋白质水平的降低，而敲除 *miR-142-3p* 使 U87 MG 细胞中 BMAL1 mRNA 和蛋白质的表达增加。这些结果表明，*miR-142-3p* 可以通过直接靶向 *BMAL1* 的 3′ 非编码区（UTR）来调控 BMAL1 的表达。

3.2.1.3 *BMAL1* 影响胶质母细胞瘤的时辰治疗

Slat 等研究发现，在体外培养 MES-GBM 细胞并且记录 *PER2* 和 *BMAL1* 的表达节律，发现两者昼夜节律成反相节律，周期分别为（23.6±3.2）h 和（23.1±2.6）h。通过其周期大致平分为 4 个时间节点，即每 6h 为一个时间节点，分别涵盖了 *BMAL1* 表达的高峰和低谷，分别在各个时间节点给予替莫唑胺（TMZ，一种用于治疗 GBM 的 DNA 烷化剂）后，发现 TMZ 诱导的最大生长抑制发生在 *BMAL1* 表达高峰附近，同时 TMZ 诱导的 DNA 损伤也最大，并伴随细胞凋亡蛋白酶（Caspase）活性的显著增加，*BMAL1* 表达高峰与低谷时对 TMZ 反应的平均差异为 2.85 倍。然而，在 *BMAL1* 基因敲除后，BMAL1 和 PER2 蛋白节律表达消失，再次给予 TMZ 诱导后，Caspase 活性的节律性增加也消失。这提示 *BMAL1* 在调节 DNA 损伤反应中起着重要作用，虽然没有数据显示 *BMAL1* 与凋亡相关的蛋白之间存在直接的相互作用，但有报告表明 *PER2* 过表达改变了凋亡基因的表达，因此，*BMAL1* 可能通过其转录激活因子的作用间接调节细胞凋亡。根据上述实验结果，在今后对于 GBM 的治疗中，我们可以根据肿瘤细胞中 *BMAL1* 峰值（*PER2* 的谷值）的表达调整 TMZ 给药可以提高 TMZ 的疗效。

3.2.2 *CLOCK* 基因与胶质瘤

3.2.2.1 *CLOCK* 基因与脑胶质的相关性研究

增殖细胞核抗原（proliferating cell nuclear antigen，PCNA）与细胞 DNA 合成关系密切，在细胞增殖的启动方面起重要作用，是反映细胞增殖状态的良好指标。Chen 等收集了 67 份手术切除的胶质瘤手术标本，以胶质瘤组织作为胶质瘤组，以瘤周的非瘤组织作为对照组。发现胶质瘤组 *CLOCK* 基因 mRNA 及蛋白表达量高于对照组，且在 III~IV 级胶质瘤中的表达高于 I~II 级胶质瘤及对照组，在对照组中 PCNA 蛋白无表达，胶质瘤细胞中 PCNA 阳性率 100% 且 III~IV 级胶质瘤组织中强阳性率明显高于 I~II 级胶质瘤组织，CLOCK 蛋白与 PCNA 阳性表达呈正相关（$R=0.273$），说明胶质瘤组织中的胶质瘤细胞群具有异质性，并且 CLOCK 蛋白的表达对肿瘤细胞的增殖状态存在促进关系，提示 *CLOCK* 基因可能具有致癌特性。Li 等发现 *CLOCK* 基因在胶质瘤细胞系（U87MG、T98G、A172 和 U251）中的表达高于正常胶质细胞系（HASP 和 HEB），进一步确证了 *CLOCK* 基因在胶质瘤中高表达。随后使胶质瘤细胞系转染 siRNA（siCLOCK），使得 *CLOCK* 低表达，与 siRNA 阴性对照（siNC）相比，siCLOCK 组的细胞的生长明显受到抑制，并且在血清饥饿（0% 胎牛血清培养基）条件下，这种现象更为明显。此外，*CLOCK* 低表达还降低了体外胶质瘤细胞的集落形成能力。由此可推出上调的 *CLOCK* 可能在促进胶质瘤细胞生长、存活和集落形成中起重要作用。通过划痕愈合实验和 Transwell 迁移实验，发现 *CLOCK* 低表达可抑制胶质瘤细胞的迁移，即 *CLOCK* 促进了胶质瘤细胞的迁移。另一项研究收集了 46 名胶质母细胞瘤患者的标本使用 SNP 阵列鉴定了染色体数目改变，证实了以上发现，同时还发现了哺乳动物 *CLOCK* 基因所在的 4q12 染色体区域的扩增。DNA 水平上的拷贝数变化也影响基因 mRNA 水平，这表明与疾病的发病机理密切相关，并且 4q12 染色体区域的扩增与患者较短的总生存期有关。

3.2.2.2 胶质瘤细胞内的 *miR-124-CLOCK*-NF-κB 通路

有研究发现 *miR-124* 和 *miR-137* 可以抑制胶质瘤细胞的增殖。Silber 等发现 *miR-124* 在神经胶质瘤组织和胶质瘤细胞系中表达较正常脑组织和正常胶质细胞系低，证实了 *miR-124* 可通过抑制特定的靶基因如 *Twist*、*SLUG* 及 *SNAI2* 从而起到抑癌功能，而过表达 miR-124 可抑制胶质母细胞瘤细胞的增殖和迁移。Li 等发现，通过相关算法预

测得到 *CLOCK* 3′-UTR 的前 1.5kb 区域存在两个潜在的 miRNA 结合位点：*miR-124* 和 *miR-181b*。并且通过实验证实了仅 *miR-124* 可抑制 *CLOCK* 的表达，这种作用仅存在于胶质瘤细胞中，而正常胶质细胞并无此作用。由于胶质瘤组织中 *miR-124* 的表达处于较低水平，因此过表达 *miR-124* 后可看到明显的 *CLOCK* 表达的抑制效应，而正常星形胶质细胞中 miRNA 本身表达水平较高，因此外源性过表达 *miR-124* 对 *CLOCK* 表达的抑制作用便无法显现。这也说明了 *miR-124* 可能在胶质瘤中调控 *CLOCK* 的表达方面发挥了重要作用。随后将胶质瘤细胞转染 *miR-124* 后，观察到 *miR-124* 在胶质瘤细胞中对 CLOCK 蛋白的抑制作用，进一步说明了 *CLOCK* 基因的表达受到了 *miR-124* 的负向调控。同时通过突变 *CLOCK* 3′-UTR 的 *miR-124* 靶位点证明了 *miR-124* 对 *CLOCK* 表达的负向作用是特异的。以上结果表明 *CLOCK* 是 *miR-124* 的下游靶点，*miR-124* 的减弱可能是胶质瘤细胞高表达 *CLOCK* 基因的原因之一。*CLOCK* 基因在胶质瘤细胞中的表达增加，会引起相应其他下游基因的表达变化，Spengler 等研究人员的研究发现小鼠胚胎成纤维细胞和原代培养的肝细胞中 *CLOCK* 能结合至 NF-κB 的 *p65* 亚基，二者形成复合物后正向调节 NF-κB 介导的基因转录过程，并且这种作用是不依赖 *BMAL1* 独立存在的。有研究发现在胶质瘤细胞中 *CLOCK* 低表达的同时伴有 NF-κB 靶位点的荧光素酶活性明显降低。另外，发现 *miR-124* 过表达也可下调 NF-κB 活性，而过表达 *CLOCK* 基因可以逆转 *miR-124* 对 NF-κB 活性的抑制效应。在胶质瘤细胞中分别转入 *CLOCK* siRNA（si *CLOCK2*）和 *miR-124* 模拟剂，检测了 NF-κB 靶基因（*BMIL*、*C-myc*、*vmentin*、*Cyclin D1* 和 *E2f3a*）的表达情况。结果显示，无论敲除 *CLOCK* 还是过表达 *miR-124*，都造成了 NF-κB 靶基因表达下调，该作用也从蛋白水平得到了验证。由此推测，在胶质瘤中，*CLOCK* 和 *miR-124* 的异常表达可能参与到 NF-κB 通路从而影响肿瘤细胞的形成、增殖、迁移和侵袭等过程中。Lee 等在他们的研究中指出生物钟基因与 NF-κB 的活性可通过 GSK3β 联系起来，GSK3β 可激活 NF-κB，并促进 NF-κB 通路介导的凋亡抑制作用。Li 等通过研究试图探索胶质瘤中 GSK3p 是否参与 CLOCK 激活 NF-κB，初步结果显示相关性不大。综上所述，在神经胶质瘤中存在一个 *miR-124*-CLOCK-NF-κB 的相应关系，低表达的 *miR-124* 使其对靶基因 *CLOCK* 的抑制作用减弱，从而 *CLOCK* 表达增高，进而激活 NF-κB 通路，促进神经胶质瘤的增殖和迁移。

3.2.2.3 胶质瘤细胞内的 *Ucal-miR-206-CLOCK* 通路

尿路上皮癌相关基因 *Ucal* 是从膀胱癌中首次克隆的一种长非编码 RNA（lncRNAs），是一种原癌基因，参与许多人类肿瘤的发展过程，如卵巢癌、乳腺癌以及胶质瘤。*Ucal* 通过上调 *Cyclin D1* 转录促进胶质瘤细胞增殖和细胞周期。Huang 等发现与正常组织相比，*Uca1* 在胶质瘤组织和细胞系中的表达均明显上调。并且长期随访胶质瘤患者发现，*Uca1* 水平较高的患者 12 个月存活率为 86.96%，24 个月存活率为 60.87%，36 个月存活率为 56.52%，48 个月存活率为 47.83%，60 个月存活率为 30.43%，而 *Uca1* 水平较低的患者相应存活率分别为 100%、89.19%、83.78%、72.97% 和 59.46%。得出结论，与 *Uca1* 水平较低的患者相比，*Uca1* 水平较高的患者存活率较低。为了进一步了解 *Uca1* 在胶质瘤细胞迁移和侵袭中的作用，将胶质瘤细胞中的 Uca1 沉默，Transwell 迁移实验结果显示 *Uca1* 表达下调抑制了胶质瘤细胞的迁移和侵袭。在人脑胶质瘤的细胞中，miRNAs 对细胞增殖和肿瘤迁移的调控起到至关重要的作用。相关文献报道，miR-206 通过 OTX2 调控胶质瘤中神经细胞的增殖和凋亡，miR-206 也可以通过 Bcl-2 抑制胶质母细胞瘤的进展。随后 Huang 等发现 *Uca1* 和 miR-206 之间存在公共序列。与 *Uca1*-mut（突变体）相比，胶质瘤细胞中的 miR-206 荧光素酶活性在 *Uca1*-WT（野生型）细胞明显降低。用 miR-con、miR-206 模拟物、LV-Uca1（慢病毒载体中加入 *Uca1* 片段构建 *LV-Uca1*，促进 *Uca1* 表达）以及 LV-shUca1（抑制 Uca1 表达）转染胶质瘤细胞，发现转染 miR-206 模拟物组和转染 LV-shUca1 组的 CLOCK mRNA 表达显著降低，而转染 LV-Uca1 的胶质瘤细胞的 *CLOCK* mRNA 表达增加，CLOCK 蛋白表达的结果与上述结果相同。说明 *CLOCK* 是 miR-206 的直接靶基因。随后给小鼠背部注射 U251 细胞、LV-shUca1 转染的 U251 细胞以及注射 LV-shCON 转染的 U251 细胞，观察到 LV-shUca1 转染的肿瘤的大小及质量均小于 LV-shCON 转染的肿瘤，说明 *Uca1* 基因敲除抑制了体内胶质瘤的生长，并且肿瘤组织中 CLOCK 的表达受到抑制。体内 *Uca1* 的沉默抑制了胶质瘤的生长，*Uca1* 的敲除通过解除对 miR-206 的抑制作用明显降低了 CLOCK 蛋白的表达。结果表明 *Uca1/miR-206/CLOCK* 轴对胶质瘤细胞增殖和胶质瘤生长有调节作用。

3.2.2.4 *CLOCK* 与 Wnt/β-catenin 通路

β-catenin 是 TCF/LEF 和 Wnt/β-catenin 信号通路最重要的调节因子。β-catenin 主要功能是介导细胞间黏附。β-catenin 在核内的聚集及功能的激活与肿瘤的发生密切相关。在正常细胞内 β-catenin 含量保持在较低水平，维持细胞的正常生长。当 β-catenin 在细胞质中浓度不断增加时，就会转入细胞核，与 TCF/LEF 结合，启动下游基因如原癌基因 Cyclin D1 的转录，使细胞过度增殖，导致肿瘤发生。Yang 等通过小片段干扰 RNA（siRNA）特异性沉默胶质瘤 C6 细胞 *CLOCK* 基因的表达，与转染 miR-con 阴性对照组（NC）和空白对照组（CT）相比，siCLOCK 转染组（SC）C6 细胞的增殖受到明显抑制，siCLOCK 转染组 S 期细胞所占比例明显下降，*β-catenin* 基因和 *Tcf1* 基因 mRNA 的表达显著降低。*CLOCK* 基因沉默会显著降低 C6 细胞的活性，抑制细胞增殖，同时 β-catenin 和 Tcf1 的表达水平显著降低，推测 *CLOCK* 基因可能通过调节 Wnt/β-catenin 通路中 β-catenin 和 Tcf1 的表达来调节 C6 细胞增殖。

3.2.2.5 *CLOCK* 基因与 DNA 损伤

Wang 等用组织型纤溶酶原激活剂（TPA）诱导胶质瘤细胞（U87 MG）表达内源性 *CLOCK* 基因，并用 *CLOCK* siRNA 转染 U87 细胞阻断 *CLOCK* 表达。在 X 线照射后，发现 *CLOCK* siRNA 转染组的凋亡细胞比例和 DNA 损伤明显高于对照组。*CLOCK* siRNA 转染组放射处理后处于 G2/M 期的细胞比例明显高于单纯 TPA 组。说明沉默 *CLOCK* 基因的表达对于细胞凋亡产生重要影响，相反，*CLOCK* 基因在人脑胶质瘤细胞中的过度表达对细胞周期相关基因产生了不利的调节作用。此外，与阴性对照相比，*CLOCK* siRNA 转染 U87 MG 细胞，CLOCK 蛋白的表达明显减少，同时，还检测到 p53 蛋白表达上调，C-myc 蛋白和 Cyclin B1 蛋白表达下调。但对 MDM2 蛋白和 Cyclin D 蛋白表达水平没有明显影响。说明 *CLOCK* 不仅维持细胞的昼夜节律，而且通过调控细胞周期相关基因如 *p53*、*C-myc* 和 *Cyclin B1* 的表达来维持生理细胞周期。肿瘤抑制因子 *p53* 是一种转录因子，在 DNA 损伤或细胞发生癌变时被激活。*p53* 的丢失或突变导致细胞周期调节受损，凋亡受到抑制，最终导致癌症发生。*CLOCK* 沉默的 U87 细胞中 p53 蛋白水平趋于高于对照细胞，提示 *p53* 可能部分参与了 *CLOCK* 沉默的 U87 细胞的凋亡，同样，也表明 *CLOCK* 基因可以下调 *p53* 的表达。Cyclin B1 是细胞周期 G2/M 期的关键调节因子，最近的研究表明 *Cyclin B1* 的表达水平可能与人类肿瘤的恶性潜能有关。高水平的 Cyclin B1 可能会加速 G2/M 期的进展，而 *Cyclin B1* 的缺失会阻止细胞进入有丝分裂，导致细胞阻滞在 G2 期。推测 *CLOCK* 使 Cyclin B1 的上调可能导致细胞周期阻滞在 G2/M 期，以前的研究表明 *Cyclin B1* 的昼夜节律调节似乎是间接的，其机制可能依赖于 *p53* 基因，因为 p53 有助于阻止进入有丝分裂并加强 G2 阻滞，因此 *CLOCK* 基因可能通过其对 *p53* 及 *Cyclin B1* 的转录调控来控制细胞周期的进展。*C-myc* 的失控与多种癌症及组织的增生有关。*C-myc* 过表达导致 DNA 损伤和 *p53* 功能受损，这可能通过活性氧介导的机制。因此，沉默 *CLOCK* 基因的表达部分促进了 *p53* 介导的胶质瘤细胞凋亡。当 *CLOCK* 基因沉默时，细胞内 *p53* 水平的升高，*C-myc* 和 *Cyclin B1* 水平下调。相反，当 *CLOCK* 过表达时，*p53* 水平下调，*C-myc* 和 *Cyclin B1* 的过度表达会导致 DNA 损伤，最终导致增生和肿瘤的发展。

3.2.3 *NPAS2* 基因启动子甲基化与胶质瘤

Du 等收集手术治疗的 102 例初发脑胶质瘤患者为研究对象。选取脑胶质瘤组织与癌旁正常组织 *NPAS2* 时钟基因启动子区甲基化频率进行比较，发现胶质瘤组织和癌旁

正常组织 *NPAS2* 基因启动子区均有甲基化，而胶质瘤组织甲基化频率明显升高。进一步分析发现，*NPAS2* 时钟基因启动子区甲基化状态与患者性别、年龄、肿瘤部位、肿瘤类型、肿瘤全切除、术后辅助放化疗、肿瘤直径、术前 IMPS 等均无关，但与 WHO 分级有关，胶质瘤组织 WHO 分级越高，*NPAS2* 时钟基因启动子区甲基化频率越高。生存分析结果提示，除肿瘤全切除、WHO 分级、肿瘤直径外，*NPAS2* 时钟基因启动子区甲基化也是影响脑胶质瘤患者 5 年总生存期的独立危险因素。考虑其原因是 *NPAS2* 时钟基因启动子区甲基化可能会使 NPAS2 蛋白表达减少，从而解除对脑胶质瘤生长的抑制，促进脑胶质瘤的发展，最终影响患者的临床预后。

3.2.4 *PER* 基因与胶质瘤

3.2.4.1 *PER* 基因与胶质瘤的相关性研究

Xia 等收集了 33 例神经胶质瘤手术切除标本及其瘤周正常脑组织，通过免疫组化方法发现 *PER1* 和 *PER2* 在正常脑组织中阳性表达率均为 100%（33/33）；*PER1* 在胶质瘤组织中阳性表达率为 84.85%（28/33），*PER2* 在胶质瘤组织中阳性表达率为 69.70%（23/33）。进一步检测发现 *PER1* mRNA 和 *PER2* mRNA 在胶质瘤组织中表达明显均低于瘤周正常脑组织。此外，PER1 蛋白和 *PER1* mRNA 的表达强度在胶质瘤 Ⅰ~Ⅱ 级表达高于 Ⅲ~Ⅳ 级，*PER1* 在胶质瘤细胞中表达强度与肿瘤恶性程度呈负相关，而 *PER2* 表达强度在胶质瘤 Ⅰ~Ⅱ 级与 Ⅲ~Ⅳ 级的表达无明显差异。说明 *PER1* 和 *PER2* 的异常表达可能导致正常昼夜节律紊乱，进一步导致机体细胞分裂周期的紊乱，从而引起肿瘤细胞的异常增殖。然而 Wang 等在之后的有关 *PER2* 的实验中得出了有差异的结论，收集了 92 例胶质瘤切除标本及其周围非癌组织，通过免疫组化显示 *PER2* 在胶质瘤组织中阳性表达率为 52.17%（48/92）比非肿瘤脑组织 81.52%（75/92）低，但是高级别（Ⅲ、Ⅳ级）胶质瘤组织中 *PER2* 的表达明显低于低级别胶质瘤组织和周围非肿瘤组织。同时观察到 *PER2* 启动子 CpG 甲基化在癌组织中 8.70%（8/92），在非癌组织中 1.08%（1/92），推测 PER2 蛋白在肿瘤和非肿瘤组织中的差异表达部分是由于其基因启动子甲基化所致。此外，还发现增殖细胞核抗原（PCNA）在高级别胶质瘤组织中的表达水平明显高于低级别胶质瘤组织和非癌组织，并且 PER2 和 PCNA 蛋白在 Ⅲ 级和 Ⅳ 级胶质瘤中的共同表达低于 Ⅰ 级和 Ⅱ 级胶质瘤。表明 PER2 蛋白很可能参与了胶质瘤的发生和发展。表皮生长因子受体（EGFR）在胶质瘤组织中 55.43%（51/92）和瘤周组织 15.22%（14/92）中的表达率两者无统计学差异。但是高级别胶质瘤 *EGFR* 的表达明显高于低级别胶质瘤组织和高级别胶质瘤周围非肿瘤组织。PER2 和 EGFR 蛋白在胶质瘤中的表达呈负相关，*EGFR* 表达增高与 *PER2* 的下调共同促进了细胞增殖以及胶质瘤肿瘤生长和进展。综上所述，*PER2* 基因表达失控在胶质瘤中普遍存在，胶质瘤细胞中 *PER2* 表达失活可能导致细胞周期失控，从而促进胶质瘤细胞增殖。Yanhui 等研究人员通过将体外培养的胶质瘤 C6 细胞接种于 SD 大鼠右侧的尾状核区，并通过严格的进食、光线等规律饲养来建立 SD 大鼠的胶质瘤动物模型及大鼠的生物节律模型。将建好的模型分别在 4h、8h、12h、16h、20h、24h 等不同时段处死，取右侧的胶质瘤组织和对侧的正常脑组织观察大鼠脑胶质瘤细胞和正常脑组织细胞 *PER1*、*PER2* mRNA 的及肿瘤组织 PER1、PER2 蛋白表达情况。发现 *PER1*、*PER2* 基因在脑胶质瘤及正常脑组织中都呈现出明显的节律性。在胶质瘤细胞中，*PER1*、*PER2* 的振荡节律约为 12h，在这种节律表达中 *PER1* 的表达峰值在 4 时、16 时，谷值在 12 时、24 时，其中最高点在 4 时，最低点在 24 时；*PER2* 的表达峰值在 12 时、24 时，谷值在 8 时、20 时，其中最高点在 24 时，最低点在 20 时；在正常脑组织细胞中，*PER1*、*PER2* 的振荡节律约为 24h，在这种节律表达中 *PER1* 的表达峰值在 8 时，谷值在 24 时；*PER2* 的表达峰值在 12 时，谷值在 24 时。肿瘤组织 24h 时蛋白表达也显示出与 mRNA 表达相接近的结果，也呈现出 12h 的节律表达。说明胶质瘤组织中 *PER1* 和 *PER2* 基因及其基因产物表达显示出 12h 的超日节律，胶质瘤组织细胞的节律性可能与胶质瘤细胞本身能够产生自己的昼夜节律有关，这进一步证明生物钟基因表达异常与胶质瘤的发生、发展具有相关性。

3.2.4.2 *PER* 基因在胶质瘤细胞中的诱导及表达

Fujioka 等将转染 *mPER2：luc*（*PER2* 荧光素酶报告基因）表达载体的 C6 细胞经地塞米松处理后，生物荧光发光表现出昼夜节律性，周期接近 24h，这种昼夜振荡一般持续 7 天以上，但振幅持续衰减。与 C6 细胞相比，转染相同载体的 RAT–1 细胞（鼠成纤维细胞）表现为 3~4 个周期内减弱的昼夜振荡。RAT–1 细胞的周期长度为 21.7 ± 0.11，而 C6 细胞的昼夜周期长度为 23.5 ± 0.06，明显长于 RAT–1 细胞。在这两种情况下，*PER2* 转录水平也在处理后 4h 左右出现一个峰值，然后在 16~20h 时迅速下降到基础水平，随后分别在大约 28h 和 40h 时出现第二个峰值和谷值。C6 细胞的第二峰与第二谷的比值明显大于 RAT–1 细胞。C6 细胞的振荡持续时间比 RAT–1 细胞长得多，C6 细胞的这种更稳定的振荡可能归因于昼夜周期的较小变化和（或）在细胞群体之间保持同步的更大能力。C6 细胞产生昼夜节律的能力可能也反映了 SCN 维持昼夜活动节律的能力。先前的一项研究表明，培养的星形胶质细胞也表现出时钟基因昼夜性振荡。当这些细胞与成年 SCN 的外植体共培养时，星形胶质细胞节律明显维持，但与皮层的外植体共培养则不明显。这一发现表明，SCN 以昼夜节律的方式释放的可扩散信号影响着共同培养的星形胶质细胞。此外，SCN 内 25% 的细胞是星形胶质细胞，因此，除了配备有细胞自主生物钟的神经元外，星形胶质细胞很可能在维持 SCN 的昼夜节律振荡方面起着重要作用，这进一步说明，除了配备有细胞自主生物钟的神经元外，星形胶质细胞可能在维持 SCN 的昼夜振荡方面起着重要作用。同时也发现 PER3、CRY1、BMAL1、Rev-erb 和 DBP 在 C6 和 RAT-1 细胞中均表现出约 24h 的昼夜振荡。观察到 BMAL1 mRNA 的周期振荡与 PER2、PER3 和 DBP mRNA 周期相反。CRY1 表达呈节律性，峰值出现在 PER2、PER3 mRNA 峰值后 4~8h。说明在 C6 细胞中存在生物钟基因的昼夜节律振荡。地塞米松诱导 PER1 基因表达迅速增加 13 倍以上，随后急剧下降。这一增长在其他任何基因中都不明显，显示出不超过 2 倍的快速增长。这一发现有重要意义，因为它表明地塞米松不仅可以重置 C6 内源性时钟，而且还可以产生 PER1 转录水平的连续变化。地塞米松处理后出现高度持续的 PER1 表达水平可能有助于 C6 细胞昼夜节律的稳定，以及 C6 细胞和 RAT-1 细胞昼夜节律周期长度差异的产生。Balsalobre 等已经证明多条信号通路可以诱导 PER1 即刻表达。腺苷酸环化酶激活剂 forskolin（FK）、蛋白激酶 C 激活剂 phorbol 12-myristate 13-acetate（TPA）、钙离子载体离子霉素（IM）和高浓度 Horse serum（HS）均可诱导大鼠-1 细胞即刻产生 PER1。因此，发现马血清刺激和 3 种化合物处理在 C6 细胞中诱导 PER1 的方式与在 RAT-1 细胞中几乎相同，但观察到对钙离子载体（IM）处理的不同反应：暴露于 IM 立即诱导 RAT-1 细胞的 PER1 和 PER3，但不能诱导 C6 细胞的 PER1 和 PER3 的表达。许多先前的研究表明，PER1 在夜间的表达是产生相移的主要事件，从而重置生物钟。因此，RAT-1 细胞和 C6 细胞对钙内流的反应差异表明，生物钟的重置方式因组织而异。星形胶质细胞中 PER1 和 PER3 基因在 Ca^{2+} 上调后的无反应性提示，在这些细胞中体内昼夜节律振荡器对相邻神经元的电刺激产生的 Ca^{2+} 动员没有反应，这种对 Ca^{2+} 缺乏反应可能有助于 SCN 昼夜节律振荡的稳定。

Morioka 等使用去甲肾上腺素（NA）通过激活 β_2 肾上腺素能受体诱导 C6 细胞的 PER1 mRNA 的瞬时表达，但不能诱导 PER2、BMAL1、CLOCK、CRY1 或 CRY2 mRNA 的瞬时表达。NA 的作用可被 H-89（PKA 抑制剂）或 KG-501（CREB 抑制剂）部分阻断。Genistein 或 PP2（Src 酪氨酸激酶抑制剂）或 LiCl（GSK-3β 抑制剂）预处理可显著抑制 NA 诱导的 PER1 mRNA 表达。此外，H-89、Genistein 或 LiCl 均可完全阻断 NA 的诱导作用。NA 可通过激活 β_2 肾上腺素能受体诱导 Src 和 GSK-3β 酪氨酸磷酸化。Genistein 或者 PP2 可完全消除去甲肾上腺素对 GSK-3β 的磷酸化作用。结果表明 NA 介导 C6 细胞 PER1 mRNA 表达依赖于 PKA-CREB 和 Src-GSK-3β 这两条通路。

Maronde 等研究人员发现通过化学试剂［蛋白激酶 C（PKC）激动剂沸波酯（PMA）、PKA 激动剂 Sp-5,6-DCL-cBiMPS］激活 PKA 或 PKC 通路可以诱导外周神经母细胞瘤细胞系 SHSY5Y 和胶质母细胞瘤细胞系 SNB-19 的 hPER1 出现节律性表达，并使下游信号分子 cAMP 调节的元件结合蛋白（CREB）的磷酸化。在此基础上，Zhang

等利用 PMA 对鼠胶质瘤 C6 细胞诱导 *PER2* 产生节律振荡；发现 *PER2* 基因在 C6 细胞和 NIH3T3 细胞中都可以呈现明显的节律性，且振荡节律为 23~24h 之间；在这种节律表达中，*rPER2*（C6 细胞表达的 *PER2* 基因）的表达峰值在 ZT1、ZT28，谷值在 ZT16、ZT40，其中最高点在 ZT28，最低点在 ZT16，并且这种节律振幅随时间的延续越来越小。而 *mPER2*（NIH3T3 细胞表达的 *PER2* 基因）的表达峰值在 ZT1、ZT24，表达谷值在 ZT12、ZT36，最高点在 ZT24，最低点在 ZT12，其节律振幅同样随时间的延续而变小。胶质瘤 C6 细胞及 NIH3T3 细胞 *PER* 基因的节律性表达，这说明胶质瘤 C6 细胞及 NIH3T3 细胞与其他的组织一样，同样存在固有的分子的生物钟机制。并且这个节律性在表达过程中 C6 细胞 *PER2* 基因的表达量明显低于 NIH3T3 细胞 *PER2* 基因的表达，且周期中的表达峰值与谷值的时间点也不相同。这提示 *PER2* 基因的表达下调及节律周期可能与胶质瘤细胞的发生与发展有关。

3.2.4.3 *PER2* 基因与 ATM−*p53* 通路

p53 是抑制肿瘤发生和进展的重要防御因子，调节各种细胞途径，如 DNA 修复、细胞周期、血管生成、凋亡和衰老等。而 DNA 检测点基因 ATM 和肿瘤抑制基因 *p53* 的表达可导致和促进细胞凋亡。现在普遍认为 DNA 损伤后，ATM/ATR 激活，随后其诱发 *p53* 激活；*p53* 蛋白又激发广泛的目的基因表达并导致细胞凋亡程序启动。原癌基因 *MDM2* 是 *p53* 的负性因子，在正常细胞中，*p53* 被泛素连接酶 MDM2 维持在低水平。*MDM2* 和 *p53* 形成一个负反馈环，*p53* 诱导 *MDM2* 的表达，进而促进 *p53* 的降解并抑制细胞内 *p53* 的活性。人类的许多癌症都与原癌基因 *C−myc* 基因相关，在其肿瘤发生中起着关键作用。有研究显示，小鼠 *PER2* 的突变导致所有小鼠组织 *C−myc* 的失调，*C−myc* 基因位于昼夜节律基因 *PER2* 的下游。而 *p53* 会与 *C−myc* 的启动子相结合发生去乙酰化作用来抑制 *C−myc* 的转录。

Cheng 等用 *PER2* 基因 shRNA 慢病毒载体转染 U343 胶质瘤细胞使细胞内 *PER2* 基因及蛋白水平下调，将慢病毒载体转染 U343 细胞（shRNA−*PER2* 组）、非干扰慢病毒载体转染细胞（阴性对照组）、空白对照 U343 细胞分别接种于裸鼠颈后皮下，并观察成瘤时间发现，shRNA−*PER2* 组 U343 细胞在裸鼠体内的成瘤时间快于阴性对照组和空白对照组，并且比其他两组提早达到标准体积（1000mm³），说明 *PER2* 低表达促进成瘤，并且加快胶质瘤生长。shRNA−*PER2* 组胶质瘤中 *PER2*、*p53*、*ATM* 的 mRNA 及蛋白表达水平均低于阴性对照组和空白对照组；而 *MDM2* 与 *C−myc* 的 mRNA 及蛋白表达水平均高于其他两组。根据实验结果进一步验证了，*PER2* 是一种抑癌基因，且在凋亡相关基因上游。在胶质瘤发生、发展中 *PER2* 基因促进 p53 和 ATM 的表达，抑制 MDM2 和 C−myc 的表达。综上所述，*PER2* 低表达可明显促进胶质瘤的发生、发展，其机制可能是通过 ATM–p53 通道来实现。

Niu 等利用 U343MG 细胞系具有高表达 *MDM2*，并保持野生型 *p53* 的特点，将 shRNA–*PER2* 转染 U343MG 细胞中，使得细胞 *PER2* mRNA 和蛋白表达水平降低。在裸鼠背外侧区注射 shRNA–*PER2* 转染 U343MG 细胞，发现 *PER2* 缺陷组的肿瘤生长速度明显快于阴性对照组或空白对照组，*PER2* 缺陷组的肿瘤达到标准体积（1000mm³）的时间要早，表明 *PER2* 具有抑癌作用。当各组的体积达到标准体积时，给予 10gy X 线，分别在照射后 24h、48h 和 72h 记录各组的体积。24h 后，3 个组的肿瘤体积没有明显改变，但在 48h 和 72h 时间点，*PER2* 缺陷小鼠的肿瘤比两个对照组更大。随后处死小鼠，取肿瘤组织作进一步分析。发现 *PER2* 基因敲除组胶质瘤细胞 DNA 损伤和凋亡较其他组明显减轻。同时还观察到随着时间的推移，*PER2* 基因敲除组细胞凋亡和 DNA 断裂明显增加，而其他两个对照组几乎不变。进一步提示 *PER2* 与 X 线治疗效果有关，*PER2* 能促进胶质瘤细胞凋亡。经 X 线照射后，与其他两组相比，*ATM* 和 *p53* mRNA 以及蛋白在 *PER2* 基因敲除的 U343 胶质瘤细胞中的表达水平是下降的，相反，癌基因 *C–myc*、*MDM2* mRNA 及蛋白在细胞中的表达水平增加。在体外也观察到同样的结果：*PER2* 的下调降低了经 X 线照射的 U343 胶质瘤细胞中 ATM 和 TP53 的表达，增加了 *C–myc* 的表达。其次，在 *PER2* 基因敲除组中，随着时间的推移，*PER2* 和 *MDM2* 减少的同时 ATM 和 *p53* 蛋白增加，然而，C–myc 蛋白和 mRNA 的表达水平没有改变。总而言之，*PER2* 可以通过 ATM–*p53* 途径调节胶质瘤细胞凋亡，促进 ATM 和 *p53* 的表达，抑制 *C–myc* 和 *MDM2* 的表达。

3.2.4.4 *PER* 基因与胶质瘤细胞的增殖及凋亡

Shaojun 等在人脑胶质瘤 CHG–5 细胞中成功转染 pcDNA3.1（＋）*PER2* 基因，并筛选到稳定表达 *PER2* 基因的细胞株 CHG–5/*PER2* 细胞。比较细胞的增殖率，发现 *PER2* 过表达对 CHG–5 细胞增殖有明显抑制作用，转染组细胞凋亡率明显高于对照组及未处理组，CHG–5/*PER2* 细胞多在 G1 期阻滞。与对照组、未处理组比较，转染组 *p53* 基因表达水平升高；*C–myc* 基因表达水平明显下调。表明过表达 *PER2* 基因对 CHG–5 细胞有增殖抑制作用，并可促进细胞凋亡，导致 CHG–5 细胞发生 G1 期阻滞。*PER2* 基因可明显上调 *p53* 基因表达，抑制 *C–myc* 基因表达。说明 *PER2* 可能通过调控凋亡相关基因促进细胞周期阻滞，进而诱导细胞凋亡。

Xia 等利用 PMA 对鼠胶质瘤 C6 细胞诱导 *PER1*、*PER2* 产生节律振荡。发现 *PER2* 基因在 C6 和 NIH3T3 细胞中都可以呈现明显的节律性，且振荡节律在 23~24h 之间；*PER1* 在 NIH3T3 细胞中同样有着明显的节律性且同 *PER2* 节律基本一致；而 *PER1* 在 C6 细胞中产生了不规则的振荡，节奏混乱的高表达，推测 *PER1* 与 *PER2* 之间调节机制存在差异。随后发现在胶质瘤细胞 *PER2* 表达高值的时间点，C6 细胞处于 G2/M 期的比例明显多于低谷时间点及对照组。而 NIH3T3 细胞则无类似现象。与其他时间点相比，*PER2* 的高表达导致了 C6 细胞的 G2/M 期的细胞数目明显增多，出现了细胞周期重置。进一步观察到 *PER2* 表达达到高峰时的凋亡细胞比例明显高于 *PER2* 表达最低值时，相反，在 NIH3T3 细胞中，当 *PER2* 表达最高时凋亡细胞比例明显低于 *PER2* 表达最低时或对照组。这些结果表明，PMA 刺激后内源性 *PER2* 的表达与细胞凋亡水平有关。将转染空表达载体的细胞作为对照，使转染 pcDNA3.1（＋）-*mPER1* 或 pcDNA3.1（＋）-*mPER2* 的细胞中的 *PER1* 或 *PER2* 过表达，高表达 *mPER2* 的 C6 细胞的凋亡峰明显高于对照细胞或高表达 *mPER1* 的细胞。相反，过度表达 *mPER2* 和 *mPER1* 的 NIH3T3 细胞的凋亡率相似，而且这两种细胞的凋亡率都比载体对照细胞低得多。综上所述，在 *PER2* 基因高表达的时段可以将胶质瘤细胞阻滞在 G2/M 期。*PER2* 基因不仅增加肿瘤细胞的凋亡率，同时减弱了胶质瘤细胞的增殖能力。

3.2.4.5 *PER* 基因与胶质瘤放射治疗

胶质瘤最主要的辅助治疗是放射治疗。X 线是最有害的 DNA 损伤之一。当 DNA 双链损伤发生时，细胞或者激活它们的复制检查点以延迟 S 期进程和 G2/M 转变，或者当面临不可修复的损伤时，它们激活自己的凋亡机制。Xia 等使受试细胞呈现 *PER1*、*PER2* 过表达状态进行 X 线照射，结果显示 *PER2* 过表达的胶质瘤 C6 细胞其凋亡率明显高于 *PER1* 过表达组和对照组，提示 *PER2* 才是真正促进胶质瘤 C6 细胞放疗后凋亡的关键因素。而在正常的纤维细胞 NIH3T3 细胞中，接受 X 线后，结果显示死亡率会明显高于凋亡率，尤其在 *PER1* 与 *PER2* 表达的谷值，而相应地在 *PER1*、*PER2* 表达的峰值，这种细胞死亡率则会明显降低，凋亡率也较其他时间点的细胞组明显较小，说明 *PER* 基因对于正常细胞具有射线保护作用。有趣的是，*PER1*、*PER2* 过表达的 NIH3T3 细胞在给予 X 线照射后凋亡上无明显差异性，却低于对照组。因此，*PER2* 的高表达促进了 C6 细胞的凋亡，增加了对辐射的敏感性，同时也抑制了细胞的增殖，在这些效应中，*PER1* 似乎起着相对较小的作用。相反，在 NIH3T3 细胞中高表达 *PER1* 或 *PER2* 与显著减少凋亡和增加增殖潜能相关。

为了研究在体内 *PER* 基因表达异常对放疗的敏感性的影响，Niu 等通过将体外培养的胶质瘤 C6 细胞接种于 SD 大鼠右侧的尾状核区，并规律饲养来建立 SD 大鼠模型进一步验证。在不同时段对建好的 SD 大鼠的节律模型进行照射，随后利用 PCNA 检测增殖情况显示，在胶质瘤组织细胞中，*PER1* 在其高表达及低表达时间点细胞的增殖能力没有显著差异；在胶质瘤组织细胞中，*PER2* 高表达时间点肿瘤细胞的增殖能力明显低于其低表达时间点。照射后利用 Tunel 法检测胶质瘤细胞及正常脑组织细胞的凋亡情况，胶质瘤组织细胞中 *PER1* 在其高表达和低表达时间点肿瘤细胞的凋亡无显著差异，*PER2* 在其高表达时间点肿瘤细胞的凋亡明显高于其低表达时间点，而在以上对应时间点的正常脑组织细胞凋亡无显著差异。*PER2* 基因不仅增加肿瘤细胞的凋亡率，同时减弱了胶质瘤细胞的增殖能力。而 *PER1* 在其低表达时间段所表现出的低增殖率和高凋亡率，可能和其低表达时间段与 *PER2* 的高表达时间段相重合有关，正是由于 *PER2* 高表达掩盖了 *PER1* 低表达对肿瘤细胞的低抑制和低凋亡。

给予小鼠体内胶质瘤进行 X 线照射后 *PER1* 基因的对于胶质瘤的细胞凋亡和增殖能力起的作用相对较小，但是在体外使 *PER1* 基因过表达后却得出了不同的结论。Zhu 等用 X 线照射 U343 胶质瘤细胞发现 *PER1* 的表达增加，用转染 shRNA-*PER1* 胶质瘤细胞（U343）使得 *PER1* mRNA 和蛋白的表达水平降低。随后对细胞进行 X 线照射，发现 shRNA-*PER1* 转染组 U343 细胞凋亡及 DNA 损伤情况明显低于对照组，说明下调 *PER1* 基因减少 X 线照射后 U343 胶质瘤细胞凋亡，并降低了胶质瘤细胞对电离辐射的敏感性，从而减轻了 DNA 损伤。并且检测了在 DNA 损伤修复和程序性细胞死亡中起重要作用的基因表达，发现与对照相比，shRNA-*PER1* 转染处理导致 *PER1* 蛋白的表达明显降低。此外，还下调了 P53、P21 和 Chk2 的蛋白表达，上调了 CDC2 和 Cyclin B1 的表达。而对 C-myc 和 ATM 蛋白表达水平无明显影响。以上数据表明，*PER1* 在促进癌细胞凋亡中起重要作用。*PER1* 的表达下调可以降低活化的 *Chk2* 和 *p53* 的表达，可以推测它不仅参与 DNA 损伤的调控，而且作为 *Chk2* 和 *p53* 的上游基因，通过 Chk-p53 途径调节细胞凋亡。并且 *p53* 通过对转录的抑制来调节 *CDC2* 和 *Cyclin B*，推测 *PER1* 基因通过对 *p53* 的调控参与了 *CDC2* 和 *Cyclin B1* 的调控。*PER1* 这个核心的昼夜节律基因不仅是抑癌基因，还可以被认为是 *p53* 的上游调控基因，它通过调控 *p53* 的表达、DNA 损伤修复和凋亡，在抑制肿瘤生长、促进癌细胞凋亡中发挥重要作用。

Yin 等用 PER2-shRNA 慢病毒转染 p53 野生型人胶质瘤 U343 细胞后使 *PER2* 低表达。给予 X 线照射后，无论是 shRNA-*PER2* 细胞组、空转组和空白对照组所有的 U343 细胞内 *PER2* 的表达量均有所下降，且 shRNA-*PER2* 组表现出的下降幅度更为显著。说明 X 线照射可以下调人胶质瘤 U343 细胞内 *PER2* 的表达，但具体机制尚不清楚。在 X 线照射后，与对照组相比，*PER2* 低表达的 shRNA-*PER2* 细胞组 DNA 损伤更为严重，细胞凋亡率明显增加，在照射早期尤为明显，且在 X 线照射后的 1h、12h、24h 随着时间变化，shRNA-*PER2* 细胞组的 DNA 损伤和细胞凋亡呈现出递增的趋势，说明下调生物钟基因 *PER2* 的表达可以增加人胶质瘤 U343 细胞对 X 线的敏感性；在照射早期凋亡差异尤为明显，*PER2* 表达下调的实验组 U343 细胞早期凋亡率至少是对照组的 5 倍，提示 X 线使得 shRNA-*PER2* 组细胞 DNA 损伤更为严重，而一旦 DNA 损伤不能被修复或修复不全，便会即刻启动相关的凋亡调控系统，从而促进细胞凋亡的发生。此外，在 X 线照射 24h 后，检测了各组 U343 细胞内与 DNA 损伤、细胞凋亡相关的基因、蛋白的表达情况，发现随 *PER2* 蛋白表达量的下调，*ATM* 和 *p53* 的表达水平也明显减少，而 *C-myc* 的表达水平显著增加。当细胞的 DNA 发生损伤后，会陆续激活 ATM，Chk1 等这些 DNA 损伤检测点，随后它们会进一步激活 *p53* 基因产生 P53 蛋白，从而启动 DNA 的损伤修复系统，P53 蛋白的激活可以诱导细胞周期阻滞、调控 DNA 损伤修复或者启动细胞凋亡程序等。从理论上来说，*PER2* 的下调增加了 U343 细胞对 X 线的敏感性，加重了细胞 DNA 的损伤程度，理应会激活更多的 DNA 损伤检测点 ATM 以及 DNA 损伤修复系统调控基因 *p53* 等的表达，但从实验结果来看 *ATM* 和 *p53* 却表现出一种表达下降的趋势，这表明 *ATM* 和 *p53* 的表达可能不仅受 DNA 损伤的影响，更多的是受 *PER2* 基因表达量的调控。而 *C-myc* 基因受抑癌基因 *p53* 和凋亡因子 *Bcl* 家族基因的共同调控作用，促进细胞凋亡的发生。通常情况下，*p53* 会与 *C-myc* 的启动子相结合发生去乙酰化作用来抑制 *C-myc* 的转录。而上述表明，受 *PER2* 下调的影响，*p53* 的表达量减少，从而减弱了其对 *C-myc* 的抑制作用，而使原癌基因 *C-myc* 的转录增加，进一步促进细胞凋亡的发生。因此，生物钟基因 *PER2* 不但可以影响胶质瘤细胞对 X 线的敏感性，更主要是作为 ATM 和 *p53* 的上游调控基因，通过下调 ATM 和 *p53* 的表达量，降低它们在 ATM–p53 通路中对 DNA 的损伤修复能力，以及对 *C-myc* 转录的抑制作用，共同促进细胞的大量凋亡。

3.2.4.6 *PER* 基因与胶质瘤干细胞

胶质母细胞瘤（GBM）是胶质瘤中恶性程度最高的一种肿瘤，其具有广泛的侵袭性，致残率、致死率高，手术和放化疗效果均不佳，患者 5 年生存率小于 10%（平均生存时间 15 个月左右），这对人类的生命健康是严重的威胁。而近年的研究证明胶质母细胞瘤中确实留存一小部分胶质母细胞瘤干细胞（GSCs），具有形成肿瘤、启动肿瘤快速增殖的初始细胞等特殊的生物学特性并具有完整的成瘤能力，对常规治疗抗拒的特点，缺乏根治手段。GSCs 的主要特征包括：①自我更新和无限增殖；②接种到裸鼠体内可形成肿瘤；③通过特异性分裂，可以产生两种不相同性质细胞，胶质干细胞与胶质非干细胞；④可逃避免疫监视而不被清除；⑤对放疗、化疗不敏感；⑥在体外培养可聚集生长并形成球样细胞，同时有异质性的肿瘤细胞产生。Sharma 等从 C6 细胞系分离并培养 H33 阴性的神经胶质瘤干细胞（CSCs），发现在 Forskolin 处理细胞后，非 CSCs 表现出预期的 C6 细胞的昼夜节律，而培养基中单层的 CSCs 其 mPER2 蛋白没有表现出昼夜节律；而与单层细胞不同，富含 GSCs 的 C6 肿瘤球存在 *mPER2* 基因的昼夜表达，保留了昼夜节律功能，这表明肿瘤球微环境支持了昼夜节律振荡。

（1）胶质瘤干细胞与上皮间质转化（EMT）。胶质母细胞瘤细胞或其相关的 CSC 亚群能够分化为内皮样细胞，该内皮样细胞可以替代形成肿瘤相关脉管系统所需的宿主来源的内皮细胞，此过程即 EMT。肿瘤细胞通过上皮 – 间质转化使迁移能力增强，具有高侵袭性。与胶质瘤干细胞相似，EMT 后的胶质瘤细胞表现出表型异质性、基因表达改变和对抗癌药物的耐药性并伴随着侵袭性的增加。PER2 已被证明在转移性乳腺癌细胞系中作为肿瘤和 EMT 抑制因子发挥调节作用。De 等用 C6 大鼠胶质瘤细胞系构建的神经胶质瘤模型并诱导 EMT，是因为该细胞系提取 CSCs 形成的肿瘤球内的 PER 基因可以呈现昼夜节律性表达。用含有生长因子［表皮生长因子（EGF）、成纤维细胞生长因子（FGF）、血小板衍生生长因子（PDGF）］的培养基诱导 EMT。通过 ZEB1 和 Vimentin 的表达验证了 EMT 的启动后，肿瘤球开始形成。随着在肿瘤球体内 EMT 后细胞数量的增加，在 19~29h 的时间范围内观察到了昼夜节律振荡。振荡与最初的 Forskolin 处理不同步，节奏独立于同步信号而存在。说明内源性昼夜节律振荡器控制胶质瘤中的 EMT，从而在一天的特定时间内增强了大量的 EMT 后细胞。

（2）胶质瘤干细胞与 MMP-2 蛋白。MMP-2 作为基质金属蛋白酶家族的重要成员之一，是降解细胞外基质的主要结构和基底膜的关键酶，在参与肿瘤细胞的迁移过程中起到了重要作用，参与了肿瘤的侵袭和转移，是一个与肿瘤侵袭性相关的重要因子。在胶质瘤中，MMP-2 因子与胶质瘤的恶性程度呈现正相关。Gu 等从人源性 U87 胶质瘤细胞系中提取到干细胞，用慢病毒转染 U87 胶质瘤干细胞使得 PER2 基因过表达，并检验基质金属蛋白酶 –2（MMP-2）mRNA 及蛋白表达量，发现 PER2 基因过表达 U87 胶质瘤干细胞内 MMP-2 蛋白表达量高于空载体组和未转染组。PER2 基因的过表达在 U87 胶质瘤干细胞内对 MMP-2 因子的表达有着一定的抑制作用，结合 PER2 基因在胶质瘤组织中的表达明显低于周围正常组，这提示 PER2 基因可能通过调控 MMP-2 因子的表达来增加 U87 胶质瘤干细胞的侵袭性。

3.2.5 CRY1 基因与脑胶质瘤

Luo 等收集 69 例手术切除的胶质瘤组织及其周围非肿瘤组织标本，通过免疫组化发现正常组织中 CRY1 和 CRY2 的阳性表达率为 100%，而 69 例胶质瘤中，CRY1 在高级别和低级别胶质瘤中的表达阳性率分别为 56.76%、53.13%，CRY2 在高级别和低级别胶质瘤中的表达阳性率分别为 72.97%、75.0%。CRY1 和 CRY2 在胶质瘤细胞中的表达明显低于其周围的非胶质瘤细胞，CRY1、CRY2 在高级别和低级别胶质瘤中的表达率差异无显著性，但 CRY2 的免疫活性强度在高级别和低级别胶质瘤之间有显著性差异（$r=-0.384$，$P=0.021$）。这提示同一患者胶质瘤组织和正常脑组织中可能存在多个不同步的生物钟，说明胶质瘤组织中的胶质瘤细胞群具有异质性。这更进一步支持了一些昼夜节律基因通过促进癌细胞的生长和增殖而在胶质瘤的发展中发挥作用。

3.2.6 *TIMELESS* 基因与胶质瘤

Wang 等利用免疫组化等技术检测了 94 个胶质瘤组织中 *TIMELESS* 的表达，并以胶质瘤病灶周围非肿瘤组织作为对照，发现在低级别胶质瘤和周围非胶质瘤组织中 *TIMELESS* 表达的差异不显著，而高级别胶质瘤的免疫活性强度明显高于低级别胶质瘤和高级别胶质瘤周围的非肿瘤组织的免疫活性强度。这说明在高级别胶质瘤中，*TIMELESS* 的表达明显高于低级别胶质瘤和非胶质瘤。因此，可以推测 *TIMELESS* 的表达异常可能导致正常昼夜节律紊乱，从而有利于胶质瘤细胞的存活，促进肿瘤的发生。

3.2.7 *Rev-erb* 基因与胶质瘤

BMAL1/CLOCK 受到启动核受体基因 Rev-erbα、β 和 RORα、β、γ 的表达的影响，从而识别 *BMAL1* 启动子中与维 A 酸受体相关的孤儿受体元件，进一步分别降低或增强其转录，NR1D2（核受体亚家族 1 组 D 成员 2，又称 Rev-erbβ）是 NR1D1（又称 Rev-erbα）的变异体，通常被认为是一种 *BMAL1* 转录的阻遏因子。研究表明，NR1D1 和 NR1D2 在调节昼夜节律、新陈代谢和炎症反应方面具有多种功能。NR1D2 是各种人类癌细胞的主要变异，而 NR1D1 在正常组织中更为丰富。

3.2.7.1 Rev-erbα 和 FABP7 对胶质母细胞瘤细胞迁移和增殖的影响

脂肪酸结合蛋白 7（FABP7），也被称为脑脂结合蛋白（BLBP），FABP7 是脂肪酸结合蛋白质家族中的一个成员，它促进了疏水性长链脂肪酸的溶解。它们主要作用于脂肪酸的吸收 / 运输，并且广泛地与细胞的生长和分化有关。Schnell 等将含荧光素酶（*FABP7*：Luc）的 *FABP7* 启动子转染胶质母细胞瘤细胞系 NG108-15，发现 Rev-erbα 以剂量依赖的方式抑制 *FABP7* 启动子的活性。同时 *FABP7* 启动子上的近端 Rev-erbα 结合元件（RORE）的缺失取消了 Rev-erbα 介导的抑制。而维 A 酸相关孤儿受体 α（RORα），也与 RORE 结合激活 *FABP7* 启动子，方式与激活 *BMAL1* 的方式相似。这些结果表明 FABP7 受核受体 Rev-erbα 和 RORα 的调控。与溶剂对照 DMSO 相比，Rev-erbα 拮抗剂 SR8278 增加了 FABP7 的表达、细胞的迁移和增殖，表明 Rev-erbα 的抑制对 U-251 MG 胶质母细胞瘤细胞迁移和增殖特性有积极作用。将针对 *FABP7* 的 siRNA 导入到细胞中抑制了 *FABP7* 的表达。无论是否加入 SR8278，*FABP7* 表达缺失都抑制了胶质母细胞瘤细胞的迁移和增殖，进一步支持了通过调控 *FABP7* 表达或 Rev-erbα 活性可以影响胶质母细胞瘤细胞的增殖和迁移。值得注意的是，*CLOCK* 是由 Rev-erbα 直接调节的，因此 Rev-erbα 的激动剂不仅可以减少 *FABP7* 的表达，还可以降低 CLOCK 的水平，这可能会减少神经发生，降低胶质母细胞瘤的发展潜力。

3.2.7.2 Rev-erbα 与 RTK/PI3K/AKT 轴和灶性黏附

Yu 等检测了不同级别人脑胶质瘤组织中 NR1D2 的表达。NR1D2 在低级别胶质瘤（星形细胞瘤Ⅱ级）中呈中度表达，主要位于胞浆。而在星形细胞瘤Ⅲ级，特别是在胶质母细胞瘤Ⅳ级，NR1D2 的 mRNA 及蛋白质水平要高得多，并且显示出很强的核染色。同样，NR1D2 的蛋白质水平在人 GBM 细胞系 U-87 MG、LN-18、T98G、U-118 MG 和 U-373 MG 中丰富，但在星形胶质细胞中较低。提示 NR1D2 在胶质瘤中高表达，并可能与恶性表型呈正相关。然后在 LN-18、T98G、U118 MG 细胞和原代人脑星形胶质细胞（HA）中使用基因特异性 siRNAs 沉默 NR1D2。NR1D2 蛋白在细胞内耗尽后表现出胶质瘤细胞的迁移变缓、侵袭力和活力降低，但 HA 的细胞不受 NR1D2 耗尽的影响，说明 *NR1D2* 基因敲除抑制胶质母细胞瘤细胞的迁移、侵袭和增殖。

上皮向间充质转化（EMT）使癌细胞具有侵袭性，并导致肿瘤的进展和转移；EMT 受信号转导途径（STAT3、NF-κB、MAPK、PI3K/AKT）调控，与 GBM 恶性程度密切相关。AXL 是 TAM（Tyro3-Axl-Mer）受体酪氨酸激酶（RTK）家族的成员，一种定位于细胞膜的 RTK。在许多癌症中过表达和激活，包括人类 GBM。AXL 与 EMT 表型呈正相关，患者出现预后差并增加肿瘤转移和药物抵抗。在 LN-18 细胞将 NR1D2 沉默后用 RNAseq 方法鉴定 NR1D2 缺失后的差异表达基因（DEG），发现在 *NR1D2* 敲除的细胞中受体酪氨酸激酶 AXL 减少了 2.5 倍。同时发现与 siControl 细胞和 HA 相比，NR1D2-KD GBM 细胞中 AXL 的蛋白水平显著降低即细胞膜定位减少。此外 AXL 在 GBM 细胞系中的表达高于原代人星形胶质细胞。随后用基因芯片分析，证实了 NR1D2 与 AXL 上游从 -304bp 到 -467bp 相关。此外，在双荧光素酶报告系统中，AXL 启动子的调节区可以被 NR1D2 激活。表明 AXL 在胶质母细胞瘤细胞中高表达，是 NR1D2 的直接靶点。将 *AXL* 基因沉默后，抑制了胶质瘤细胞的迁移、侵袭和增殖。RTK/PI3K/AKT 轴是在细胞增殖和运动中发挥重要作用的信号通路。将 NR1D2 的沉默，抑制了 LN-18、U-118 MG 和 T98G 细胞中 AXL 的表达，降低了 AXL 的磷酸化，以及磷酸化的 PI3K-P85/P55 和磷酸化的 AKT。并且外源 AXL 的表达补偿了由 *NR1D2* 基因敲除诱导的磷酸化 PI3K 和 AKT 的减少，并恢复了细胞生长。提示 NR1D2 可能通过 AXL/PI3K/AKT 信号通路调节胶质母细胞瘤细胞增殖。此外，*AXL* 基因的敲除只降低了 NOTCH4 的表达，而不降低 ZEB2、Tcf7、IL11 和 NOTCH2 的表达，而在 *NR1D2* 基因敲除后，所有这些基因的表达都降低了。表明 *NR1D2* 的敲除可能会抑制胶质母细胞瘤的 EMT 和随后的转移，并且 NR1D2 在调节 GBM 细胞 EMT 方面有比 AXL 更多的靶点。

肌动蛋白（actin）的核化和聚合是肌动蛋白组装和细胞骨架构建的重要过程，是癌细胞扩散、迁移和转移的基础。LN-18 细胞 *NR1D2* 敲除后出现明显的形态学变化，即细胞萎缩、细胞移动减少，用免疫荧光技术监测了细胞黏附相关蛋白，发现与对照组相比，NR1D2-KD 细胞的灶性黏附（FA）受损，灶性黏附激酶（FAK）是 FA 信号通路中的一个重要介质，对新生黏附的形成、FA 的成熟和纤维肌动蛋白（F-actin）的组装都是不可或缺的。*NR1D2* 敲除明显降低磷酸化的 FAK，即使 FAK 的总量保持不变。相反在 *AXL* 基因敲除细胞中，总 FAK 和磷酸化 FAK 都保持不变。综上所述，NR1D2 通过 FAK 介导的信号通路调节胶质母细胞瘤细胞的灶性黏附成熟，并且它不依赖于 AXL。F-actin 是新生黏附形成和细胞收缩的关键。Phalloidin 标记显示 *NR1D2* 基因敲除细胞中纤维肌动蛋白明显减少，而 *AXL* 基因敲除细胞中未见纤维肌动蛋白减少。进一步说明，抑制 NR1D2 严重损害 F-actin 组装和 FA 成熟，导致细胞萎缩，随后使胶质瘤细胞不能移动，即 NR1D2 是胶质母细胞瘤细胞 F-actin 聚合所必需的。

3.2.7.3 Rev-erbs 激动剂与胶质瘤治疗

Rev-erb 是血红素结合的生物钟成分，作为肿瘤发生过程的抑制因子。与四吡咯血红素结合增强 Rev-erbs 的抑制肿瘤的功能。吡咯衍生物（SR9009 和 SR9011）作为具有体内活性的特异性 Rev-erbs 激动剂，SR9009 和 SR9011 治疗对癌细胞活性的损害是诱导凋亡，而不需要野生型 p53 的存在，并且 Rev-erb 激动剂通过减少了自噬小体的数量，有效地抑制自噬。Sulli 等发现 Rev-erbβ 表达与脑癌患者的生存期呈正相关。几种胶质母细胞瘤（GBM）细胞系［包括脑瘤起始细胞 005 和 RIGH（BTICs），A172，以及患者来源的 GBM 干细胞］在体外对 Rev-erb 激动剂治疗敏感。SR9009 已知可以跨越血 - 脑屏障，小鼠脑内立体定向注射 BTICs，肿瘤建立后开始 SR9009 治疗。SR9009 减少了 GBM 的生长，引发了凋亡，并下调了自噬基因的表达。此外，SR9009 在 GBM 患者来源的异种移植模型中减少肿瘤生长，并有效且显著地提高了以上两种胶质母细胞瘤模型的存活率。

3.2.8 生物钟基因与单核苷酸多态性

单核苷酸多态性（SNPs）主要是指在基因组水平上由单个核苷酸的变异所引起的 DNA 序列多态性。当生物钟基因的单核苷酸多态性改变时可能导致胶质瘤风险增加及预后改变。Madden 等收集 622 例新诊断的胶质瘤病例和 628 名健康对照者的口腔唾液中的 DNA 样本，其中，341 例（55%）诊断为多形性胶质母细胞瘤（GBM），146 例（23%）为 Ⅰ、Ⅱ 或 Ⅲ 级星形细胞病变，94 例（15%）为少突胶质细胞瘤（Ⅱ~Ⅲ级），41 例（6.6%）为另一种肿瘤亚型（神经节胶质瘤等）或病理报告中未指定亚型的胶质瘤。对受试者 *ARNTL*、*CRY1*、*CRY2*、*CSNK1E*、*KLHL30*、*NPAS2*、*PER1*、*PER3*、*CLOCK* 和 *MYRIP* 的 17 个候选 SNPs 进行基因型分析。发现 *PER1* 的变异（Rs2289591）

与总体胶质瘤风险显著相关，CLOCK（RS11133391）的变异等位基因增加了少突胶质细胞瘤的风险，但与其他胶质瘤亚型无关。在性别分层分析中出现了 MYRIP 和 CSNK1E 的关联。在 TCGA（癌症与肿瘤基因图谱）数据中，*MYRIP*、*ARNTL*、*CRY1*、*KLHL30*、*PER1*、*CLOCK* 和 *PER3* 这几个基因在胶质母细胞瘤和正常脑中表现出差异表达，*NPAS2* 的表达与患者的不良预后显著相关。这一探索性分析提供了一些证据，支持昼夜节律基因在胶质瘤的发生和可能的转归中的作用。

3.2.9 缺氧与生物钟节律紊乱及胶质瘤预后的关系

Chang 等从基因组、转录和临床数据三个方面分析了 21 种癌症类型的 18 484 个样本，找出可能的生物钟功能丧失（$CLOCK^{Loss}$）和生物钟功能获得（$CLOCK^{Gain}$）基因，进一步发现昼夜节律失调的分子基础及其对患者预后的影响。假定的功能丧失基因（$CLOCK^{Loss}$）被定义为在肿瘤样本中与非肿瘤样本相比反复缺失和下调的基因。假定的功能获得基因（$CLOCK^{Gain}$）被定义为在肿瘤和非肿瘤样本中反复扩增和上调的基因。发现 $CLOCK^{Loss}$ 基因有 *CLOCK*、*CRY2*、*FBXL3*、*FBXW11*、*NR1D2*、*PER1*、*PER2*、*PER3*、*PRKAA2*、*RORA* 和 *RORB*，$CLOCK^{Gain}$ 基因为 *ARNTL2* 和 *NR1D1*。对于每个患者，$CLOCK^{Loss}$ 和 $CLOCK^{Gain}$ 评分是根据每组基因的平均 log2 表达值计算出来的。发现 $CLOCK^{Loss}$ 和 $CLOCK^{Gain}$ 分别具有抑瘤和促瘤作用。当考虑体细胞扩增时，观察到在胶质瘤含有缺失生物钟基因的样本中比例最低。$CLOCK^{Loss}$ 和 $CLOCK^{Gain}$ 对胶质瘤预后有预测作用，$CLOCK^{Loss}$ 评分最高的患者死亡率最低，$CLOCK^{Gain}$ 评分高的患者死亡风险增加，但预测作用与肿瘤类型有关，对于膀胱癌和胃癌情况并非如此。在星形细胞瘤和少突胶质细胞瘤的组织学亚型中，$CLOCK^{Gain}$ 基因是独立的预后因素，高表达 $CLOCK^{Gain}$ 基因的患者预后较差。

肿瘤缺氧与疾病侵袭性和治疗抵抗力有关。低氧反应由生物钟控制，缺氧诱导因子（HIF）是缺氧信号的主要调控因子，在低氧条件下能够直接或间接调节血管生成、细胞增殖与凋亡、能量调节等众多通路，从而使机体能够适应缺氧环境。在结构上 HIF 与生物钟核心蛋白 BMAL1 和 CLOCK 相似，推测这两条途径都可以协同调节下游基因。有实验证明，HIF 所调控的下游缺氧基因——分化型胚胎软骨细胞表达基因1，2（DEC1/2），可抑制 BMAL1 与 PER 的表达，导致生物钟节律紊乱，加速肿瘤生长。在胶质瘤队列中，观察到缺氧与 $CLOCK^{Loss}$ 评分呈显著负相关。具有较低 $CLOCK^{Loss}$ 基因水平的低氧肿瘤患者表现最差，肿瘤缺氧程度较高且 $CLOCK^{Gain}$ 评分较高的患者存活率最低。这进一步说明由于昼夜节律失调而导致的肿瘤抑制丧失或促肿瘤特性增强，缺氧会进一步加剧该作用。

3.2.10 褪黑素与胶质瘤

褪黑素是由松果体分泌的，与昼夜节律密切相关。生物钟基因控制褪黑素的产生，其中编码 $N-$ 乙酰基转移酶（褪黑素合成中的限速酶）的基因在其启动子中带有 E-box 元件，该元件是 BMAL1/CLOCK 异二聚体结合和反式激活的位点。几项研究表明褪黑素对神经胶质瘤有效的抗肿瘤作用的多方面机制，包括抑制雌激素、抗氧化应激反应和神经保护作用。褪黑素通过抑制与癌症转移相关的 HIF-1α 或 ROS/NF-κB/MMPs 途径失活来降低胶质瘤细胞的迁移和侵袭能力。Gu 等发现 miR-155 促进了胶质瘤细胞的增殖和侵袭，并且在 1μmol/L 褪黑素处理的胶质瘤细胞后能有效抑制 miR-155 在人脑胶质瘤细胞系中的表达，提示褪黑素的抗癌作用。并且褪黑素处理的 U87 细胞的凋亡率显著增加（>3.2 倍）。此外，褪黑素抑制 C-myc 的表达，C-myc 的表达下调导致 miR-155 的表达减少，进一步抑制胶质瘤细胞的增殖和侵袭能力。另一项研究表明，肿瘤坏死因子相关凋亡诱导配体（TRAIL）可以杀死不同细胞来源的肿瘤细胞，而没有严重的毒副作用。TRAIL 通过结合两种癌细胞表面受体之一 DR4 或 DR5 来杀死细胞。但许多类型的癌症，包括胶质瘤，由于凋亡信号级联的阻断对 TRAIL 具有耐药性。褪黑素可以有效增敏 TRAIL 诱导的人脑胶质瘤细胞凋亡，通过调节 PKC 活性产生作用，而 PKC 活性反过来又降低 Akt 的激活，导致 DR5 水平的升高和抗凋亡蛋白 Survivin 和 Bcl-2 水平的降低。上述研究说明了褪黑素作为有效的抗致瘤剂的关键作用，甚至对耐药的神经胶质亚型同样有效。

3.2.11 胶质瘤与时辰治疗

3.2.11.1 p38 MAPK 通路与时辰治疗

丝裂原活化蛋白激酶（MAPK）途径活性受到生物钟的昼夜节律和光调节，并且与细胞生理和增殖密切相关。p38 MAPK 通路在细胞凋亡、分化、增殖、发育和其他应激反应中起重要作用，有证据表明生物钟与 p38 MAPK 之间存在联系。在雏鸡松果体中，p38 MAPK 在生物钟的昼夜输入中起作用。并且，p38 MAPK 活性在仓鼠 SCN 中表现出昼夜振荡。p38 MAPK 途径激活（磷酸化）导致细胞信号传递进一步调节增殖和凋亡。p38 MAPK 的高表达和活性的增加也与多种肿瘤（包括胶质母细胞瘤）的预后不良相关。因此，p38 MAPK 抑制剂在化疗中的应用引起了极大的关注。虽然它们具有潜力，但高毒性和非靶向效应严重限制了它们的治疗价值。Goldsmith 等检测 SCN 和成纤维细胞中磷酸化 p38 MAPK 的相对水平，均呈现出节律性。而在生物钟被打乱的 *PER1*ldc/*PER2*ldc 突变小鼠的 SCN 和成纤维细胞系中磷酸化 p38 MAPK 的水平失去节律性，并且其水平显著降低。表明 p38 MAPK 的磷酸化和激活是受生物钟控制的，功能性的 *PER1* 和 *PER2* 是正常调节 p38 MAPK 磷酸化所必需的。同样 p38 MAPK 活性在人星形胶质细胞中是周期性的，而在侵袭性人肝细胞性肝癌（IM3）胶质瘤细胞中呈持续性高表达（p38 MAPK 活性相对于亲代 C6 胶质瘤细胞有不同程度的升高，具体机制尚不清楚）。说明 IM3 细胞中持续高水平的 p38 MAPK 活性可能反映了这些细胞的昼夜节律性的丧失。IM3 细胞中 p38 MAPK 活性节律的丧失可能是由于昼夜节律振荡遭到破坏，或者由于节律性振荡与 p38 MAPK 通路之间失去耦合所致。VX-745 是有效和高度特异的 p38 MAPK 抑制剂，以生物钟控制下的人星形胶质细胞为参照，当人星形胶质细胞 p38 MAPK 活性在一天中的正常低水平时，用 VX-745 抑制同时期培养的 IM3 细胞中的 p38 MAPK 活性，可以显著降低 IM3 的侵袭力，而在人星形胶质细胞中磷酸化 p38 MAPK 水平达到峰值的时间，同样用 VX-745 处理 IM3 细胞，IM3 侵袭力却没有明显降低。表明在 IM3 细胞中节律性振荡与 p38 MAPK 通路之间存在耦合缺失。VX-745 的特定时间处理可以恢复这种偶联，并支持 p38 MAPK 活性的节律和侵袭性受到生物钟控制。根据以上结果可以推测，如果在一天中的适当时间使用 p38 MAPK 抑制剂治疗胶质瘤，可能会更有效，毒性更小。

3.2.11.2 胶质瘤与姜黄素

在治疗方面，姜黄素（治疗多种癌症的植物化学物质）与化疗药物（包括顺铂或阿霉素）联合使用可诱导 GBM 细胞凋亡；从分子角度来看，姜黄素可以通过刺激 PPARγ 激活 *BMAL1*。研究表明，多酚（例如姜黄素）可以激活 SIRT1，SIRT1 是一种控制昼夜节律机制的 HDAC。在 mPER2 蛋白有节奏的峰值表达之前数小时，临时使用姜黄素可使肿瘤细胞出现节律性死亡。这些结果揭示了基于姜黄素或其类似物的治疗学中的时间敏感性。

4. 生物节律与垂体腺瘤

4.1 垂体腺瘤与细胞周期

在分析垂体腺瘤与生物钟基因相关性之前，有必要回顾一下现有关于垂体瘤发病机制的研究。人类自出生后，垂体细胞数量的稳定维持，有赖于下丘脑营养激素、抑制激素，以及外周激素的负反馈机制。常见的垂体瘤多为单克隆的良性肿瘤，其来源可能是单一的前体细胞，其拥有独特的增殖优势，一些研究指出垂体祖细胞可能是垂体瘤的来源，有研究指出，出生后的小鼠垂体中，早期的垂体祖细胞拥有干细胞的特征，能够最终分化为各种垂体激素分泌细胞，Hosoyama 等强调了垂体祖细胞在垂体瘤形成过程中的重要性。而促使垂体瘤发病的分子层面的机制涉及胞内、胞外的信号传导缺失，细胞周期失调、抑癌因子的丢失以及促癌因子的激活等。特定的肿瘤引发因子和肿瘤促进因子包括遗传或表观遗传异常，旁分泌生长因子中断和改变的胞内微环境。这些因素可能与垂体选择性癌蛋白激活或抑癌基因失活，或垂体细胞周期失调有关，均有助于细胞的持续增殖。这其中涉及细胞周期紊乱的信号通路失调似乎有着重要意义。细胞周期各个阶段的复杂控制是由细胞周期蛋白调节的，它可以刺激细胞周期蛋白依赖性激酶（CDKs）。视网膜母细胞瘤相关蛋白（Rb）是细胞周期的一种负调节因子，也是一种肿瘤抑制蛋白。CDKs 可以磷酸化即失活 Rb 蛋白。而去磷酸化即激活的 Rb 蛋白可以与 E2F 的转录因子绑定，从而阻止细胞周期进展从 G1/S 期，该阶段主要是 DNA 复制的合成阶段，Rb 的这一功能可以阻止受损 DNA 的复制。所以当 Rb 被 CDKs 磷酸化时，细胞周期就会不受限制地进展下去。大约 25% 的生长激素（GH）分泌腺瘤中 Rb 基因启动子发生高甲基化，并伴有表达缺失。

4.2 生物钟基因与细胞周期

了解了细胞周期信号通路的异常在垂体瘤发生过程中的作用，我们更有必要去了解细胞周期与生物钟的关系。现有的研究表明细胞周期基因的表达与昼夜节律存在一定的相关性。甚至有假说提出细胞昼夜节律的产生，是细胞为防止 DNA 损伤，以选择合适的代谢状态进入细胞周期。越来越多的研究表明细胞周期与昼夜节律之间存在相互影响的关系。昼夜节律可调控细胞周期基因的转录，大量的与细胞周期相关的基因其启动子区都含有 E-box 结构，如 Wee1 基因。其启动子区的 E-box 可被 CLOCK/BMAL1 识别并结合，在表达后使 CDK2-Cyclin B1 复合物磷酸化并失活，阻断 G2/M，从而延迟或阻止有丝分裂。同时节律基因在细胞内还参与细胞周期 "检查点" 的调控，PER1 和钟控蛋白 TIM 分别通过 ATM-Chk2 DNA 以及 ATR-Chk1 信号通路在 DNA 损伤修复的过程中发挥调控作用。其中 PER1 表达下调，干扰 ATM 对 Chk2 的磷酸化，减少 DNA 损伤诱导的细胞凋亡，促进肿瘤的发生、发展。细胞周期基因也会调控节律基因的表达。p53 作为细胞周期的重要蛋白，能和 PER2 启动子区的 p53 反应元件直接结合，覆盖 E-box 结构暂时性地抑制 CLOCK/BMAL1 介导的转录。由上述内容可见，垂体瘤形成机制是一个复杂的过程，细胞周期的紊乱似乎起着重要的作用，而节律基因在垂体瘤发病过程中是独立的影响因素还是通过影响细胞周期产生作用，依然无法阐明。

相比于其他癌症细胞中已研究知晓的大量生物钟基因表达、转录或翻译异常，关于垂体瘤生物调节分子层面的研究很少。一直以来，大家认为生物节律调节的中枢为视交叉上核，外部环境的光明、黑暗信息通过视网膜传至视交叉上核，而视交叉上核通过体液和神经信号将节律信息传至全身各个器官及组织，以同步全身的昼夜节律。皮质醇作为中枢时钟和外周时钟之间的第二信使，似乎支配着 SCN 的体液输出机制。

4.3 垂体的节律振荡

事实上，人体的外周器官除了受到节律中枢视交叉上核的调节外，其自身也具有一定的节律性。众所周知，垂体是由五种细胞类型（生长激素、催乳激素、胸腺激素、促肾上腺皮质激素和促性腺激素细胞系）组成的异质器官，它们以节律的方式分泌蛋白质激素（生长激素、催乳激素、胸腺激素、促肾上腺皮质激素、促黄体发育激素和促卵泡激素）。虽然所有的垂体细胞类型都受下丘脑因素的控制，但也有研究表明，腺垂体细胞含有一种能够自主测量时间的分子钟，Becquet 等的研究发现通过毛喉素同步的大鼠原代脑垂体细胞，证实核心时钟基因表现出一定的节律表达模式，而在 *BMAL1-R91A* 突变大鼠表现出内源性时钟控制基因和催乳素基因昼夜节律模式的丢失，这些发现提示垂体细胞包含内源性昼夜节律系统，指出下丘脑神经肽的作用可能是同步垂体细胞振荡器或增加垂体内振荡的振幅或允许垂体激素的分泌，这些被认为涉及调节而不是构成途径，并提出功能钟在垂体中的作用可能是在适当的时间刺激垂体激素的产生。Tsukamoto-Yamauchi 等研究了骨形成蛋白 -4（BMP-4）和褪黑素对关键时钟基因的表达模式的影响，指出在自分泌 / 旁分泌因子 BMP-4 和松果体源性褪黑素的影响下，垂体激素的昼夜节律调节可能至少部分发生在垂体本身水平，以时间编码的方式微调和稳定垂体激素的分泌。

而在 Florian-Wunderer 等研究探究垂体内分泌功能与其生物钟基因表达之间的联系的研究中，为了阐明可能的时间管理机制，根据死亡时间报告，将 52 个尸检获取的人类脑垂体分别分配到 4 个时间组：黑夜、黎明、白天和黄昏。研究垂体提取物中生物钟基因 *PER1*、*CRY1*、*CLOCK*、*BMAL1* 及相应蛋白产物的表达。实时荧光定量 PCR 中只有生物钟基因 *PER1* 表现出与白天相关的差异，而在黄昏时观察到其水平下降，而且人类脑垂体中，生物钟基因蛋白产物 PER1、CRY1 和生物钟的总量不随时间波动。由他们的数据可见人脑下垂体细胞中观察到的生物钟基因表达并不能为固有的生物钟功能提供证据。而垂体中基本的 *PER1*、*CRY1* 和 *CLOCK* 的存在确保了一个稳定的转录时钟基因蛋白产物的库。由此指出，灵长类动物面对外界变化做出的实时适应性反应，如果通过生物钟基因的转录变化去调节，可能耗时过多，相比之下对翻译产物蛋白质的修饰性快速调节，可能更有利于人类适应外界变化。

4.4 褪黑素与垂体激素分泌

褪黑素是一种亲脂性吲哚胺，由松果体中的血清素合成。褪黑素与视交叉上核和周围组织一起，作为昼夜节律的激素调节器，褪黑素在这些组织中的循环水平在白天低而在晚上高。然而，在库欣综合征中，由于缺乏昼夜节律，褪黑素的昼夜节律变化被证明是失调的。在无功能垂体腺瘤患者中，41% 的大腺瘤患者中发现褪黑素分泌改变，这些患者显示出白天的褪黑素水平高，晚上没有升高或其他的褪黑素分泌不规律。有较早期的研究提示血清中褪黑素水平在最大光照期间异常高，夜间异常低的现象常见于泌乳素瘤和生长激素腺瘤患者，而且另有研究提出端肥大症患者日间褪黑素分泌增加，并且与生长激素和胰岛素样生长因子（IGF）水平无关。由此可见，在垂体瘤的发生中褪黑素显示出异常的具体机制还有待研究，但其变化似乎与垂体肿瘤类型并无相关性。

4.5 生物钟基因与促肾上腺皮质激素分泌的关系

在 Tsukamoto-Yamauchi 等关于 BMP-4 和褪黑素对关键时钟基因的表达模式的影响研究中，指出包括 BMAL、CLOCK、PER 和 CRY，这些基因可能参与了促肾上腺皮质激素（ACTH）和催乳素（PRL）产生调节过程中的昼夜节律控制。他们的体外研究显示促肾上腺皮质激素细胞培养中，在没有促肾上腺皮质激素释放激素（CRH）处理的培养条件下，促阿皮素原（pro-opiomelanocortin，POMC）和 *PER2* 的 mRNA 表达存在显著相关性。在无 CRH 和 100nmol/L CRH 刺激条件下，siRNA 敲除 *PER2* 的表达可使 *PER2* mRNA 水平分别降低 46% 和 42%，且处理时间为 24h，在这两种条件下，*PER2* 的抑制导致 AtT20 细胞中 POMC mRNA 的降低分别为 47% 和 40%。

4.6 生物钟基因与催乳素分泌的关系

在 Tsukamoto 等研究体外大鼠 GH3 细胞系中，在毛喉素存在的情况下，*PRL* 和 *BMAL1* 表达之间的相关性减弱，在未使用毛喉素处理 24h 后的 *CLOCK* 基因的下调显著降低了中催乳素 mRNA 的水平。

Bose Sudeep 等研究了 *PRL* 基因脉冲式表达的机制，他们通过血清休克大鼠 GH3 细胞来同步培养细胞间的 PRL 脉冲，由此以揭示 *PRL* mRNA 的脉冲在这些细胞中与 *BMAL1*、*CRY1*、*PER1* 和 *PER3* mRNA 的表达存在时间上的联系。通过分析发现在 *PRL*

基因近端启动子区域存在两个位点，E-box133 和 E-box10，它们与昼夜节律因子有差异的结合，其中 E-box133 与 *BMAL1*、*cryptochrome1*、*PER1*、*PER3* 结合，而不是与 *PER2* 结合，E-box10 与 *BMAL1*、*cryptochrome1*、*PER2*、*PER3* 结合，而不是与 *PER1* 相互作用。而且任何与 E-box133 结合的因子的下调都会显著降低脉冲期间 *PRL* mRNA 的水平。由此他们指出在血清休克大鼠 GH3 培养中，*PRL* mRNA 的表达需要能结合到 E-box133 位点的昼夜节律元件。而且，功能不同的 E-box 之间的绑定昼夜节律原件的差异，不仅表明 E-box 可以绑定不同的组件，而且表明绑定到 E-box 的昼夜节律元素的数量和类型是决定其功能的关键。

4.7 甲状腺功能与垂体生物节律

在 Paula 等研究甲状腺激素水平与垂体前叶生物钟基因表达之间的相互作用中，通过将雄性 Wistar 大鼠分为对照组、甲状腺功能减退组和甲状腺功能亢进组。并且这些动物在 24h 内每 3h 被安乐死一批。切除垂体前叶，行 RT-qPCR 检测每种时钟基因 mRNA 表达，得到甲亢增加了核心时钟基因和促甲状腺胚胎因子（Tef）的 mRNA 表达，增加了 *BMAL1* 的中间区和振幅。而甲状腺功能减退破坏了 *BMAL1* 和 *PER2* 的昼夜表达模式，降低了 NR1D1 和 Tef 的表达。所有垂体激素的基因表达均在甲减和甲亢中发生改变。指出甲减和甲亢改变了垂体前叶的昼夜节律钟基因表达。提示 T_3 在调节垂体内环境平衡中起重要作用，最终影响垂体前叶所有激素的节律性合成和分泌。

5. 生物节律与颅咽管瘤

颅咽管瘤通常间接影响下丘脑，起源于 Rathke's 囊的垂体周围区域，并沿着解剖中线向上延伸。一般来说，颅咽管瘤是局部侵袭性的，有指状附着物侵犯关键结构，如下丘脑、垂体、第三脑室和视神经。肿瘤生长或治疗通常会导致垂体功能减退、视野缺陷、肥胖和日间嗜睡增加。

Birketvedt 等首先报道 1 例乳头状颅咽管瘤患者表现为厌食恶病质综合征样，其特征是夜间频繁醒来，夜间能量摄入增加，夜间血浆褪黑素降低。进一步研究表明，Muller 等发现在 214 例儿童及青少年颅咽管瘤患者中有 82 例患有严重肥胖并伴随生活质量的下降，例如白天嗜睡的增加。随后进一步分析了 79 例儿童颅咽管瘤患者、19 例下丘脑毛细血管星形细胞瘤患者和 30 例对照组的白天嗜睡情况、唾液褪黑素和皮质醇的昼夜分泌情况。发现 79 名颅咽管瘤患者中有 28 名（35%）存在白天严重嗜睡（ESS

评分 > 10），尤其在身体质量指数（BMI）超过 4 个标准差的肥胖患者中尤为突出。随后发现在患有下丘脑肿瘤（如颅咽管瘤或毛细胞星形细胞瘤）的肥胖患者中，褪黑素的昼夜节律受到抑制。早晨、夜间唾液中褪黑素浓度与 ESS 评分之间呈现显著负相关；并挑选 10 例肥胖的颅咽管瘤患者进行褪黑素替代实验显示，在开始接受治疗之前患者存在严重的白天嗜睡（ESS>10），在治疗后 ESS 评分下降至 7 分，白天嗜睡持续改善，说明白天嗜睡与夜间褪黑素分泌减少有关，表明夜间褪黑素分泌减少导致儿童颅咽管瘤患者白天嗜睡增加。另一项研究同样证实了相关发现，Lipton 等在自称日间高睡眠（DH）的受试者 4 名颅咽管瘤患者中观察到不规则的就寝时间、频繁的夜间活动和不适当的日间休息。并且与对照组相比，所有受试者 24h 的平均血浆褪黑素水平都非常低。此外，夜间平均褪黑素水平（晚上 10 点到次日早上 7 点之间）也明显低于对照组。由此推测，褪黑素昼夜节律的完全丧失可能反映了白天昼夜节律唤醒机制的破坏，从而导致稳定的睡眠驱动不受控制，这些患者出现 DH 和睡眠中断。Pickering 等发现颅咽管瘤患者（15 例）与健康对照组相比睡眠 - 觉醒模式没有差异。虽然褪黑素浓度在任何时间点与对照组相比都没有不同，而曲线下面积（AUC）反映患者的总的褪黑素浓度比对照组低。并且在患者中，午夜褪黑素浓度低与夜间睡眠时间减少、总睡眠时间减少和睡眠效率受损有关，还与日间嗜睡增加和睡眠质量受损有一定关系。此外，观察到褪黑素峰值低的患者白天嗜睡增加，睡眠质量下降，全身疲劳和精神疲劳有增加的趋势，而褪黑素分泌正常的患者与健康对照组无明显差异。通过活动计数评估，午夜褪黑素偏低与体力活动减少有关，推测体力活动减少可能是患者疲劳和嗜睡增加的反映。患者的每日皮质醇曲线大致显示出与健康对照组相同的模式；然而，患者的平均唾液皮质醇浓度较高，特别是在晚上。午夜高皮质醇对睡眠有负面影响，夜间醒来的次数增加，总睡眠时间有减少的趋势。尽管如此，在调整体内皮质醇后，午夜褪黑素降低仍然与总睡眠时间减少独立相关，而午夜高皮质醇仍然与觉醒次数独立相关。

6. 总结

不同的流行病学研究表明，扰乱正常的昼夜节律与增加患癌症的风险有关。并且时钟基因的失控表达已经在各种类型的癌症中被证实。这些发现表明生物钟与癌症的发展和进展密切相关。本章内容即展示了这种联系与神经系统肿瘤分子发病机制相关的不同证据。昼夜节律机制是影响不同生物过程的各种信号级联的复杂网络的最重要的调节器。有趣的是，昼夜节律在脑胶质瘤发生、发展机制中起着里程碑式的作用。在已有的胶质瘤相关的研究显示，生物钟基因通过对胶质瘤细胞的上皮间质转化

（EMT）、血管生成和侵袭、胶质瘤代谢与微环境、细胞周期调控、DNA 损伤修复和凋亡、基因表观修饰、放疗及药物敏感性等方面的影响胶质瘤的发展。干预昼夜节律系统在神经胶质瘤研究领域十分有前景。时辰治疗学的应用可以有效地影响干细胞的生长、肿瘤的侵袭性、血管生成和药物的传递，从而达到改善治疗效果的目的。但是目前研究关于时钟基因的表达变化在垂体瘤与颅咽管瘤中的变化依然很少，现有的研究主要停留在探究时钟基因在垂体激素分泌过程中所起的作用以及颅咽管瘤影响 SCN 进一步改变褪黑素分泌等相关研究。未来关于生物钟基因影响垂体瘤与颅咽管瘤中发生机制与治疗相关还有待进一步探索。

参考文献

［1］Slat E A, Sponagel J, Marpegan L, et al. Cell-intrinsic, Bmal1-dependent circadian regulation of temozolomide sensitivity in glioblastoma［J］. J Biol Rhythms, 2017, 32(2): 121-129.

［2］Li A, Lin X, Tan X, et al. Circadian gene clock contributes to cell proliferation and migration of glioma and is directly regulated by tumor-suppressive miR-124［J］. FEBS Lett, 2013, 587(15): 2455-2460.

［3］He Z, Wang Y, Huang G, et al. The lncRNA UCA1 interacts with miR-182 to modulate glioma proliferation and migration by targeting iASPP［J］. Arch Biochem Biophys, 2017, 623-624: 1-8.

［4］Huang Z, Zhao X, Wu X, et al. LncRNA UCA1 facilitated cell growth and invasion through the miR-206/CLOCK axis in glioma［J］. Cancer Cell Int, 2019, 19: 316.

［5］Xia H C, Niu Z F, Ma H, et al. Deregulated expression of the Per1 and Per2 in human gliomas［J］. Can J Neurol Sci, 2010, 37(3): 365-370.

［6］Wang F, Luo Y, Li C, et al. Correlation between deregulated expression of PER2 gene and degree of glioma malignancy［J］. Tumori, 2014, 100(6): e266-e272.

［7］Fujioka A, Takashima N, Shigeyoshi Y. Circadian rhythm generation in a glioma cell line［J］. Biochem Biophys Res Commun, 2006, 346(1): 169-174.

［8］Maronde E, Motzkus D. Oscillation of human Period1 (hPER1) reporter gene activity in human neuroblastoma cells *in vivo*［J］. Chronobiol Int, 2003, 20(4): 671-681.

［9］Fan W, Chen X, Li C, et al. The analysis of deregulated expression and methylation of the PER2 genes in gliomas［J］. J Cancer Res Ther, 2014, 10(3): 636-640.

［10］Niu Z F, Wang C Q, Xia H C, et al. Period2 downregulation inhibits glioma cell apoptosis by activating the MDM2-TP53 pathway［J］. Oncotarget, 2016, 7(19): 27350-27362.

[11]Niu Z F, Li Y H, Fei Z, et al. Circadian genes Per1 and Per2 increase radiosensitivity of glioma *in vivo* [J]. Oncotarget, 2015, 6(12): 9951–9958.

[12]Zhu L, Wang Q, Hu Y, et al. The circadian gene Per1 plays an important role in radiation-induced apoptosis and DNA damage in glioma [J]. Asian Pac J Cancer Prev, 2019, 20(7): 2195–2201.

[13]Lei Y, Liu W, Xia H, et al. Down-regulation of PER2 increases apoptosis of gliomas after X-ray irradiation [J]. Hemotherapy, 2017, 6: 228.

[14]Luo Y, Wang F, Chen L A, et al. Deregulated expression of Cry1 and Cry2 in human gliomas [J]. Asian Pac J Cancer Prev, 2012, 13(11): 5725–5728.

[15]Wang F, Chen Q. The analysis of deregulated expression of the timeless genes in gliomas [J]. J Cancer Res Ther, 2018, 14: S708–S712.

[16]Yu M, Li W, Wang Q, et al. Circadian regulator NR1D2 regulates glioblastoma cell proliferation and motility [J]. Oncogene, 2018, 37(35): 4838–4853.

[17]Madden M H, Anic G M, Thompson R C, et al. Circadian pathway genes in relation to glioma risk and outcome [J]. Cancer Causes Control, 2014, 25(1): 25–32.

[18]Hosoyama T, Nishijo K, Garcia M M, et al. A postnatal pax7 progenitor gives rise to pituitary adenomas [J]. Genes Cancer, 2010, 1(4): 388–402.

[19]Angelousi A, Kassi E, Ansari-Nasiri N, et al. Clock genes and cancer development in particular in endocrine tissues [J]. Endocrine-related cancer, 2019, 6(26): R305–R317.

[20]Becquet D, Boyer B, Rasolonjanahary R, et al. Evidence for an internal and functional circadian clock in rat pituitary cells [J]. Mol Cell Endocrinol, 2014, 382(2): 888–898.

[21]Wunderer F, Kühne S, Jilg A, et al. Clock gene expression in the human pituitary gland [J]. Endocrinology, 2013, 154(6): 2046–2057.

[22]Bargi-Souza P, Peliciari-Garcia R A, Nunes M T. Disruption of the pituitary circadian clock induced by hypothyroidism and hyperthyroidism: consequences on daily pituitary hormone expression profiles [J]. Thyroid, 2019, 29(4): 502–512.

[23]Müller H L, Handwerker G, Wollny B, et al. Melatonin secretion and increased daytime sleepiness in childhood craniopharyngioma patients [J]. J Clin Endocrinol Metab, 2002, 87(8): 3993–3996.

[24]Pickering L, Jennum P, Gammeltoft S, et al. Sleep-wake and melatonin pattern in craniopharyngioma patients [J]. Eur J Endocrinol, 2014, 170(6): 873–884.

[25]Arafa K, Emara M. Insights about circadian clock and molecular pathogenesis in gliomas [J]. Front Oncol, 2020, 10: 199.

血液病学是以血液和造血组织为主要研究对象的医学科学的一个独立分支学科。血液系统主要由造血组织和血液组成。造血组织是指生成血细胞的组织，包括骨髓、胸腺、淋巴结、肝脏、脾脏、胚胎及胎儿的造血组织。血细胞和免疫细胞起源于骨髓造血干细胞（HSC），自我更新与多向分化是 HSC 的两大特征。血细胞生成除需要 HSC 外，尚需正常造血微环境及正、负造血调控因子的存在。造血组织中的非造血细胞成分，包括微血管系统、神经成分、网状细胞、基质及其他结缔组织，统称为造血微环境。造血微环境可直接参与造血细胞接触或释放某些因子，影响或诱导造血细胞的生成。调控造血功能的体液因子，包括刺激各种祖细胞增殖的正调控因子，如促红细胞生成素（EPO）、集落刺激因子（CSF）及白细胞介素 –3（IL–3）等，同时亦有各系的负调控因子，两者互相制约，维持体内造血功能的恒定。

第六章　生物节律紊乱与血液系统肿瘤

1. 血液系统肿瘤发病特点的流行病学研究

1.1 血液系统肿瘤分类

血液系统肿瘤为恶性肿瘤。血液病的病理生理主要为造血组织结构、功能异常，外周血细胞质、量异常，血浆蛋白质、量异常。血液系统肿瘤主要分类如下。

1.1.1 白血病

白血病是一类造血干祖细胞的恶性克隆性疾病，因白血病细胞自我更新增强、增殖失控、分化障碍、凋亡受阻，而停滞在细胞发育的不同阶段。在骨髓和其他造血组织中，白血病细胞大量增生累积，使正常造血受抑制并浸润其他器官和组织。

根据白血病细胞的分化成熟程度和自然病程，将白血病分为急性和慢性两大类。急性白血病（acute leukemia，AL）的细胞分化停滞在较早阶段，多为原始细胞及早期幼稚细胞，病情发展迅速，自然病程仅几个月。慢性白血病（chronic leukemia，CL）的细胞分化停滞在较晚的阶段，多为较成熟幼稚细胞和成熟细胞，病情发展缓慢，自然病程为数年。其次，根据主要受累的细胞系列可将 AL 分为急性淋巴细胞白血病（acute lymphocytic leukemia，ALL）和急性髓系白血病（acute myelogenous leukemia，AML）。CL 则分为慢性髓系白血病（chronic myelogenous leukemia，CML）、慢性淋巴细胞白血病（chronic lymphocytic leukemia，CLL）及少数类型的白血病，如毛细胞白血病、幼淋巴细胞白血病等。淋巴瘤（lymphoma）起源于淋巴结和淋巴组织，其发生大多与免疫应答过程中淋巴细胞增殖分化产生的某种免疫细胞恶变有关，是免疫系统的恶性肿瘤。

1.1.2 淋巴瘤

淋巴瘤（lymphoma）起源于淋巴结和淋巴组织，其发生大多与免疫应答过程中淋巴细胞增殖分化产生的某种免疫细胞恶变有关，是免疫系统的恶性肿瘤。按组织病理学改变，淋巴瘤可分为霍奇金淋巴瘤（Hodgkin lymphoma，HL）和非霍奇金淋巴瘤（non-Hodgkin lymphoma，NHL）两大类。淋巴瘤是最早发现的血液系统恶性肿瘤之一。1832 年 Thomas Hodgkin 报告了一种淋巴结肿大合并脾大的疾病，33 年后 Wilks 以霍奇金病（HD）命名此种疾病。1898 年发现 Reed-Sternberg 细胞（R·S 细胞），明确了 HD 病理组织学特点。HD 现在被称为霍奇金淋巴瘤（HL）。1846 年 Virchow 从白血病中区分出一种称为淋巴瘤或淋巴肉瘤（lymphosarcoma）的疾病，1871 年 Billroth 又将此病称为恶性淋巴瘤（malignant lymphoma），现在将此种疾病称之为非霍奇金淋巴瘤（NHL）。

1.1.3 浆细胞病

浆细胞病（plasma cell dyscrasia）系指浆细胞或产生免疫球蛋白的 B 淋巴细胞过度增殖所引起的一组疾病，血清或尿中出现过量的单克隆免疫球蛋白或其轻链或重链片段为其特征。

本组疾病包括：①浆细胞骨髓瘤/浆细胞瘤（孤立性浆细胞瘤、髓外浆细胞瘤、多发性骨髓瘤、浆细胞性白血病），原发性巨球蛋白血症，重链病（Y、a 及 R），原发性淀粉样变性；②意义未明的单克隆免疫球蛋白血症。

1.1.4 骨髓增生性疾病

骨髓增生性疾病（myeloproliferative diseases，MPD）指分化相对成熟的一系或多系骨髓细胞不断地克隆性增殖所致的一组肿瘤性疾病，故也称骨髓增殖性肿瘤（myeloproliferative neoplasms，MPNs）。临床有一种或多种血细胞增生，伴肝、脾或淋巴结肿大。典型 MPD 可分为慢性粒细胞白血病（CML）、真性红细胞增多症（polycythemia vera，PV）、原发性血小板增多症（essential thrombocythemia，ET）、原发性骨髓纤维化（primary myelofibrosis，PMF），随病程进展部分可转化为其他疾病或各亚型之间相互转化。

常见的有真性红细胞增多症（PV）、原发性血小板增多症（ET）、原发性骨髓纤维化（PMF），它们又称为 Ph 染色体阴性的慢性骨髓增殖性肿瘤（MPNs）。多数患者可见基因的点突变。

1.2 生物节律与血液系统肿瘤的流行病学

1.2.1 生物节律紊乱

从蓝细菌（最早的细胞生命形式）到哺乳动物的各种生物都开发了内部计时系统，导致生物出现周期性节奏称为生物钟节律也称为昼夜节律（circadian rhythm）。生物钟成分并不保守，但昼夜节律的分子机制在所有模型系统中都是通用的。在哺乳动物中，由位于下丘脑视交叉上核（SCN）的主时钟所控制，在大多数功能（如激素产生、免疫活性、新陈代谢和血压等）中观察到的昼夜节律，对正常的造血至关重要，打乱这种规律会对人类健康产生深远影响，昼夜节律功能的破坏将不可避免地导致疾病。实际上，昼夜节律紊乱与一系列令人印象深刻的病理状况有关，包括糖尿病、心血管疾病、抑郁症和癌症。这里将重点介绍昼夜节律紊乱与血液系统相关的恶性肿瘤。

1.2.2 血液系统肿瘤的发病率

我国白血病发病率为（3~4）/10 万。在恶性肿瘤所致的死亡率中，白血病居第 6 位（男）和第 7 位（女）；儿童及 35 岁以下成人中则居第 1 位。我国 AL 比 CL 多见（约 5.5：1），其中 AML 最多（1.62/10 万），其次为 ALL（0.69/10 万），CML（0.39/10 万），CLL 少见（0.05/10 万）。男性发病率略高于女性（1.81：1）。成人 AL 中以 AML 多见，儿童以 ALL 多见。CML 随年龄增长而发病率逐渐升高。CLL 在 50 岁以后发病才明显增多。我国白血病发病率与亚洲其他国家相近，低于欧美国家。尤其是 CLL 不足白血病的 5%，而在欧美国家则占 25%~30%。AA 的年发病率在欧美为 0.47~1.37/10 万人，日本为（1.47~2.4）/10 万人，我国为 0.74/10 万人；可发生于各年龄段，老年人发病率较高；男、女发病率无明显差别。我国白血病发病率与亚洲其他国家相近，低于欧美国家。尤其是 CLL 不足白血病的 5%，而在欧美国家则占 25%~30%。

在我国，淋巴瘤的总发病率男性为 1.39/10 万，女性为 0.84/10 万，发病率明显低于欧美各国及日本。我国淋巴瘤的死亡率为 1.5/10 万，排在恶性肿瘤死亡原因的第 11~13 位。我国患者霍奇金淋巴瘤的发病率明显低于欧美国家，占淋巴瘤的 8%~11%，而后者占 25%。欧美国家 HL 发病年龄呈双峰：第一个发病高峰年龄在 15~30 岁的青壮年，第二个峰在 55 岁以上。

意义未明的单克隆免疫球蛋白血症（monoclonal gammopathy of undetermined significance，MGUS）是一种良性的单克隆免疫球蛋白病，约 1/3 患者可进展为骨髓瘤、巨球蛋白血症、淀粉样变性或 B 细胞淋巴瘤。本病特点是血中出现与多发性骨髓瘤相似的单克隆免疫球蛋白（M 蛋白），但没有其他骨髓瘤相关的表现。50 岁以上老年人多见，发病率随年龄增长而增高，男、女性无明显差别，病因不明。多发性骨髓瘤（multiple myeloma，MM）是一种是浆细胞恶性增殖性疾病，我国 MM 发病率约为 1/10 万，低于西方工业发达国家（约 4/10 万）。发病年龄大多在 50~60 岁之间，40 岁以下者较少见，男、女性发病率之比为 3：2。

真性红细胞增多症（PV）简称真红，是一种以克隆性红细胞异常增多为主的慢性骨髓增生性疾病，为克隆性造血干细胞疾病，90%~95% 的患者都可发现基因突变。中老年发病，男性稍多于女性。本病病程进展可分为三期：①红细胞及血红蛋白增多期：可持续数年；②骨髓纤维化期：血象处于正常代偿范围，通常在诊断后 5~13 年发生；③贫血期：有脾脏巨大、髓外化生和全血细胞减少，大多在 2~3 年内死亡，个别演变为急性白血病。

原发性血小板增多症（ET）为造血干细胞克隆性疾病，外周血血小板计数明显增高，骨髓中巨核细胞增殖旺盛，50%~70% 的患者有 JAK2/V617F 基因突变。也称为出血性血小板增多症。

原发性骨髓纤维化（PMF）是一种造血干细胞克隆性增殖所致的骨髓增殖性肿瘤，表现为不同程度的血细胞减少和（或）增多，外周血出现幼红、幼粒细胞、泪滴形红细胞，骨髓纤维化和髓外造血，常导致肝脾肿大。中位发病年龄为 60 岁，起病隐匿。

2. 生物节律紊乱引起血液系统肿瘤的分子机制研究

内源性生物节律的第一份报告归功于法国天文学家德·迈兰（de Mairan），他在 1729 年证明植物的日常叶片运动在持续的黑暗中持续存在，并且显著地继续存在，提出这种现象与卧床患者的睡眠方式有关。阐明了昼夜节律的分子复杂性的重大进展始于 20 世纪 70 年代初，在果蝇中发现了时钟基因。但是，正是在 20 世纪 90 年代的十年中，该领域的数据激增，从而形成了当前的时钟机制模型。过去十年的研究增加了这些发现，并揭示了昼夜节律调节的复杂性和广泛性，不仅在钟表机械内部，而且还与其他分子有网络相关性。

2.1 生物钟分子机制的反馈环

生物节律的分子机制是分别由 Brandeis 大学的 Jeffery C.Hall 和 Michael Rosbash 和洛克菲勒大学的 Michael Young 独立进行的。19 世纪 80 年代初期，果蝇钟基因的克隆和鉴定为他们进一步发现其他基因和蛋白质铺平了道路，最终建立了所谓的转录翻译反馈环模型，用于产生约 24h 的自主振荡器。2017 年诺贝尔生理学或医学奖授予他们以表彰他们对控制昼夜节律的分子机制的发现。该节律是由核心时钟基因的 *TTFL* 所介导的。其中包括基因脑肌肉 ARNT-like1（*BMAL1*），昼夜运动输出周期 kaput（*CLOCK*）、*PER1*、*PER2*、*CRY1* 和 *CRY2*。BMAL1 和 CLOCK 蛋白在正反馈回路中起作用，以调节 *TTFL* 的表达。它们形成异二聚体，并与 *PER* 和 *CRY* 反向相关成红细胞瘤（Rev-erb）和视黄酸受体相关的启动子区域内的增强子框（E-box）元件，具有蛋白质结合位点的 DNA 反应元件结合。孤儿受体（ROR）在深夜和清晨激活他们的转录。而 PER 和 CRY 蛋白构成调节 *TTFL*。它们在细胞质中积聚并形成复合物，这些复合物在白天和黑夜中重新定位回细胞核并抑制 BMAL1/CLOCK 介导的转录。当 PER 和 CRY 被泛素化系统降解时，BMAL1/CLOCK 蛋白会重新激活。此外，Rev-erb 和 ROR 核受体在辅助振荡反馈回路中起作用，以调节 *BMAL1*，从而稳定核心反馈回路。Rev-erb 蛋白通过抑制 *BMAL1* 转录发挥负反馈作用，而 ROR 蛋白则是 *BMAL1* 的正调控因子转录。ROR 与 Rev-erb 竞争 *BMAL1* 启动子的 ROR 元素结合位点。

2.2 造血细胞数量具有昼夜生物节律性

据报道，造血细胞数量的昼夜生物节律性最早发现于 20 世纪 50 年代。后来的研究揭示了生物钟基因在多种造血细胞类型中的表达。此外，昼夜节律基因似乎在各种小鼠和人类造血谱系（包括干 / 祖细胞）中被暂时表达和发育调节。此外，造血生长因子的循环水平，例如粒细胞集落刺激因子（G-CSF）、粒细胞 - 单核细胞集落刺激因子（GM-CSF）、肿瘤坏死因子（TNF），以及白细胞介素 -2、白细胞介素 -6 和白细胞介素 -10 还显示每日振荡。在细胞水平上，与其他组织类似，昼夜节律装置和时钟特异性蛋白调节造血细胞的细胞周期和凋亡途径。造血功能在系统水平上也无法逃避昼夜节律的调节。

2.3 生物节律对正常的造血过程涉及的基因至关重要

造血肿瘤涉及昼夜节律功能的破坏。通过对包含核心生物钟基因突变的小鼠进行的研究说明了适当的昼夜节律调节对细胞增殖和肿瘤转化的重要性。当在恒定的黑暗中饲养时，*PER2* 突变小鼠会出现心律不齐；值得注意的是，敲除 *PER2* 的小鼠也容易患上癌症。与野生型对照相比，这些小鼠因放射线引起的淋巴瘤的发生率增加了 10 倍。在 *PER2* 突变小鼠中，与细胞周期调控和肿瘤抑制有关的基因，如细胞周期蛋白 D1 和 A，*C-myc*，*MDM2* 和 *GADD45α* 的时间表达被下调。特别是 C-myc 通过其启动子中的时钟响应 E-box 处于直接的昼夜节律控制下。在其他研究中，部分切除肝后，发现 *CRY* 缺陷小鼠的肝脏再生速度比正常小鼠慢。在该模型中，昼夜节律时钟通过直接调节 *Wee1* 激酶来控制 G2/M 的转变，*Wee1* 激酶是 CDC2/Cyclin B1 复合物的抑制剂，而主要的细胞周期蛋白复合物控制着 G2/M 的转变。

分析主要患者样本显示，*PER* 基因表达在各种类型的白血病和淋巴瘤中降低。例如，与健康个体相比，慢性髓系白血病（CML）患者外周血中的 *PER* 基因表达降低。此外，在 CML 患者中，*PER2* 和 *PER3* 启动子的 CpG 位点经常被甲基化，与疾病的慢性期相比，爆炸危险期间患者 *PER3* 甲基化的频率显著增加。许多白血病中的 *PER2* 表达和淋巴瘤（Thoennissen 和 Koeffler HP）患者样本，以及正常的单核骨髓和扁桃体对照。在急性髓系白血病（AML）和弥漫性大 B 细胞淋巴瘤（DLBCL）中，*PER2* 水平显著下调。时钟基因与非霍奇金淋巴瘤（NHL），风险相关的遗传变异和流行病学研究指出，在晚上工作会使非霍奇金淋巴瘤的风险增加。体外细胞培养实验表明，*PER2* 在人和鼠 AML 和 pro-B 淋巴样细胞系中的强制表达导致生长抑制，细胞周期停滞，凋亡和克隆形成能力的丧失。

2.4 组织特异性转录因子干扰正常的生物钟功能

CCAAT/ 增强子结合蛋白（C/EBP）是转录因子家族，对于多种细胞类型（包括造血细胞）的增殖和分化至关重要。C/EBPs 的失调在许多血液系统恶性肿瘤中起作用，C/EBPα 是白血病真正的肿瘤抑制因子。使用基因表达谱，我们发现核心时钟基因 *PER2* 和 Rev-erbα 以及 Dbp（白蛋白位点 d 结合蛋白，昼夜节律输出基因）是 C/EBP 靶标。在人类白血病细胞系中的体外研究表明，C/EBPα 诱导 *PER2* 至少有助于某些肿瘤抑制特性 C/EBPα。有趣的是，C/EBPs 本身在各种组织中有节奏地表达，并已被提议充当昼夜节律的转录调节因子，它可能形成一个额外的昼夜节律的反馈环。C/EBP 家族成员也是 G-CSF 的关键调节剂，G-CSF 是调节中性粒细胞产生的最重要的细胞因子。最近的一项研究表明，直接昼夜控制下，C/EBPs 调节通过涉及 NAD 的反馈回路 G-CSF 诱导的髓样分化 -Sirt1 代谢途径，生物信息学和基因组范围内筛选这些新发现将一起接近一个不断扩大的网络连接生物钟基因的细胞通路。

2.5 基于生物节律改变的新的治疗途径

近来，计时疗法，即与昼夜节律相协调地进行治疗，已引起人们的关注，特别是在肿瘤学领域。常规的癌症治疗剂通常靶向增殖细胞，并且这些药物通常受其对正常组织毒性的限制。癌症计时疗法基于正常细胞与肿瘤细胞之间细胞增殖和药物代谢节律的异步性，目的是最大程度地减少对正常组织的损害并最大化对恶性细胞的药物功效。该方法已成功用于多种动物模型以及晚期癌症患者。

2.6 骨髓移植造血干细胞需要的趋化因子表达受节律影响

在生理条件下，造血干细胞（hematopoietic stem cells，HSC）在骨髓和血流之间不断移动。HSC 的人工诱导动员（通过细胞毒性药物或细胞因子）从骨髓进入外周血，以及将静脉注射的 HSC 植入骨髓，是 HSC 移植的基础。鼠模型显示，HSC 的非强制性生理释放受到 CXCL12（HSC 动员及其受体 CXCR4 必需的趋化因子）表达水平的昼夜节律影响。从 SCN 传递到骨髓中的基质细胞的神经信号调节昼夜节律性 CXCL12 的表达，而 CXCR4 在 HSC 上的节律性表达则受到核心时钟基因控制。此外，通过控制 CXCL12/CXCR4 在骨髓中的表达，昼夜节律继续影响 HSC 动员，即使存在诸如 CXCR4 拮抗剂，AMD3100 或 G–CSF（临床上最常用的激动剂）之类的药理学剂。此外，在同类小鼠移植模型中描述了骨髓可移植性的昼夜节律变化。这些发现表明，干细胞的采集和输注的时间的简单调整可能分别导致更高的产量和更大的植入。骨髓微环境不仅是正常 HSC 的生长和存活所必需的，而且也是白血病干细胞（leukemic stem cells，LSC）的生长和存活所必需的。此外，造血组织可以在化疗期间为 LSC 提供保护，从而导致化疗的抗药性和疾病复发。已证明破坏 CXCL12/CXCR4 信号传导可克服对 AML 的化学疗法和激酶抑制剂的耐药性。

2.7 造血细胞中的局部生物节律控制调节机体生物节律对化学疗法的敏感性

最近的一项研究发现，具有不同核心时钟基因突变的小鼠对化疗药物环磷酰胺的敏感性表现出差异。有趣的是，差异并非归因于药物代谢途径的变化，而是归因于造血细胞恢复率的变化，这取决于 CLOCK/BMAL1 的功能状态。尽管中性粒细胞计数仅略有变化，但响应于环磷酰胺的 B 细胞的存活 / 恢复在野生型和核心时钟基因突变小鼠之间显示出显著差异。这些发现证明了免疫细胞表达的核心时钟因子与对常规细胞毒性治疗的敏感性之间的联系。

3. 总结

在过去十年中，来自跨学科领域的大量数据表明，生物节律的调节几乎扎根于人类生理学的各个方面。尽管仍未解决很多问题，但生物节律基因在药理学的作用，总有一天能用于帮助预防和治疗血液系统恶性肿瘤等复杂的疾病。

参考文献

［1］Gery S, Koeffler H P. Circadian rhythms and cancer［J］. Cell Cycle, 2010, 9(6): 1097–1103.

［2］Reppert S M, Weaver D R. Coordination of circadian timing in mammals［J］. Nature, 2002,

418(6901): 935-941.

［3］Chen Y G, Mantalaris A, Bourne P, et al. Expression of mPer1 and mPer2, two mammalian clock genes, in murine bone marrow［J］. Biochem Biophys Res Commun, 2000, 276(2): 724-728.

［4］Smaaland R, Sothern R B, Laerum O D, et al. Rhythms in human bone marrow and blood cells［J］. Chronobiol Int, 2002, 19(1): 101-127.

［5］Fukuya H, Emoto N, Nonaka H, et al. Circadian expression of clock genes in human peripheral leukocytes［J］. Biochem Biophys Res Commun, 2007, 354(4): 924-928.

［6］Granda T G, Liu X H, Smaaland R, et al. Circadian regulation of cell cycle and apoptosis proteins in mouse bone marrow and tumor［J］. FASEB J, 2005, 19(2): 304-306.

［7］Matsuo T, Yamaguchi S, Mitsui S, et al. Control mechanism of the circadian clock for timing of cell division *in vivo*［J］. Science, 2003, 302(5643): 255-259.

［8］Gery S, Gombart A F, Yi W S, et al. Transcription profiling of C/EBP targets identifies Per2 as a gene implicated in myeloid leukemia［J］. Blood, 2005, 106(8): 2827-2836.

［9］Lahti T A, Partonen T, Kyyrönen P, et al. Night-time work predisposes to non-hodgkin lymphoma［J］. Int J Cancer, 2008, 123(9): 2148-2151.

［10］Skokowa J, Lan D, Thakur B K, et al. NAMPT is essential for the G-CSF-induced myeloid differentiation via a NAD(+)-sirtuin-1-dependent pathway［J］. Nat Med, 2009, 15(2): 151-158.

［11］Zeng Z, Shi Y X, Samudio I J, et al. Targeting the leukemia microenvironment by CXCR4 inhibition overcomes resistance to kinase inhibitors and chemotherapy in AML［J］. Blood, 2009, 113(24): 6215-6224.

［12］Nervi B, Ramirez P, Rettig M P, et al. Chemosensitization of acute myeloid leukemia (AML) following mobilization by the CXCR4 antagonist AMD3100［J］. Blood, 2009, 113(24): 6206-6214.

呼吸系统肿瘤按生长部位不同，有鼻和口咽相联部位的鼻咽癌，咽部以下、气管以上部位的喉癌，气管和支气管部位的肺癌，胸腔、胸膜间皮癌和纵隔部位的癌肿等。其中鼻咽癌，咽及喉癌前面章节已述，本章主要分析生物节律紊乱与肺癌。

肺癌是起源于肺部支气管，黏膜和腺体的肿瘤。肺癌在病理上分为小细胞肺癌（SCLC）和非小细胞肺癌（NSCLC）。其中约85%的肺癌为非小细胞肺癌。最常见的非小细胞肺癌类型为腺癌（50%）、磷状细胞癌（40%）和大细胞癌（10%）。在临床上常根据解剖部位分为中央型肺癌和周围性肺癌。肺癌的病因至今尚不完全明确，吸烟被认为是肺癌的最重要的高危因素，其机制是烟草中含有的多链芳香烃类化合物以及亚硝胺等多种致癌物质可通过各种机制致支气管上皮细胞的DNA损伤，从而使得上皮细胞内的致癌基因（如 *Ras*，*C-myc* 基因）激活和或者是抑癌基因（如 p53）失活，进而引起正常细胞异质性，最终导致局部的癌变。据报道约 10% 的肺癌患者有环境和职业接触史，电离辐射引起的职业性肺癌，以鳞癌为主。肺部慢性感染疾病化生为鳞状上皮致使癌变，但较为少见。

另外，家族遗传、大气污染等因素都被认为与肺癌的发病有关。肺癌的发病分子机制尚不完全清楚，多项研究提示与细胞凋亡降低、细胞增殖失控、转移性侵袭和血管生成相关基因突变等有关。由于缺乏特定的生物标记以及更好的早期诊断工具，肺癌作为恶性肿瘤有着世界最高的发病率和死亡率，严重威胁着人类的身心健康。肺癌的治疗策略是根据患者不同的临床分期和病理分型，典型的手术、放疗、化疗、靶向及免疫治疗显示一定治疗效果。但是未经治疗的转移性非小细胞肺癌患者中位生存期只有 4~5 个月，1 年生存率只有 10%。晚期非小细胞肺癌化疗通常被认为是无效的或过于有害的。但也有研究指出，晚期肺癌增加姑息治疗可能延长生存期。近年来，一些肺癌相关分子标志物在预后指标完善综合治疗方面发挥了重要的作用，比如核因子 kappa B（NF-κB）、血管内皮生长因子（VEGF）、细胞间黏附分子等已经被用来评估预后非小细胞肺癌。因此，进一步研究一个更完整的预后评估系统，确定一个比较有用的早期分子预后和预测标志物，更精确地进行风险分析，针对潜在目标新疗法的开发对肺癌的治疗有重要的意义。

第七章　生物节律紊乱与呼吸系统肿瘤

1. 流行病学

在 20 世纪，肺癌已经从最罕见的疾病变成了最常见的疾病之一，是世界范围内与癌症相关死亡的最大原因。2012 年大约有 180 万人被确诊，其中有 160 万人死亡。据估计，到 2018 年，仅美国就将拥有超过 50 亿美元，新增病例 23 万，肺癌导致的死亡人数将超过乳腺癌、前列腺癌和结肠癌的总数。男人比女人更容易患肺癌。有趣的是，尽管吸烟是与肺癌关系最为密切，80%~90% 的病例是由吸烟引起的，但只有大约 15% 吸烟者患上肺癌，表明他们有遗传易感性。吸烟强度（例如每天抽烟数量）和吸烟时间对患病风险的影响成比例。一个必然的结果是，戒烟可以降低患肺癌的风险。对于无法完全戒烟的患者而言减少每天吸烟的数量也是有益的。一般来说，任何形式的吸烟都会增加肺癌的风险，包括二手烟、雪茄和抽烟斗。大麻和电子烟之间的联系不太明确，因为两者的结果相互矛盾，而电子烟的联系也不确定，部分原因是由于之前或同时吸烟造成的混淆，以及缺乏长期数据。石棉暴露与烟草使用有协同作用，与单独的风险因素相比，两种协同增加肺癌的风险其他危险因素包括接触氡和某些形式的间质性肺病。

2. 肺组织的生物节律

肺组织表现出强烈的昼夜节律，从振荡转录因子的数量来衡量，肺在小鼠中是第三个最具节律性的实体器官，仅次于肝脏和肾脏，但明显比主要的生理起搏器 SCN 的节律性更强。

2.1 呼吸系统功能具有的生物节律

啮齿动物的耗氧量是由生物钟直接驱动的，故生物节律与呼吸系统密切相关。生理学家注意到呼吸系统功能的三个方面具有昼夜节律。

第一种是气道口径波动的昼夜节律，通过常规在气道阻力测量评估显示，如 1 秒用力呼气容积（FEV1）或呼气流量峰值呈现昼夜节律的变化。气道在下午 3 点到 4 点左右阻力最小同时峰值流量最高，此时气道最宽。在凌晨 2~5 点阻力最高同时峰值流量最低，此时气道最窄，此时段也是哮喘患者最有可能出现呼吸道症状的时间段。究其原因，夜间气道阻力的增加可能是由于副交感神经张力的增加。在健康人群中，这种气道阻力昼夜的变化程度太小，不足以引起症状，但当哮喘、慢性阻塞性肺病（COPD）或慢性吸烟等气道疾病叠加时，这种昼夜节律引起的气道阻力的变化会对临床产生影响。这种昼夜节律变化的放大甚至可以在暴露于二手烟的儿童中观察到，他们可能缺乏慢性气道重塑。

呼吸生理学的第二个经典节律是对高碳酸血症（CO_2 血浓度升高）的通气反应。人类在清晨对二氧化碳积聚的耐受性相对较强，这与一天中气道阻力最高的时间相对应。这种安排可能会减少健康人在睡眠时呼吸的工作量，但有一个重要的病理缺陷：它容易使人患上睡眠呼吸暂停症。

最后一个经典描述的人类肺部昼夜节律是病理学性质的，主要是关于气道对吸入过敏原的反应。哮喘患者呼吸困难的方式是支气管痉挛引起的双相呼吸困难：在机体接触到过敏原后 1h 内出现早期哮喘反应，通常自行消退，随后出现晚期哮喘反应，其特征是气道阻力增加，炎症细胞在几小时后进入气道。触发急性支气管痉挛所需的过敏原剂量随着时间的变化而变化，无论触发暴露的时间如何，晚期哮喘反应似乎与气道管径中正常昼夜节律最低点的时间有关并伴有淋巴细胞浸润。

人类呼吸系统在气道力学、通气控制和免疫功能方面表现出昼夜变化。人们早就认识到这些节律在临床上的重要性，但直到最近，我们还缺乏了解这一现象背后的分子生物学的工具。这一切都随着生物钟基因的发现而改变。

肺的生物节律可以在一个相对较宽的周期范围内（20~28h）进行循环。与大多数器官不同，肺组织中的生物钟基因功能对衰老特别敏感。在一项研究中，取自老年小鼠的肺外植体中，50% 的样本中 PER1 表达无自发节律，而其他实体器官和 SCN 不受老年的影响。肺组织的昼夜节律基因表达与肺的昼夜节律代谢组，包括多胺、烟酰胺和嘌呤核苷酸代谢物保持同步。这种一致性好像是肺昼夜节律转录组和代谢组的节律特征被潮汐锁定一样。当肺部组织遭受到内毒素暴露几乎同样改变了小鼠肺昼夜节律转录组和代谢组的周期性和相位分布。

2.2 肺组织细胞中的生物节律

免疫荧光研究表明，人和啮齿类动物的钟蛋白表达均集中在气道上皮细胞中，在肺泡内表达较多的是斑点状表达。研究中将 PER2 荧光素酶报告基因插入到 PER2 位点，进行了荧光观察发现小鼠气道中主要的上皮细胞类型——棒状细胞的化学消融足以消除肺切片中的昼夜节律。使用相同的方法，当敲除气道上皮细胞中 BMAL1，肺组织切片中生物钟基因的昼夜节律性表达消失。因为学者们分析认为气道上皮细胞在肺内充当一种局部昼夜节律起搏器功能，当局部的起搏器功能受到影响，进而影响了全肺的生物节律。

但是随着单细胞 RNA 测序技术的兴起，一系列的单细胞 RNA 测序数据的挑战了上述结论，结果表明生物钟基因在肺的不同细胞类型中表达。同时，在全肺提取物中，*BMAL1* 在细胞中的缺失并不会消除生物钟基因的节律性表达。此外，通过 *PER2* 双荧光素酶报告基因研究发现糖皮质激素受体的基因缺失或双敲除 Rev-erbα 和 Rev-erbβ 肺泡细胞的生物节律几乎没有影响。这两个看似矛盾的研究结论需要更多的研究者用更多的研究来确定气道上皮是否为整个肺昼夜节律调节提供指导作用。无论如何，我们可以有把握地假设，不同的肺实质细胞类型将具有独特的昼夜节律转录组，这些转录组使它们具有在呼吸生理学中的特殊作用。

在肺部，细支气管上皮细胞（Clara 细胞）表现出 *PER2* 表达的昼夜节律，可通过暴露于糖皮质激素调节。节律性 NRF2 抗氧化活性已在肺中被证实，可介导氧化损伤的时钟门控性肺纤维化反应，当博莱霉素应用于 NRF2 水平的昼夜节律最低点时，其纤维化作用更为严重。然而，迄今为止对肺部昼夜节律的研究主要集中在免疫反应的昼夜变化和治疗效果。将昼夜节律与肺结构和组成的重塑联系起来，显然需要进一步的研究。因为在肺组织是一个结构复杂、成分多样的器官，在肺部上皮细胞和成纤维细胞呈现出相反的相位。研究显示，上皮细胞在机械柔软的微环境中有很强的生物钟，而基质成纤维细胞在较硬的体外环境中有很强的生物钟，核心生理时钟机制在组织中是守恒的，但输出是细胞类型和组织依赖的。

3. 生物节律与肺癌

3.1 生物节律与肺癌发展和预后

昼夜节律是一种 24h 的振荡，它控制着生命系统中的各种生物过程，包括癌症的两个特征：细胞分裂和新陈代谢。轮班工作造成的昼夜节律紊乱与癌症发展和预后不良的风险增加有关，昼夜节律内相对稳定和协调可能具有抑制肿瘤的作用。利用基因工程小鼠肺腺癌模型（GEMM），证明了生理扰动（时差）和基因突变的中央昼夜节律钟成分降低了存活率，促进了肺肿瘤的生长和进展。核心昼夜节律基因 *PER2* 和 *BMAL1* 在转化和肺肿瘤进展中具有细胞自主抑制肿瘤的作用。*PER2* 在非小细胞肺癌标本中的表达，与邻近的匹配组织相比，非小细胞肺癌标本中 *PER2* 表达明显下调。*PER2* 表达的增加与分化的增加和淋巴结转移的减少相关，*PER2* 的过表达，不仅可以显著抑制细胞的生长、迁移和侵袭，而且可以抑制非小细胞肺癌在体内的生长和转移。在肺癌中，对 *PERs* 家族基因中另外两位成员 *PER1*、*PER3* 的研究发现，*PER1* 在非小细胞肺癌细胞系中表达下调，上调 *PER1* 可抑制非小细胞肺癌细胞系的增殖。*PER3* 在非小细胞肺癌中下调，非小细胞肺癌基因多态性可能是巴西患者非小细胞肺癌预后不良的一个潜在因素。可见 *PERs* 家族基因在非小细胞肺癌中扮演着抑癌基因的角色，与肿瘤的增殖、迁移、侵袭，分化程度以及预后有关。

关于 *PERs* 家族基因在非小细胞肺癌细胞的作用机制目前研究显示在肺癌细胞系 A549 细胞中 *PER2* 过表达后不仅显著增加了肿瘤抑癌基因 *Bax*、*P53* 和 *P21* 的表达，而且抑制了促癌基因血管内皮生长因子、*CD44* 和 *C-myc* 的表达。*PERs* 家族的下调或缺失是非小细胞肺癌发生肿瘤的潜在因素之一，可能成为非小细胞肺癌新的分子靶点。

除了 *PERs* 家族之外，利用 TCGA 数据的分析生物钟基因的表达发现，在非小细胞肺癌中存在 *CRY2*、*BMAL1*、*RORA*、*TIM* 和 *NPAS2* 基因等多个核心生物钟基因的紊乱。分析临床标本发现高表达生物钟基因 *TIM* 和 *NPAS2* 基因与肺腺癌的良好预后相关，而 *NPAS2* 基因的表达与患者生存时间相关。*CRY2* 的表达与 TNM 分期有关。在肺鳞癌中，*DEC1* 的高表达与患者整体生存能力差相关，而 *TIM* 的表达与患者生存时间相关。在非小细胞肺癌中，生物节律基因在肿瘤发生的不同方面通过相互作用形成肿瘤自身的节律，这些节律与正常组织异步，共同控制了非小细胞肺癌的发生、发展。

二氯甲烷暴露后小鼠肺和肝脏肿瘤的出现似乎与两个组织昼夜节律的核心变化有关，然后昼夜节律以一种组织特异性的方式与新陈代谢联系起来。在这两种组织中，对生物钟有共同影响的是编码调节蛋白的基因——*NPAS2*、*Anrtl*、*Nfil3*、*Dbp*、*NR1D1*、*NR1D2*、*Tef*、*PER3* 和 *Bhlhe*。二氯甲烷氧化中持续升高 HbCO 似乎会导致长时间的缺氧，从而改变昼夜节律与细胞代谢的耦合。改变昼夜节律过程的剂量反应与癌症预后相关。另外，环境中的烟草烟雾、空气中的颗粒物和细菌/病毒感染会引发氧化应激、细胞过早衰老和 DNA 损伤反应，这些也会导致肺部的生物节律功能紊乱。

3.2 肺癌的特殊节律特点

昼夜节律可以通周期性光和食物循环产生，故人体的生物节律受到光照、营养等多种因素的影响，人体的内在环境变化可以重置生物节律。肺癌不仅存在节律紊乱，肺腺癌作为内源性昼夜节律组织者在肝脏昼夜节律平衡的重新布线中发挥作用。肺腺癌重新连接了肝脏的昼夜节律转录组和相应的代谢组，但核心的生物钟机制几乎没有受到干扰。肿瘤进行了深刻的代谢重编程，涉及许多信号通路，这些通路在肿瘤宏观环境的框架内运作。炎症 STAT3-Socs3 信号轴在肺肿瘤小鼠的肝脏中被诱导，导致肝脏胰岛素信号的抑制、葡萄糖耐受不良和脂质代谢失调，这一过程可能进一步推动肿瘤的发生。提示我们昼夜代谢可以独立于外源性输入，如经典的授时因子，光照和营养重新编程。事实上，肺腺癌是一种特殊的生态系统，它支配着远端组织（如肝脏）的病理生理。

3.3 生物节律与肺转移性肿瘤

最近的证据表明，生物节律在控制转移性肿瘤中起到重要作用。轮班工作导致的昼夜节律的破坏与多种癌症有统计学上的联系，最近的一项关于肺癌的病例研究并没有揭示轮班工人中肺癌风险的增加；然而，多项国际前瞻性队列研究显示，夜班工人患乳腺癌和前列腺癌的风险增加。世界卫生组织的国际癌症研究机构得出结论，"涉及昼夜节律紊乱的轮班工作可能对人类致癌"。慢性时差反应增加了乳腺细胞腺癌模型的肺转移负担，这一效应归因于自然杀伤细胞溶细胞活动的正常节律被打乱。在黑素瘤模型中，肺转移瘤负荷表现出昼夜节律，这一节律基于癌细胞注入小鼠的时间。重要的是，敲除中性粒细胞中的 BMAL1，可以消除这些节律。总之，尽管其具体机制似乎与具体环境有关，但至少两个具有先天免疫效应细胞内的昼夜节律钟功能似乎与肺癌的发生有关，目前尚不清楚适应性免疫细胞固有的昼夜节律钟是否在肺癌形成中起作用。然而，最近的一篇文章阐述 BMAL1 参与了巨噬细胞程序性死亡配体 1（PD-L1）的下调，而巨噬细胞是一种重要的免疫检查点分子。在细菌性败血症小鼠模型中，删除髓细胞中的 BMAL1 可导致 PD-L1 水平升高并促进免疫衰竭。将这些结果外推到癌症上，我们很容易推测，可以利用昼夜节律调节来增强免疫治疗的效果，尤其是在已知 PD-L1 表达可变的肺癌中。

3.4 生物节律与肺癌的治疗

在肺癌的治疗中，有的学者发现生物节律起到重要作用。小分子的生物节律基因 Rev-erb 激动剂最近被证明具有普遍的抗肿瘤活性，在肺癌的治疗过程中发挥作用。紫杉醇（PTX）是一种有效的抗肿瘤药物。紫杉醇纳米粒（PTX-NPs）在光启动后 15h 表现出最强的抗肿瘤作用，进一步探讨发现 PTX-NPs 通过上调 PER2 的表达在体内和体外诱导细胞凋亡，在 15h 表现出最有效的抗肿瘤活性，并降低了肝脏损伤。CLOCK 基因的上调和下调可能为改善患者预后提供新的药物靶点。可用于辅助时间治疗的患者分层。昼夜节律钟和缺氧之间出现的相互作用可能被利用来实现治疗优势，使用缺氧修饰化合物与一线治疗相结合。

4. 总结

综上所述，肺组织自身具有很强的节律性。肺癌的发生、发展及预后与生物节律有着密切的关系。值得我们注意的是，肺癌是一种特殊的生态系统，它支配着远端组织（如肝脏）的病理生理。反之，我们是否可以大胆的设想，很多疾病都极易发生肺部转移，其他脏器的肿瘤是否影响肺部的病理生理，而这种影响通过生物节律内在的系统发生？

我们发现，生物节律的紊乱可引起肺部肿瘤发生，而致癌因素可引起生物节律的紊乱。这种双向关系表明，时钟将成为新的治疗干预的目标。分子时钟功能本身的评估可以作为肺病理生理条件下时间治疗学的生物标志物。

对肺癌基因组学的理解取得了进展，在治疗特定分子亚群方面取得了实质性进展。免疫治疗也成为肺癌治疗的一大突破。然而，肺癌成为致死率最高的肿瘤类型。研究肺癌的发生、表型、侵袭性行为以及对治疗的耐药性的机制。探索可以作为肺癌风险评估、早期诊断、预后分层、分子分类和治疗效果预测的可靠生物标志物。尽管昼夜节律紊乱很常见，但昼夜节律紊乱对健康的影响不容忽视。昼夜节律紊乱导致人类健康后果的机制尚不完全清楚，纠正患者昼夜节律失调或紊乱的治疗选择也很少。未来对昼夜节律障碍恢复或预防昼夜节律中断的模式的转译和临床研究对于肺癌的优化和个性化将有重要意义。

需要进一步的工作来了解肺时钟的"组学"，因为它与气道疾病的进展有关。这种了解定时系统对细胞和分子肺功能影响的方法，很可能为慢性药物治疗提供新的靶点。新型的靶向生物钟的化合物，如 SIRT1 激活剂、即将出现的小分子时钟增强分子和逆反应配体，可能很快就会用于靶向肺细胞的生物节律记忆，从而使肺部炎症和衰老反应正常化，提高糖皮质激素和激动剂的疗效。最近的证据也表明 Rev-erb 的配体可用于治疗睡眠和焦虑症。临床证据表明，SIRT1 还影响时钟依赖的代谢组和线粒体功能 / 生物发生，这些在 COPD 等气道疾病的发病过程中被改变。因此，通过靶向肺生理和炎症、睡眠质量和葡萄糖代谢，生物节律靶向药物可以提供多模式的全球效益。了解功能失调的分子钟调控肺病理生理功能的机制，可以为基于药理学药物的治疗提供新的有效途径。这些将成为治疗肺癌的曙光。

参考文献

[1] Pariollaud M, Gibbs Julie E, Hopwood Thomas W. Circadian clock component REV-ERBα controls homeostatic regulation of pulmonary inflammation [J]. The Journal of Clinical Investigation, 2018, 128(6): 2281-2296.

[2] Andersen M E, Black M B, Campbell J L, et al. Combining transcriptomics and PBPK modeling indicates a primary role of hypoxia and altered circadian signaling in dichloromethane carcinogenicity in mouse lung and liver [J]. Toxicology and Applied Pharmacology, 2017, 332: 149-158.

[3] Huber A L, Papp S J, Chan A B, et al. CRY2 and FBXL3 cooperatively degrade c-MYC [J]. Molecular cell, 2016, 64(4): 774-789.

[4] Chu L W, Zhu Y, Yu K, et al. Variants in circadian genes and prostate cancer risk: a population-based study in China [J]. Prostate Cancer and Prostatic Diseases, 2008, 11(4): 342-348.

[5] Gibbs J E, Beesley S, Plumb J, et al. Circadian timing in the lung; a specific role for bronchiolar epithelial cells [J]. Endocrinology, 2009, 150(1): 268-276.

[6] Fu L, Lee C C. The circadian clock: pacemaker and tumour suppressor [J]. Nature Reviews Cancer, 2003, 3(5): 350-361.

[7] Gianluigi M, Francesco G, Robert B S. Determination of whole body circadian phase in lung cancer patients: melatonin vs cortisol [J]. Cancer epidemiology, 2012, 36(1): e46-e53.

[8] Johnson L, Mercer K, Greenbaum D, et al. Somatic activation of the K-ras oncogene causes early onset lung cancer in mice [J]. Nature: International Weekly Journal of Science, 2001, 410(6832): 1111-1116.

[9] Truong K K, Lam M T, Grandner M A, et al. Timing matters: circadian rhythm in sepsis, obstructive lung disease, obstructive sleep apnea, and cancer [J]. Annals of the American Thoracic Society, 2016, 13(7): 1144-1154.

[10]Kuo S, Chen S, Yeh K, et al. Disturbance of circadian gene expression in breast cancer [J]. Virchows Archiv, 2009, 454(4): 467-474.

[11]Levin R D, Daehler M A, Grutsch J F, et al. Circadian function in patients with advanced non-small-cell lung cancer [J]. British Journal of Cancer, 2005, 93(11): 1202-1208.

[12]Mcqueen C M, Schmitt E E, Sarkar T R, et al. PER2 regulation of mammary gland development [J]. Development, 2018, 145(6): dev157966.

［13］Li M O. Author correction: comprehensive molecular profiling of lung adenocarcinoma ［J］. Nature, 2018, 559(7715): 543-550, b1.

［14］Papagiannakopoulos T, Bauer M R, Davidson S M, et al. Circadian rhythm disruption promotes lung tumorigenesis ［J］. Cell Metabolism, 2016, 24(2): 324-331.

［15］Pekovic-Vaughan V, Gibbs J, Yoshitane H, et al. The circadian clock regulates rhythmic activation of the NRF2/glutathione-mediated antioxidant defense pathway to modulatepulmonary fibrosis ［J］. Genes Dev, 2014, 28(6): 548-560.

［16］Pandi-Perumal S R, Smits M, Spence W, et al. Dim light melatonin onset (DLMO): a tool for the analysis of circadian phase in human sleep and chronobiological disorders ［J］. Progress in Neuro-psychopharmacology & Biological Psychiatry, 2007, 31(1): 1-11.

［17］Run X, Yue C, Yanping W, et al. Circadian clock gene Per2 downregulation in non-small cell lung cancer is associated with tumour progression and metastasis ［J］. Oncology Reports, 2018, 40(5): 3040-3048.

［18］Spengler C M, Czeisler C A, Shea S A. An endogenous circadian rhythm of respiratory control in humans ［J］. The Journal of Physiology, 2000, 526(Pt 3): 683-694.

［19］Sundar I K, Yao H, Sellix M T, et al. Circadian molecular clock in lung pathophysiology ［J］. AJP: Lung Cellular and Molecular Physiology, 2015, 309(10): L1056-L1075.

［20］Yoo S, Yamazaki S, Lowrey P L, et al. Period2: luciferase real-time reporting of circadian dynamics reveals persistent circadian oscillations in mouse peripheral tissues ［J］. Proceedings of the National Academy of Sciences of the United States of America, 2004, 101(15): 5339-5346.

［21］池闯，何志锋，刘瑜，等. 生物钟基因 *Per2* 在非小细胞肺癌中的表达及其临床意义 ［J］. 中华肿瘤杂志，2013(2): 129-131.

在所有系统疾病中，消化系统肿瘤恶性度最高，预后最差。有大样本数据统计结果显示，消化道肿瘤在世界所有肿瘤发生率中约占20%，包括食管癌、胃癌、结直肠癌、胆管癌和胰腺导管腺癌五大类，是威胁人类健康的一大类疾病。人类各种生物学过程都存在昼夜节律周期，具有生物活性的器官所存在的每日循环周期，是生物世界中一个普遍现象。这种周期驱动着生物的生长、繁殖及各种活动。这样昼夜节律是一种生物体生命活动的基本特征并通过生理学控制的系统，是由一系列的生物钟基因组成的。昼夜节律基因调节着生理、生化和病理的昼夜节律，生物钟的破坏可能扰乱正常细胞生物功能，而且能显著地影响人类的健康。越来越多的证据表明，昼夜节律的改变会导致动物和人类癌症的发生和发展。

昼夜节律调节各种胃肠道过程，包括细胞增殖、免疫稳态、肠道通透性和微生物平衡以及新陈代谢。研究表明，部分生物节律基因的表达异常可导致细胞周期失控、DNA 损伤修复系统的破坏以及凋亡过程的抑制，从而导致肿瘤的发生。而在多种消化系统肿瘤中都发现了节律蛋白不同程度的表达异常，本章将对不同类型消化系统肿瘤与生物节律紊乱之间的密切关系进行逐一介绍。

第八章 生物节律紊乱与消化系统肿瘤

1. 生物节律与胃癌

胃癌（gastric carcinoma，GC）是起源于胃上皮的消化系统最常见的恶性肿瘤，也是危害我国人民健康的主要疾病之一，它是全球第四常见的恶性肿瘤且是第二常见的癌症死亡原因。一项大样本普查资料表明，我国胃癌的死亡率在所有恶性肿瘤中排名第三，且五年生存率较低。因其早期无特异性临床症状及体征，临床上大部分患者就诊时已处于胃癌进展期，或伴有远处转移，往往丧失了最佳的手术时机。胃癌的发生受多因素影响，但其具体发病机制仍不明确。虽然近些年新的手术方法及化疗药物层出不穷，但是胃癌患者的总体生存率仍然很低。因此，探索新的肿瘤标志物用以指导胃癌的早期诊断、风险评估及新的治疗手段的研发是非常重要的，对提高居民的健康水平有着重要意义。

人类的生理节奏是由几个核心的生理基因控制的，其中包括正反馈调节环路的三个效应器因子 CLOCK、NPAS2 和 BMAL1，五个负反馈调节通路的效应器因子 Period 家族基因（PER1、PER2、PER3）、Cryptochrome 家族基因（CRY1、CRY2）。而 PER 家族作为生物钟基因中的核心成员，它们的主要功能在于维持细胞的昼夜节律和维持正常的细胞周期。所有已知的生物钟基因中 PER1、PER2 已被证明在癌症的发展中发挥重要作用，PER1、PER2 的高表达会抑制肿瘤的生长，增加癌细胞的凋亡。昼夜节律性负反馈回路（circadian negative feedback loop，CNFL）基因与诸多致癌作用之间可能存在联系，包括细胞增殖、血管生成、凋亡、代谢和 DNA 损伤反应。有研究表明 PER1、PER2 启动子的甲基化与胃癌的发生与发展密切相关。另有一项临床研究表明，胃癌的疾病进程及癌细胞的浸润深度与 PER1、PER2 的表达之间存在显著的相关性。浸润深度较深的胃癌患者或处于晚期的胃癌患者中，往往存在着 PER1 和 PER2 的低表达。与此同时，胃癌患者中 PER1 表达与淋巴结转移、病理分化程度之间也存在着显著的相关性。通常情况下，PER1 和 PER2 表达水平高的患者的生存期较长，而 PER1 和 PER2 表达水平低的患者的预后较差。

胃癌是一种多步骤、多因素的疾病。幽门螺杆菌（Hp）感染是慢性胃炎发病机理中最重要的因素之一，并且是胃癌中必不可少的致病因素。与幽门螺杆菌感染相关的慢性胃炎通常会导致萎缩性胃炎和肠上皮化生，这是恶性转化风险增加的临床指标，并且是癌前标志物。胃肠疾病的主要临床表现是疼痛和排便习惯的改变，与日常工作人员相比，在轮班工作人员中更为常见。因此，溃疡又被称为轮班工人的职业病。迄今为止，尚未充分研究报道昼夜节律紊乱与 Hp 相关性胃炎，消化性溃疡或胃癌之间的关系。最近的一项研究报道，轮班工作与 Hp 阳性胃炎或上消化道不适之间的相关性较弱，但结果并未支持轮班工作与胃部疾病有关的结论。针对夜间动物的研究表明，限制食物的可获得性完全颠倒了外周组织中生物钟基因的表达阶段。在热量限制期间，视交叉上核（SCN）和周围的振荡器都显示出昼夜节律的复位。由于昼夜节律直接取决于食物的可获得性，因此有学者推测昼夜节律的破坏参与了胃癌的发展。

尽管生物钟可能没有直接参与肿瘤的发生，由于无论是恶性肿瘤细胞还是机体正常细胞的代谢活动在昼夜中均存在着明显的时间位相差异。某些抗癌药物的药代动力学参数也随着给药时间位相的不同而发生波动。目前已经证实机体对 30 余种抗癌药物的耐受性或疗效随昼夜节律的改变而波动。同一种抗癌药物，在某些时间给药可能是有效的，而在另外一些时间给药则不仅无效反而造成对正常组织的损伤。时相化疗即是根据这个观点提出的一种化疗给药方式，根据 24h 生物节律的变化，选择对肿瘤组织最敏感而对机体毒性最小的时间将化疗药物输入体内，借此提高化疗药物的剂量及其效力。其中的机制涉及细胞代谢、增殖过程及药物动力学的时间节律变化。随着对于一些药物的作用机制研究的发现，抑制细胞生长的药物其药代动力学随给药时间的不同而改变，主要是由于体内快速增殖的组织细胞对烷基化合物、铂复合物的细胞毒性保护作用以及体内药物吸收代谢的酶——谷胱甘肽代谢酶活性的周期性变化所致。

2. 生物节律与结直肠癌

结直肠癌（colorectal cancer，CRC）是消化道常见的恶性肿瘤之一。在西方发达国家，结直肠癌的发病率处于各种恶性肿瘤的第 2 位。在我国，随着人民生活水平的不断提高、饮食习惯的改变以及人口老龄化的加剧，结直肠癌的发病率呈逐年上升的趋势，排在各种恶性肿瘤发病率的第 4 位。近年来，对于结直肠癌的诊断与治疗方案的不断发展，多学科综合治疗（multidisciplinary treatment，MDT）理念已经成为国内外共识。但是，外科手术仍是治疗肠癌的主要手段，根治性结直肠癌切除术是最有效的治疗方法，术后化疗对延长患者生存期和改善患者生活质量有重要的作用。在后续治疗过程中，绝大多数患者仍死于肿瘤复发及转移，患者的 5 年生存率仍偏低，而结直肠癌的发生与发展又是一个涉及多个癌基因在时间和空间上的激活或抑癌基因的失活为基础的多步骤过程，而生物节律紊乱在其中扮演重要角色。人类在自然环境进化过程中逐渐形成的内在生物节律受到人体多个生物钟基因的调控。多项流行病学研究显示，夜间的光照环境可导致昼夜周期节律紊乱，进而增加肠癌的发病率。一项涉及 78 586

名女性长达 10 年的多中心随访研究实验表明：长期夜班熬夜等导致生物节律紊乱行为可以导致肠癌的发病率较正常人群提高 1.35 倍（表 8-1）。

表 8-1　对 78 586 名夜班工作的女性罹患结肠癌和直肠癌相对风险的前瞻性随访

癌症位置及倒夜班年数		发病例数	年龄标准化 RR（95% CI）	多变量 RR（95% CI）
累及结直肠从未倒班	1~14	229	1.0（参考）	1.0（参考）
	≥ 15	303	1.00（0.84~1.18）	1.00（0.84~1.19）
	P^*_{trend}	70	1.44（1.10~1.89）	1.35（1.03~1.77）
			0.01	0.04
累及右侧结肠从未倒班	1~14	73	1.0（参考）	1.0（参考）
	≥ 15	93	0.95（0.70~1.30）	0.97（0.71~1.32）
	P^*_{trend}	23	1.47（0.91~3.37）	1.41（0.88~2.27）
			0.38	0.31
累及左侧结肠从未倒班	1~14	64	1.0（参考）	1.0（参考）
	≥ 15	76	0.90（0.64~1.25）	0.89（0.63~1.24）
	P^*_{trend}	18	1.27（0.75~2.14）	1.22（0.72~2.09）
			0.50	0.44
累及左右侧结肠从未倒班	1~14	137	1.0（参考）	1.0（参考）
	≥ 15	169	0.93（0.74~1.16）	0.93（0.74~1.17）
	P^*_{trend}	41	1.37（0.97~1.95）	1.32（0.93~1.87）
			0.26	0.20
累及直肠从未倒班	1~14	41	1.0（参考）	1.0（参考）
	≥ 15	48	0.87（0.57~1.33）	0.86（0.56~1.30）
	P^*_{trend}	14	1.54（0.75~3.16）	1.51（0.82~2.81）
			0.15	0.15

注：右结肠表示从盲肠到脾曲折的部分，左结肠表示从脾曲折到直肠乙状结肠的部分。结肠癌和直肠癌的数量可能不等于大肠癌的总数，部分患者肿瘤的具体部位尚不清楚。

昼夜节律系统在人类各种生理、代谢和生物学行为过程中发挥着至关重要的作用，当正常的昼夜节律发生紊乱会增加肿瘤的发生。一项荟萃研究分析表明，自然昼夜节律的破坏是与结直肠癌风险增加相关的潜在风险因素。昼夜节律途径的分子机制基于连锁的正/负转录–翻译反馈通路，该通路受到一系列核心昼夜节律时钟基因的调控。昼夜节律调控中所涉及的基因的遗传变异已成为近年来研究学者关注的焦点。然而，关于遗传变异与大肠癌风险之间关系的研究很少。只有一项研究表明，*CLOCK* 基因的遗传变异显著增加了结直肠癌的风险，而它们并未影响结直肠癌患者的预后。在一项研究中，评估了 27 个昼夜节律时钟基因的遗传变异对大肠癌易感性和预后的影响。研究结果证明 *RORA* 中的 rs37436997 SNP 与患结直肠癌的风险增加显著相关。

RORA 是视黄酸受体相关的孤儿核受体 A，是孤儿核受体家族的成员之一，位于 15q21-q22。RORA 参与脂质代谢、维持昼夜节律时钟功能、免疫调节和肿瘤进展。与正常组织相比，大肠癌组织中 RORA 的 mRNA 和蛋白表达水平显著下调，并且与疾病进程密切相关。有研究表明，临床样品中可检测到大肠癌肿瘤中存在着 RORA 的表达下调。然而，尚无研究阐明 RORA 在结直肠癌发生、发展中的功能意义。有学者提出，RORA 的作用可能是通过胆固醇硫酸盐激活 RORA 抑制大肠癌细胞的增殖和运动，抑制 Wnt/β-catenin 信号通路通过增强 p53 基因的稳定性来抑制大肠癌细胞的生长和促进细胞凋亡。这些研究表明，RORA 是一种功能性抑癌基因，但仍需进一步的功能研究来确认 RORA 的作用。关于 RORA 对大肠癌病理参数和结肠直肠癌患者生存的潜在影响，先前的研究表明 RORA 的低表达与血清甲胎蛋白（AFP）的高表达、不良的病理分级、肿瘤复发以及肝细胞癌（HCC）的血管浸润有关。一项研究结果表明，RORA 是大肠癌患者总体生存率的独立预测因子。此外，RORA 启动子甲基化的减少与结直肠癌的晚期（Ⅲ 和 Ⅳ 期）有关。此外，已有研究证明 RORA SNP rs782917 和 rs17204952 与皮肤黑色素瘤导致的死亡风险增加相关。然而，尚未报道 RORA 的遗传变异与结直肠癌的临床结果之间的联系。这项研究表明，与 GG 基因型相比，RORA 中 rs76436997 的 GA/AA 基因型与更好的分化和大肠癌的早期显著相关，具有 GA/AA 基因型的结直肠癌患者的总体生存时间可能更长。可能的机制是遗传变异可能会影响基因的功能，因此需要进行更大样本量的研究以及进一步的深入功能研究以验证结果。遗传关联以及 RORA 表达水平的差异表明 RORA 可能在结直肠肿瘤发生中起重要作用。需要进一步的研究来确认昼夜节律基因在结直肠癌的发展和结果中的作用。

调控基因表达主要有两种方式：DNA 甲基化和组蛋白的乙酰化，它们是最早被发现的基因表观修饰方式。相关研究表明，组蛋白的乙酰化及 DNA 低甲基化可以促进靶基因的表达，而组蛋白的去乙酰化与 DNA 高甲基化则可以抑制靶基因的表达。这两种分子机制可以相互协调，共同参与实现基因表达的精细调控。一项研究表明：多种肿瘤抑癌基因的失活与其启动子 CpG 岛区域高甲基化状态相关。因此，启动子区域 CpG 岛的甲基化被认为是导致抑癌基因失活的"二次打击"，抑癌基因启动子 CpG 岛区域的过度甲基化程度可以明显地增加染色体的螺旋程度，从而抑制抑癌基因的表达。生物钟基因 NPAS2 基因在肠癌中的机制研究，尤其是着重研究生物体在周期节律功能紊乱时，特别是 NPAS2 的甲基化改变造成的紊乱表达，能否形成消化道炎症微环境，从而进一步导致炎症介质、肿瘤坏死因子的释放，形成肿瘤微环境而促进肿瘤细胞的形成、发展、迁移及侵袭。

3. 生物节律与胆管癌

肝胆管细胞癌（hepatocholangiocarcinoma，HCC/CCC），是起源于肝内胆管上皮细胞的一种恶性肿瘤，临床上较少见，占胆管癌总数的 8%~10%。临床上发病隐匿、病程发展快、术后复发率高、预后较差，且对放化疗敏感性低，多数患者发现时已处于晚期，仅 15% 的患者存在手术机会。而距肿瘤 0.5~1.0cm 的切缘距离有利于患者远期生存，但根治性切除术后 5 年生存率仅为 20%~40%，术后 5 年复发率约 70%。

流行病学研究已经提示，破坏正常的昼夜节律可能增加各种癌症进展的危险性。一项研究探究了人类生物钟基因 *hCLOCK* 及 hBMAL1 蛋白在人类胆管癌组织中的表达变化，以及 BMAL1 蛋白与人类胆管癌的发生、侵袭及转移之间的相关性。结果显示，在 60 例人胆管癌组织与相应癌旁组织中，CLOCK 蛋白在胆管组织中阳性率为 33.33%（20/60），在癌旁组织中阳性率为 81.67%（49/60），两者阳性表达率差异有统计学意义；而 BMAL1 蛋白在胆管癌组织中阳性率为 73.33%（44/60），癌旁组织中阳性率为 36.67%（22/60），两者阳性表达率差异也有统计学意义。且 CLOCK 蛋白与 BMAL1 蛋白表达均与胆管癌 TNM 分期有关。生物钟基因 *PER1*、*PER2* 及 *PER3* 在生物钟调控方面发挥着重要作用，*PER1~3* 可与 CLOCK/BMAL1 直接结合，进而抑制 CLOCK/BMAL1 的活性，在生物钟的调控中形成一个重要的负反馈环路。

研究表明，启动子甲基化是 *PERs* 基因在大多数肿瘤细胞中表达下调的主要原因。甲基化及过度表达提示肿瘤具有侵袭性，并与可降低患者生存率的致癌基因 *C-ERBB2* 表达之间存在显著的相关性。另外，*PER2* 在肿瘤细胞中可以抑制组织缺氧引起的 VEGF 激动剂活性以及抑制肿瘤血管的生成。另外一项临床研究结果显示，*PER1*、*PER2*、*PER3* 在肝内胆管癌中呈低表达，其中 *PER2*、*PER3* 的表达量与肿瘤大小及有无血管侵犯有关，提示生物钟基因 *PER1*、*PER2*、*PER3* 的低表达可能与肝内胆管癌的发生、发展有关。单个细胞中分子昼夜节律时钟的协调环路在肝脏代谢和增殖中产生 24h 节律。通过慢性时差或 *PER2* 时钟基因突变引起的昼夜节律紊乱可加速肝癌的发展。有研究显示，时钟基因 *PER* 和 *CRY* 在异源生物毒性方面的分歧效应，Mteyrek 等通过动物实验探究了 *CRY1* 和 *CRY2* 在肝胆管癌发生中的作用。研究中野生型小鼠与 *CRY1*⁻/⁻，*CRY2*⁻/⁻ 小鼠长期暴露于二乙基亚硝胺（DEN），结果显示与野生型小鼠相比，*CRY1*⁻/⁻，*CRY2*⁻/⁻ 小鼠肝癌发生率之间无统计学差异；然而，胆管癌的发生率几乎增加了 8 倍。这项研究证实了以下推测：分子昼夜节律的破坏极大地增加了化学诱导的肝癌的发生率。此外，在暴露于二乙基亚硝胺的 *CRY1*⁻/⁻*CRY2*⁻/⁻ 小鼠中，胆管癌的显著增加证明了

CRY 和 CLOCK 基因在胆管癌变中发挥着关键作用。有毒的胆汁酸积累被证明可以促进胆管癌的发生、发展，胆汁酸积累可以局部改变细胞的增殖和凋亡，这将进一步导致胆管癌发生。与 CRY1⁻/⁻、CRY2⁻/⁻ 动物的昼夜节律表型相似的 PER1⁻/⁻、PER2⁻/⁻ 小鼠的血清胆汁酸水平升高，而关键胆汁酸的合成和转运基因（包括 Cyp7A1）呈现出昼夜节律的表达模式。总体而言，这些研究支持胆汁淤积和有毒胆汁酸蓄积是 CRY1/CRY2 双重缺乏导致的，促进胆管癌的发生。

4. 生物节律与胰腺癌

胰腺癌（pancreatic cancer，PC）是一种非常具有侵略性和化学治疗抵抗力的赘生性疾病，是全球癌症相关死亡的第四大主要原因。由于胰腺癌早期诊断很困难，进行中的恶性病灶通常无症状，后期的症状则经常多样且无特异性，因此其发生率与死亡率大致相当。此外，由于对传统化学疗法和放射疗法的耐药性，实际的治疗策略并不成功，并且迫切需要发现有价值的生物标志物以用于早期诊断、预后分级和治疗效果的监测。因此，对于胰腺肿瘤发生、发展的病理机制的深入研究已成为当今医学界的重点、难点问题之一。

昼夜节律参与生理稳态、行为和多种代谢等多种生物学活动。昼夜节律的破坏与癌症的发展密切相关，并且昼夜节律基因与细胞周期控制的改变、DNA 损伤修复的受损以及后续的肿瘤形成有关。一项研究显示，胰腺癌患者的 PER1、PER2、PER3、CRY1、CRY2、TIPIN、TIM、CK1ε、BMAL-ARNTL 均表现为低表达而且上述基因低表达的患者的生存期也显著降低。与时间相关的细胞功能波动是由生物钟驱动的，该生物钟在分子水平上通过翻译转录反馈通路（TTFL）进行操作，该反馈调节通路是由一系列生物钟基因编码的生物钟基因实现，这些生物钟基因反过来抑制基因的表达。TTFL 被基本的螺旋 - 环 - 螺旋 PAS 转录因子 CLOCK 和 ARNTL（或其同系物 ARNTL2）激活，它们在 PER1、PER2、PER3、CRY1 和 CRY2 基因的启动子中异源二聚体并与 E-box 增强元件结合编码昼夜节律蛋白的生物素，它们依次变二聚体，返回核中并抑制 CLOCK-ARNTL（ARNTL2）转录活性。SIRT1 是多种细胞和机体过程的调节剂，SIRT1 是Ⅲ型 NAD⁺ 依赖性组蛋白 / 蛋白质脱乙酰基酶，对于包括 ARNTL、PER2 和 CRY1 在内的多个核心时钟基因的高强度昼夜节律转录都是必需的。SIRT1 抑制了 CLOCK 的组蛋白乙酰转移酶活性，结合了昼夜节律中的 CLOCK-ARNTL 异二聚体，并节律性地使 ARNTL、组蛋白 H3 和 PER2 脱乙酰，降低了昼夜节律中 PER2 的稳定性并促进了其降解。反过来，SIRT1 的活性受饮食营养水平、激活剂［例如 SIRT1

（AROS）和白藜芦醇的活性调节剂〕和抑制剂（例如在乳腺癌 *DBC-1* 中缺失，在癌症 HIC-1 和 Tenovins 中高甲基化）的影响。低热量饮食会降低 *DBC-1* 的水平，它直接相互作用并抑制 SIRT1 的脱乙酰基酶活性，从而导致 p53 的乙酰化增加和 p53 的上调功能和 *p21* 基因表达，而 AROS 激活 SIRT1，则增强 p53 脱乙酰基作用并导致 p53 功能下调。作为压力传感器，例如在禁食或营养缺乏时，SIRT1 影响细胞通过使底物蛋白质脱乙酰基化以驱动细胞向细胞保护途径存活。在癌细胞中丧失了对 *SIRT1* 的调节作用，由于其在调节细胞保护中的关键作用，它被认为既是癌基因又是肿瘤抑制子。核心时钟基因驱动着几个下游基因的表达，即所谓的控制基因。在细胞和生物体水平上都强调了分子发条紊乱与致癌性之间的关系，表明生物钟驱动的关键细胞过程发生改变，昼夜节律调节环路的改变在许多组织中的癌症的发生和发展中发挥着重要作用。时钟基因的改变表达也已在胰腺恶性肿瘤中得到证实。在这种情况下，胰腺癌的特征是自身疏水性水平升高，这是一种分解代谢过程，可调控代谢废物或病变的分子和细胞器的溶酶体降解，从而回收生物能成分。在胰腺恶性肿瘤的情况下，活化的自噬过程促进肿瘤生长，并在缺乏有效治疗的情况下发挥作用。因此，自噬的抑制通过增加活性氧的产生，增加的 DNA 损伤和减少的线粒体氧化磷酸化而在体外显著抑制胰腺癌细胞的生长。一项研究分析了胰腺癌患者肿瘤组织、非肿瘤组织中 SIRT1 和昼夜节律基因的表达情况。研究表明，这些生物钟节律基因的异常表达与患者的死亡率和疾病的进展之间存在显著的相关性。此外，胰腺癌衍生细胞系的调制可能影响恶性表型的昼夜节律基因表达的时间模式以及对细胞毒性药物治疗的反应。

5. 总结

研究昼夜节律基因的异常表达与肿瘤的发生、发展之间的关系为人类癌症的治疗提供了新的策略。当前，在肿瘤的治疗中许多潜在的治疗方式还未得到充分发掘，而时间生物疗法作为一种新的治疗手段逐渐得到认可，虽然目前的许多实验尚处于动物试验阶段，并未实现临床转化应用，但是这一治疗方案的实施将为肿瘤的早期诊断及预后转归提供新颖的标志物，为肿瘤的治疗发现新的靶点，期待可以攻克肿瘤的难题。

参考文献

［1］Asher G, Gatfield D, Stratmann M, et al. SIRT1 regulates circadian clock gene expression through *PER2* deacetylation［J］. Cell, 2008, 134(2): 317–328.

［2］Borgs L, Beukelaers P, Vandenbosch R, et al. Cell "circadian" cycle: New role for mammalian core clock genes［J］. Cell Cycle, 2009, 8(6): 832–837.

［3］Damiola F, Le Minh N, Preitner N, et al. Restricted feeding uncouples circadian oscillators in peripheral tissues from the central pacemaker in the suprachiasmaticnucleus［J］. Genes Dev, 2000, 14(23): 2950–2961.

［4］Emi N, Camille S, Christoph B, et al. Circadian gene expression in individual fibroblasts: cell-autonomous and self-sustained oscillators pass time to daughter cells［J］. Cell, 2004, 119(5): 693–705.

［5］Fu L, Pelicano H, Liu J, et al. The circadian gene Period2 plays an important role in tumor suppression and DNA-damage response *in vivo*［J］. Cell, 2002, 111(1): 41–50.

［6］Gaofeng X, Chi W, Mark E B, et al. RORα suppresses breast tumor invasion by inducing SEMA3F expression［J］. Cancer Research, 2012, 72(7): 1728–1739.

［7］Spolverato G, Kim Y, Alexandrescu S, et al. Management and outcomes of patients with recurrent intrahepatic cholangiocarcinoma following previous curative-intent surgical resection［J］. Annals of Surgical Oncology, 2016, 23(1): 235–243.

［8］Hyunkyung K, Min L J, Gina L, et al. DNA damage-induced RORα is crucial for p53 stabilization and increased apoptosis［J］. Molecular Cell, 2011, 44(5): 797–810.

［9］Jorge M, Caroline G, Hugues D, et al. Feeding cues alter *CLOCK* gene oscillations and photic responses in the suprachiasmatic nuclei of mice exposed to a light/dark cycle［J］. The Journal of Neuroscience, 2005, 25(6): 1514–1522.

［10］Kiessling S, Beaulieu-Laroche L, Blum I D, et al. Enhancing circadian clock function in cancer cells inhibits tumor growth［J］. BMC Biol, 2017, 15(1): 13.

［11］Lee C, Etchegaray J, Cagampang F R A, et al. Posttranslational mechanisms regulate the mammalian circadian clock［J］. Cell, 2001, 107(7): 855–867.

［12］Mazzoccoli G, Vinciguerra M, Papa G, et al. Circadian clock circuitry in colorectal cancer［J］. World Journal of Gastroenterology, 2014, 20(15): 4197–4207.

［13］Papantoniou K, Devore E E, Massa J, et al. Rotating night shift work and colorectal cancer risk in the nurses' health studies ［J］. International Journal of Cancer, 2018, 143(11): 2709–2717.

［14］Relles D, Sendecki J, Chipitsyna G, et al. circadian gene expression and clinicopathologic correlates in pancreatic cancer ［J］. Journal of Gastrointestinal Surgery, 2013, 17(3): 443–450.

［15］Tadashi H, Ken–Ichi M, Takahisa N, et al. Long–term proton pump inhibitor administration worsens atrophic corpus gastritis and promotes adenocarcinoma development in Mongolian gerbils infected with Helicobacter pylori ［J］. Gut, 2011, 60(5): 624–630.

［16］Xiao W, Alin J, Yi Z, et al. A meta–analysis including dose–response relationship between night shift work and the risk of colorectal cancer ［J］. Oncotarget, 2015, 6(28): 25046–25060.

在 2006 年，卵巢生物节律性被首次发现并很快成为新的研究热点。研究主要集中于卵巢生物钟的调控，生物钟在生殖系统生理活动、病理状态中的作用及分子机制。人类在地球上繁衍生息的过程中获得了多种生物节律，女性特有的 28 天月经周期就具有典型的生物节律性。月经周期中存在着与激素密切相关的昼夜节律变化。生物钟基因可以很大程度上调节激素水平，维持正常的月经周期，而生物钟基因表达的异常则与卵巢癌的发生、发展密切关联。

此外，生物钟基因与男性生殖系统也密切相关。睾丸可表达生物钟基因，通过对睾丸直接注射 *CLOCK* 基因干扰质粒的实验表明，*CLOCK* 基因在睾丸中的低表达可以导致精子体外受精能力的降低。而 *BMAL1* 或 *CLOCK* 基因敲除后小鼠精原细胞中拟染色体形态改变，提示生物钟基因可能与生殖细胞中拟染色体的形成和生理功能存在关联。在生殖和发育过程中，生物体发展出一套具有节律性的生理系统。排卵、交配和分娩等多种生理活动都与昼夜性、季节性的环境变化协调一致。对一些生命周期较短的小型动物来说，借助生物钟系统，生物体能够感知昼夜长短的变化。研究表明，包括哺乳动物在内的很多物种的生殖活动都受到生物钟调控的影响。

人类泌尿系统具有典型的生物节律，比如尿液的生成和排泄在白昼及夜间受不同作用因子的调节。近年来研究表明，生物钟基因与泌尿系统肿瘤密切相关，较正常肾组织而言，肾癌组织生物钟基因 *PER2* 和 *TIMELESS* 表达明显降低。缺氧诱导因子（HIF-1α 蛋白）在肾细胞癌发生、发展中具有极其重要的意义，而生物节律与缺氧反应通道激活、肿瘤血管生长以及肿瘤转移密切相关。

由此可见，生物钟系统从多个方面影响并调控着生殖、泌尿系统的正常活动，并在维持人体正常的生理活动过程中起重要作用。然而，随着社会工业化程度的提高和生活节奏的加快，"非正常工作时间"对人体正常昼夜节律的影响越发引起重视。研究表明，很多"非正常工作时间"职业的出现，比如飞行员、空乘人员、医生、护士等工作人员出现睡眠紊乱、抑郁、代谢综合征和肿瘤的概率高于"正常工作时间"的人员。接下来，本章将介绍生物钟与生殖、泌尿系统肿瘤的关联。

第九章　生物节律紊乱与泌尿生殖系统肿瘤

1. 生物节律与卵巢癌

1.1 流行病学

根据美国癌症协会及美国国家癌症研究所数据统计，2018 年美国新发卵巢癌病例数为 22 240 例，占女性恶性肿瘤比例为 2.5%，死亡病例为 14 070 例。2010—2015 年，美国平均每年卵巢癌发病率为 11.5/100 000，死亡率为 6.1/100 000。其中非西班牙裔白人女性发病率最高（12.0%），死亡率为 7.9%，亚裔女性发病率最低（9.2%），死亡率为 4.4%。同时，卵巢癌也是第二常见的妇科恶性肿瘤，死亡率居妇科恶性肿瘤之首。卵巢癌多见于中老年妇女，其最常见的组织学类型是卵巢上皮癌（epithelial ovarian carcinoma，EOC），约占 90%。卵巢上皮癌发展迅速，不易早期诊断，治疗困难，死亡率高，这是卵巢癌死亡率高的原因之一。

卵巢上皮细胞癌可进一步分为浆液性卵巢癌（52%）、卵巢子宫内膜样腺癌（10%）、透明细胞卵巢癌（6%）或黏液性卵巢癌（6%），此外，有大约 25% 被分为更罕见或未明确的亚型。卵巢上皮癌也可根据临床病理因素分为Ⅰ型和Ⅱ型。其中Ⅱ型上皮癌的分子基因不稳定性更显著，常累及双侧卵巢，呈浸润性，诊断时多为晚期，预后较差。卵巢上皮细胞癌发病率因种族、年龄而不同。例如：浆液性卵巢癌患者发病年龄大于其他亚型，且在非西班牙裔白人女性发病率最高（5.2/100 000），美国印第安人女性的透明细胞癌发病率最高（1.0/100 000）。多数浆液性癌诊断时已经为Ⅲ期（51%）或Ⅳ期（29%），而大多数（58%~64%）卵巢子宫内膜样腺癌、黏液性卵巢上皮癌和透明细胞性卵巢上皮癌在诊断时为Ⅰ期。浆液性卵巢上皮癌、卵巢子宫内膜样腺癌、黏液性卵巢上皮癌和透明细胞性卵巢上皮癌的 5 年特异性生存率分别为 43%、82%、71% 和 66%。乳腺、卵巢癌家族史是卵巢癌发病风险中很明显的危险因素，存在一级亲属卵巢癌家族史的女性，其浸润性卵巢上皮癌发病风险可增加 50%。大约有 18% 的卵巢上皮癌为 *BRCA2* 基因突变所致。携带胚系 *BRCA1* 或 *BRCA2* 基因突变的女性，至 80 岁时罹患卵巢癌的风险分别为 44% 或 17%，接受双侧输卵管卵巢切除术可使卵巢癌患病风险降低 80%。

1.2 卵巢生物节律

人类在适应地球环境并繁衍生命的基础上，获得了多种生物节律，其中性成熟女性所特有的生物节律是约 28 天的月经周期。青春期后，在下丘脑 – 垂体 – 性腺轴对女性生殖器官结构和功能的协调下，女性出现月经周期。月经周期中又存在着激素、体温和代谢率昼夜节律变化。生物钟基因可以很大程度上调节激素水平，维持正常的月经周期，而生物钟基因表达的紊乱则与卵巢癌的发生、发展关系密切。2006年 Fahrenkrug 报道了生物钟基因在卵巢中的表达，研究发现，雌鼠卵巢细胞内生物钟基因 PER1、PER2 表达具有明显昼夜节律性。这是首次发现卵巢生物钟存在的报道，并且推测卵巢生物钟可能在下丘脑 – 垂体 – 卵巢轴和卵巢局部发挥一定作用。同年，Karman 也证实雌鼠卵巢生物钟的存在，通过实时聚合酶链式反应（real-time PCR）发现 BMAL1、PER1、PER2、CRY1、CLOCK 等生物钟基因在卵巢中节律表达。越来越多的研究表明，卵巢生物钟参与控制排卵以及类固醇激素的释放，而生物钟紊乱则会影响生殖能力。

卵巢生物钟在正常生殖系统生理过程中起重要作用，下丘脑 – 垂体 – 卵巢轴上各个生物钟协同促进生殖，而生物钟紊乱则很可能是一些复杂生殖系统疾病的病因。上夜班工作人员、睡眠不足、倒时差导致生物钟节律改变，会影响雌激素释放水平，进而影响视交叉上核、卵巢生物钟基因的表达。有关昼夜节律与卵巢癌发生风险的研究表明，对于年龄大于 50 岁，上夜班的女性发生侵袭性以及交界性卵巢癌的风险升高。另外一项对于 3761 例卵巢上皮细胞癌患者及 2722 例对照组的全基因测序结果表明，生物钟基因参与了卵巢上皮细胞癌的形成，尤其是 BMAL1、CSNK1E、SENP3、REV1。尽管一些研究表明生物钟基因与卵巢癌的发生有关，但是具体的机制仍不清楚。

1.3 生物钟基因与卵巢癌

研究表明，PER2 基因的表达与卵巢上皮细胞癌有关，肿瘤恶性程度越高，则 PER2 基因表达减少。而通过基因转染外源性导入重组基因质粒 PER2 构建裸鼠卵巢癌移植瘤模型研究表明，PER2 基因高表达组肿瘤生长速度、肿瘤体积以及肿瘤质量较对照组降低。在核酸水平（real-time PCR）和蛋白质水平（western blot）较对照组相比，PER2 基因高表达组凋亡基因 BAX 表达明显升高，而抑制凋亡基因表达明显降低。此研究表明，PER2 基因可能通过抑制 BCL-2 基因表达而促进 BAX 基因高表达，促进肿瘤细胞凋亡，从而抑制卵巢癌的生长。对 PER2 基因与卵巢癌肿瘤血管生成及转移的研究表明，PER2 基因可以抑制卵巢癌生长和转移，而这种抑制作用可能表现在 PER2 基因对血管内皮生长因子（VEGF）的抑制，而 VEGF 是新生肿瘤血管最重要的促血管生成因子。

1994 年，Jeffery L. Price 首次发现 TIMELESS 基因。TIMELESS 基因在细胞生长周

期、细胞凋亡及 DNA 损伤等过程中都起到重要作用。尽管 *TIMELESS* 基因在哺乳动物生物钟节律所起到的作用还不十分清楚，但是在果蝇，*TIMELESS* 基因则是生物节律的重要组成部分。TIMELESS 蛋白可以与另一生物钟基因 PER 蛋白形成异二聚体，行使其调节生物节律的功能，是维持内源性生物钟运作的核心元件。TIMELESS 蛋白与 PER 蛋白异二聚体负反馈调节 *TIMELESS* 基因与 *PER* 基因的转录，在此负反馈调节环路中，首先在细胞质中形成异二聚体，然后进入到细胞核中，通过抑制转录因子 *CLOCK* 和 *CYC*，进而抑制 *PER* 基因的转录。近年来，研究表明 *TIMELESS* 基因可能与恶性肿瘤的发生、发展有关，比如乳腺癌、肺癌等。粟连秀等通过对 50 例卵巢癌患者标本进行免疫组化染色观察得出，较正常卵巢组织相比，TIM 蛋白在卵巢癌组织中的表达为84%，根据此结果推测，*TIMELESS* 基因表达可能与卵巢癌的发生有关。此外，上述研究还通过小干扰 RNA（siRNA）技术沉默人卵巢癌细胞 SKOV3 中 *TIMELESS* 基因，结果显示实验组 BCL-2 蛋白表达较对照组降低，而 BAX、Caspase-3、Caspase-9 蛋白的表达升高。因此，通过上述实验结果推测，沉默 *TIMELESS* 基因表达可以促进卵巢癌细胞凋亡，抑制肿瘤细胞生长。尽管上述实验得出，*TIMELESS* 基因可能与卵巢癌的发生、发展有关，抑制 *TIMELESS* 基因表达可能会起到抑制卵巢癌细胞生长的作用，但是在卵巢癌中 *TIMELESS* 基因如何影响生物钟节律具体的分子机制仍需要进一步研究。

BMAL1 基因与卵巢上皮细胞癌的发生密切相关，抑制小鼠 *BMAL1* 基因会因降低 p53 蛋白表达而导致卵巢癌生成，并且会影响抗肿瘤药物作用。此外，在卵巢癌上皮细胞中 *BMAL1* 和 *CRY1* 基因水平与正常卵巢组织相比是较低的。

2. 生物节律与前列腺癌

2.1 流行病学

根据全球癌症数据统计，前列腺癌在男性恶性肿瘤中占比高达 14%（仅次于肺癌），全球确诊人数约 903 500 人，死亡率占比 6%，达到 258 400 人。而在西方发达国家，前列腺癌的发生率是世界平均水平的 25 倍，比如每十万人中前列腺癌发病人数是：在澳大利亚 / 新西兰为 104.2、在西欧为 94.1、在北美为 85.6、在北欧为 75.2、在东亚为 8.2、在中南亚为 4.1。尽管前列腺癌的发生率和死亡率与年龄、种族以及家庭史有关，但是这些因素仍无法解释其病因及发病机理。有研究表明，生活在美国的亚洲人的前列腺癌发病率比起生活在本国的亚洲人比例要高，说明生活方式和环境因素可能对前列腺癌的病因及发展有重要影响。

近年来，研究人员对昼夜节律与肿瘤的关系开展了流行病学调查，此类研究主要是对"非正常工作时间"的一些职业，如飞行员、空乘人员、医生、护士等工作。一项对北欧地区 10 211 名飞行员的调查研究显示，前列腺癌的发生风险随着长距离（跨洲飞行）飞航时间的增加而增加。类似的一项调查也显示，加拿大航空 2740 名男性飞行员的前列腺癌发生率（相对风险 =1.87，90% 置信区间：1.38~2.49）比普通的加拿大人群明显增高。在日本，一项针对 14 052 名男性工作人员的调查显示，需要固定上夜班的工作人员与只上白班的工作人员相比，其前列腺癌发生风险显著增加（相对风险 =3.0，95% 置信区间：1.2~7.7）。一项针对 2 459 845 名人员的 Meta 分析研究指出，上夜班的工作人员患前列腺癌的风险明显增加，并且预后较差。此外，研究发现生物节律与肿瘤的关系在盲人中显示出差异性。男性全盲调查者患前列腺癌的风险较低，尽管这种降低没有统计学差异。基于以上已发表的研究结果，有学者提出"昼夜节律的改变会导致与生物钟相关的生物活动发生相应的变化，比如雄激素表达，进而增加了个体罹患前列腺癌的风险"。那么，生物节律紊乱在前列腺癌的发生、发展中到底起什么作用？

2.2 生物节律与雄激素

雄激素在前列腺正常生理活动及前列腺癌的发生中起着重要作用。1979 年，Brown 等作者发现在啮齿类动物中雄激素的过度表达可以诱导前列腺癌的形成，之后 Gann 等在 1996 年证实了，长期高水平表达的雄激素在人类同样可以诱导前列腺癌的形成。雄激素通过结合并激活雄激素受体（androgen receptor，AR）发挥作用，而雄激素受体作为转录因子则与前列腺癌的形成有密切关系。在非激活状态下，雄激素受体与细胞质并与其他蛋白结合，比如热休克蛋白（heat shock proteins，HSP）。而在激活状态下，与雄激素结合后的雄激素受体形成"配受结合体"并进入细胞核，与 DNA 上雄激素响应元（androgen response element，ARE）组成的核苷酸序列准确地识别并结合，并最终完成转录。雄激素受体靶向结合的很多基因都参与了前列腺细胞的生长，因此，降低雄激素受体的活性可以影响到前列腺癌的发生、发展。有基因测序研究表明，在前列腺癌细胞中，发现 1.5%~4.3% 的雄激素受体调节基因表达，并且这些基因表达明显地影响前列腺癌细胞的发生过程。此外，靶向抑制雄激素受体则可以降低前列腺特异性抗原（prostate-specific antigen，PSA）的表达和肿瘤细胞增殖。

2.3 生物钟基因与前列腺癌的相关性

生物钟基因是由一组能够通过自身的表达调控和形成正负反馈通路而产生生物节律的基因。已经证实生物钟基因影响细胞增殖周期和凋亡功能，与许多恶性肿瘤的发生、发展、治疗和预后的关系密切。研究表明，生物钟基因直接参与前列腺癌肿瘤生成的调节过程，这些基因包括 *PER1*、*PER2*、*NPAS2*、*CLOCK*、*BMAL1* 等。

PER1 蛋白在视交叉上核（SCN）中规律转录，具有近似 24h 的节律性。PER1 蛋白的节律性可以在持续无光线条件下保持，并且随着光线循环而改变，这就可以解释为什么这种昼夜节律性在全盲或者非全盲人群中仍然存在。PER1 蛋白在前列腺中表达，相比较正常前列腺组织，*PER1* 基因在前列腺癌中的表达显著降低。而在体外细胞培养中显示，*PER1* 基因能够抑制雄激素受体以及前列腺特异性抗原的转录活性，相反地，如果抑制 *PER1* 基因的表达则可以增强雄激素受体的转录活性。因此，*PER1* 基因被认为是前列腺癌细胞中雄激素受体的抑制基因。

血液中 *PER2* 基因的 mRNA 早晨时表达水平较高，这在正常人群及夜班工作人员中无明显差异，但是晚上时夜班工作人员 *PER2* 基因的 mRNA 水平却较高。*PER2* 基因水平的高低与睾酮的合成一致，即雄激素的产生与 *PER2* 基因的表达有很大的关联性。高表达的 *PER2* 基因水平可以抑制前列腺癌细胞的活性和生长。而与正常前列腺细胞相比，前列腺癌细胞中的 PER2 蛋白水平下降。

NPAS2 基因与前列腺癌的发生风险也密切相关，单倍型 *NPAS2* 基因与前列腺癌发生风险统计学上具有相关性（比例为 16.11%）。并且，*NPAS2* 基因与激素相关性乳腺癌、免疫相关性非霍奇金淋巴瘤（non-Hodgkin lymphoma，NHL）的发生有关。NPAS2 蛋白与 BMAL1 蛋白形成二聚体可以驱动 *PER2* 基因的表达，抑制原癌基因的转录。体外实验研究表明，*NPAS2* 基因与 DNA 损伤修复有关。

睾酮的缺乏会导致 BMAL1 蛋白与 CLOCK 蛋白水平下调。BMAL1-CLOCK 异质二聚体参与睾酮的产生以及雄激素受体的转录激活。与正常前列腺细胞相比，前列腺癌细胞中的 CLOCK 蛋白水平下降，而 BMAL1 蛋白水平则升高。

2.4 生物钟基因与前列腺癌发生的机制

生物钟基因与前列腺癌发生的相关机制目前尚不清楚，有研究表明生物钟基因可能作为抑癌基因参与细胞增殖、凋亡以及 DNA 损伤反应等过程。在人源性癌症细胞中，*PER1* 基因参与调节肿瘤细胞生长周期及 DNA 损伤修复。一项小鼠动物实验表明，

PER2 基因参与 DNA 损伤修复。*NPAS2* 基因也同样与 DNA 损伤反应有关，包括细胞周期、凋亡及 DNA 修复。因此，这些生物钟基因会改变相应蛋白的表达和活性，最终影响下游肿瘤相关的生物学信号通路。

除了作为抑癌基因的角色外，生物钟基因可以通过调节血清中雄激素水平来影响发生前列腺癌的风险。生物节律在雄激素表达中起到很重要的作用。男性睾酮的产生在清晨达到高水平，经过一天的过程而在傍晚呈现出低水平。因此，对于性功能障碍的患者，通常选择早晨 10 点进行睾酮水平的测量。与年轻人比较而言，老年男性睾酮水平在清晨的高表达则不明显。一项大鼠动物实验表明，18~24 月龄的大鼠（老龄）比起 3 月龄大鼠（年轻），几种生物钟基因蛋白表达水平都下降，包括 BMAL1、PER1、PER2、PER3 和 Rev-erbα。此外，夜班工作人员的雄激素水平峰值较正常工作人员会延迟，可能因此增加罹患前列腺癌的风险。因此，生物钟基因以及相应蛋白水平的改变会引起生物节律紊乱，导致雄激素分泌异常，最终增加前列腺癌发生的风险。

3. 生物节律与肾癌

3.1 流行病学

肾细胞癌（renal cell carcinoma，RCC）是常见恶性肿瘤之一，其发病率在全球不同地区表现不一样。在西欧，不论男、女性肾癌发病率都较高（9.8/100 000），但是这种高发病率在与其他欧洲地区并无太多差异，如中东欧是 8.7/100 000，北欧是 8.3/100 000。北美地区发病率是全球最高的（12/100 000），累积风险（CR）在男、女性分别为 1.8% 和 0.9%，而在中南美洲低级别肾癌则明显降低（男性，中美洲 0.5%，南美洲 0.6%；女性为 0.3%）。死亡率最高的国家是乌拉圭（4.4/100 000）、阿根廷（3.6/100 000）、智利（3.1/100 000）和美国（2.6/100 000）。尤其在美国，发病率从 2001 年的 10.6/100 000 上升至 2010 年的 12.4/100 000，并且随着年龄的升高发病率也随之升高。在亚洲，肾癌的累积发病风险也存在地区差异，不论男女，西亚与东亚发病率分别是 0.6% 和 0.3%。以色列是亚洲发病率最高的（10.0/100 000），死亡率较高的是土耳其（4.7/100 000）、巴勒斯坦（3.4/100 000）、韩国（3.4/100 000）以及新加坡（3.3/100 000）。大洋洲的累积风险发病率在男、女性分别是 1.4% 和 0.7%，而非洲则最低，仅为 0.2%。根据 2009 年统计数据，我国肾癌发病率为 5.75/100 000（男性：7.07/100 000，女性：4.40/100 000），而肾癌中，肾细胞癌则占 85% 以上。

根据 2012 年国际泌尿病理协会（International Society of Urological Pathology，ISUP）

共识，根据形态学、免疫组化、分子及遗传学改变，透明细胞肾细胞癌（CCRCC）是最常见的肾细胞癌亚型，约占所有肾上皮细胞肿瘤的 60%。乳头状肾细胞癌（PRCC）占肾上皮肿瘤的 10%~15%，而嫌色细胞型肾细胞癌（CRCC）占肾上皮肿瘤的 6%~11%。

3.2 肾细胞癌与 VHL 及 HIF-1α 蛋白的关联

肾细胞癌是发病率及死亡率最高的肾癌，约 1/3 的患者确诊时已经发生转移。免疫治疗、抗血管生成治疗以及化疗等非手术治疗对肾细胞癌效果不佳，目前肾细胞癌选择最多的治疗方式是根治性切除。近年来研究表明，在大部分透明肾细胞癌和散发肾细胞癌中 *VHL* 基因（Hippel-Lindau protein）存在变异。在一些病例中，虽然没有 *VHL* 基因的突变，但是却存在表观遗传学的变化，比如 DNA 甲基化影响 *VHL* 基因的功能，导致转录后 VHL 蛋白表达降低甚至缺失。VHL 蛋白主要存在于细胞浆中，与其他一些蛋白形成 E3 连接酶复合物、泛素化其他蛋白，通过蛋白质降解酶系统使蛋白质降解。在正常情况下，VHL 蛋白的主要功能是调控细胞对局部微环境供氧的反应。

缺氧诱导因子（hypoxia induce factor，HIF）是存在于哺乳动物和人体内细胞的介导低氧适应性反应的转录活性因子，能激活许多低氧反应基因的表达，并在低氧条件下维持氧稳态。HIF-1α 是主要的氧调节蛋白，可通过对红细胞和肿瘤血管生成、能力代谢、细胞周期调控和细胞凋亡的调控来促进肿瘤生长。正常情况下，VHL 蛋白的主要功能是调控细胞对局部微环境供氧的反应，*VHL* 基因泛素化降解 HIF 蛋白。HIF-1α 蛋白表达及活性受到细胞氧浓度的水平调节。在常氧状态下，HIF-1α 的脯氨酸羟基化，与 VHL 蛋白结合，触发泛素 – 蛋白酶体蛋白水解途径，并使其迅速降解。因此，目前研究最为深入的是 *VHL* 基因可通过抑制 HIF-1α 蛋白的表达来抑制无氧代谢、血管生成及细胞侵袭等从而抑制肿瘤生长及转移。

3.3 肾癌与生物钟基因

生物钟基因与肾细胞癌的发生密切相关，通过对 11 例肾癌患者的研究表明，较正常组相比，肾癌组织的生物钟基因表达异常，表现为 *PER2* 基因和 *TIMELESS* 基因表达降低。而缺氧反应途径与生物钟基因也同样有关联，*HIF-1α* 和 *CLOCK* 在一些增强子区域（rVP1000 和 rVP350）起到相互协同的作用，并且 *HIF-1α* 和 *CLOCK* 可以调节 *BMAL1* 在 E-box A 区域的结合。除此以外，Huisman 等报道，在小鼠的正常肾组织中发现多种生物钟基因（*PER1*、*PER2*、*BMAL1*、*CRY1* 等）以及生物钟相关基因（*DBP*、 *p21* 和 *Wee1*）均有表达。

　　一项人源性肾细胞癌细胞系（Caki-2）的体外实验中，缺氧诱导因子（HIF-1α）通过结合 *PER2* 基因上的增强子而增加 *PER2* 基因的节律幅度。而用药物抑制 HIF-1α 的表达以后，*PER2* 基因增强子的活性明显降低。在肾癌的治疗中，抗 mTOR 抗体对肾癌的抑制作用可以随着给药方案的不同而改变，并且磷酸化的 mTOR 表现出 24h 节律性，在肾癌组织中 mTOR 蛋白也表现出生物节律性。HIF-1α 在肾细胞癌发生、发展中具有极其重要的意义，而生物节律与缺氧反应通道激活、肿瘤血管生长以及肿瘤转移密切相关，因此，生物钟基因与肾细胞癌的关联及更深入的分子机制有待进一步研究。

4. 生物节律与尿路上皮细胞癌

4.1 流行病学

　　肾集合管、肾盏、肾盂、输尿管、膀胱以及尿道黏膜腔具有同样的胚胎来源，而所谓"尿道上皮细胞"就是描述这些组织或器官腔面的上皮细胞。尿道上皮细胞癌的主要发生部位包括肾盂、肾盏、输尿管和膀胱。尿道上皮细胞癌又分为膀胱上皮细胞癌和上泌尿道上皮细胞癌（upper tract urothelial carcinoma，UTUC）。上泌尿道上皮细胞癌只占泌尿系恶性肿瘤的 5%~10%，主要指发生在肾盂、肾盏及输尿管的癌症，其男性发病率约是女性的两倍，平均发病年龄是 73 岁。UTUC 双侧同时发生的情况非常少，只占所有 UTUC 的 1.6%，但是其中 80% 病例发现之前就已经被诊断为膀胱癌。在日本，肾盂癌的死亡病例从 2006 年的 1200 例，上升到 2010 年 1558 例。类似地，输尿管癌的死亡病例从 2006 年的 1055 例上升到 2010 年的 1593 例。此外，不同于膀胱癌，60%以上的 UTUC 被诊断时已是浸入性癌症，而膀胱癌只有 15%~25%。

　　根据组织病理学，膀胱癌（urinary bladder cancer，UBC）中上皮性肿瘤占比为 90%（其中尿路上皮癌占 91.4%），非上皮性肿瘤主要包括鳞癌和腺癌，分别占 1.9% 和 1.8%。在我国，膀胱癌是最常见的泌尿系恶性肿瘤之一，2011 年其发病率为 7.68/100 000，居男性恶性肿瘤的第六位。而在城市和农村膀胱癌的发病率和死亡率有差异性，在城市发病率为 9.36/100 000，农村则为 5.59/100 000，死亡率为 1.99/100 000，男、女性发病率分别为 3.03/100 000、0.88/100 000。此外，从临床角度，膀胱癌被分为非肌层浸润性膀胱癌和肌层浸润性膀胱癌，因为肌层的浸润与否是能否进行膀胱切除的重要指标。膀胱癌患者的五年生存率从 97% 至 22% 不等，而生存率往往与浸润程度密切相关。膀胱癌多发生于老年人，平均确诊年龄为男性 69 岁，女性 73 岁，而男性发病率较女性更高，约 4.7 倍。膀胱癌发病的主要风险因素是吸烟和职业暴露。美国的一项回顾性分析表明，从 1995 年至 2006 年间的 465 000 名调查者中，吸烟者患膀胱癌的概率明显增高（男、女性风险比分别为 3.89 和 4.65）。

4.2 排尿与生物节律

生物节律对维持生物体正常的生理功能起重要意义，而生物节律的紊乱则与很多肿瘤的发生都相关。同样，人泌尿系统也具有典型的节律性，尿液的生成和排泄在白昼及夜间受不同的作用因子调节，比如抗利尿激素。哺乳动物的排尿次数在睡眠时没有清醒时频繁，这个现象是由很多因素共同作用产生的，包括大脑觉醒水平的降低、肾小球滤过率的降低以及睡觉时膀胱储尿功能的增加。

有研究表明，人和啮齿类动物排尿的频率、尿液量、膀胱容量以及尿流动力学与生物节律相关。在影响排尿三要素中，健康人排尿行为的昼夜循环改变主要在肾脏和膀胱，相反，伴有夜尿增多的患者则同时受三个要素的影响。大鼠和小鼠是夜间排尿动物，同样也表现出排尿的节律性，即排尿频率在白天降低，因为白天是它们的睡眠时间。对于大脑觉醒状态与生物节律的研究表明，*CLOCK* 基因变异的小鼠睡眠紊乱，表现为非快速动眼睡眠实相及总睡眠时间减少。*BMAL1* 基因敲除小鼠表现为片段性睡眠增加，但是仍然具有较长的快速动眼睡眠实相及非快速动眼睡眠实相，而 *PER1/PER2* 双基因变异则表现出快速动眼睡眠实相及非快速动眼睡眠实相减少。肾脏对尿液排出的影响主要是通过核心生物钟控制基因（位于视交叉上核）来发挥作用，表现为夜间抗利尿激素的增加。*PER1* 基因可以调节钠离子转运相关基因，比如 *αENaC* 和 *Endothelin-1*，另外 *PER1* 和 *PER2* 两个基因同时缺失的小鼠会失去尿容量的昼夜节律性。

膀胱与生物钟基因密切相关，如 *PER2*、*BMAL1*、*CYR1/2* 以及 *CLOCK* 等基因。通过将荧光霉素表达阳性的 *PER2* 基因敲入小鼠，可以发现在小鼠不同器官生物节律的时间表现出不一致性，比如在视交叉上核为 23.5h，在肾脏为 24.8h，在膀胱为 24.9h。体外实验培养膀胱平滑肌细胞也有生物钟基因的表达，如 *PER2*、*BMAL1* 基因。*CRY* 基因缺失的小鼠和 *PER1/PER2* 基因同时敲除的小鼠生物节律紊乱，表现为排尿、尿液产生及膀胱容量功能的生物节律完全丧失。排尿具有很明显的昼夜节律，而这种节律性也与生物钟基因密切相关。此外，在一些肿瘤（肾癌、前列腺癌、卵巢癌等）研究中已经发现，生物钟基因（如 *PER2* 基因）被证实可以调节抑癌基因并最终起到抑制肿瘤生长的作用。因此，生物钟基因的改变可能与尿道上皮细胞癌的产生有关。尽管目前关于尿道上皮细胞癌与生物钟基因相关的研究少有报道，但是随着生物钟机理的深入和逐步解析，生物钟与尿道上皮细胞癌的关系研究可能会对相关肿瘤的诊断、预防以及治疗产生积极的影响。

参考文献

［1］ Casper R, Bojana G. Introduction: circadian rhythm and its disruption: impact on reproductive function［J］. Fertility and Sterility, 2014, 102(2): 319-320.

［2］ Fu L, Pelicano H, Liu J, et al. The circadian gene period2 plays an important role in tumor suppression and DNA-damage response *in vivo*［J］. Cell, 2002, 111(1): 41-50.

［3］ Ghorbel M T, Coulson J M, Murphy D. Cross-talk between hypoxic and circadian pathways: cooperative roles for hypoxia-inducible factor 1α and CLOCK in transcriptional activation of the vasopressin gene［J］. Molecular and Cellular Neuroscience, 2003, 22(3): 396-404.

［4］ Xu H, Gustafson C L, Sammons P J, et al. Cryptochrome 1 regulates the circadian clock through dynamic interactions with the BMAL1 C terminus［J］. Nature Structural & Molecular Biology, 2015, 22(6): 476-484.

［5］ Hynes B J, Huang W, Reiter R J, et al. Melatonin resynchronizes dysregulated circadian rhythm circuitry in human prostate cancer cells［J］. Journal of Pineal Research, 2010, 49(1): 60-68.

［6］ Jan F, Birgitte G, Jens H, et al. Diurnal rhythmicity of the clock genes *Per1* and *Per2* in the rat ovary［J］. Endocrinology, 2006, 147(8): 3769-3776.

［7］ Jong-Yun N, Dong-Hee H, Ji-Ae Y, et al. Circadian rhythms in urinary functions: possible roles of circadian clocks?［J］. International Neurourology Journal, 2011, 15(2): 64-73.

［8］ Unsal-Kaçmaz K, Mullen T E, Kaufmann W K, et al. Coupling of human circadian and cell cycles by the timeless protein［J］. Molecular and Cellular Biology, 2005, 25(8): 3109-3116.

［9］ Kubo T, Ozasa K, Mikami K, et al. Prospective cohort study of the risk of prostate cancer among rotating-shift workers: findings from the Japan collaborative cohort study［J］. American Journal of Epidemiology, 2006, 164(6): 549-555.

［10］Kyriaki P, Gemma C, Ana E, et al. Night shift work, chronotype and prostate cancer risk in the MCC-Spain case-control study［J］. International Journal of Cancer, 2015, 137(5): 1147-1157.

［11］Peruquetti R L, de Mateo S, Sassone-Corsi P. Circadian proteins CLOCK and BMAL1 in the chromatoid body, a RNA processing granule of male germ cells［J］. PLoS One, 2012, 7(8): e42695.

［12］Liang X, Cheng S, Jiang X, et al. The noncircadian function of the circadian clock gene in the regulation of male fertility [J]. Journal of Biological Rhythms, 2013, 28(3): 208-217.

[13]Karman B N, Tischkau S A. Circadian clock gene expression in the ovary: Effects of luteinizing hormone [J]. Biology of reproduction, 2006, 75(4): 624-632.

[14]Negoro H, Kanematsu A, Yoshimura K, et al. Chronobiology of micturition: putative role of the circadian clock [J]. The Journal of Urology, 2013, 190(3): 843-849.

[15]Pukkala E, Ojamo M, Rudanko S, et al. Does incidence of breast cancer and prostate cancer decrease with increasing degree of visual impairment [J]. Cancer Causes & Control, 2006, 17(4): 573-576.

[16]Qi C, Sigal G, Azadeh D, et al. A role for the clock gene per1 in prostate cancer [J]. Cancer Research, 2009, 69(19): 7619-7625.

[17]Rao D, Yu H, Bai Y, et al. Does night-shift work increase the risk of prostate cancer? a systematic review and meta-analysis [J]. Onco Targets and Therapy, 2015, 8: 2817-2826.

[18]Liao X. Small-interfering RNA-induced androgen receptor silencing leads to apoptotic cell death in prostate cancer [J]. Molecular Cancer Therapeutics, 2005, 4(4): 505-515.

[19]Yong Z, Derek L, Carly G, et al. Ala394Thr polymorphism in the clock gene *NPAS2*: a circadian modifier for the risk of non-Hodgkin's lymphoma [J]. International Journal of Cancer, 2007, 120(2): 432-435.

[20]Zhu Y, Stevens R G, Hoffman A E, et al. Testing the circadian gene hypothesis in prostate cancer: a population-based case-control study [J]. Cancer Research, 2009, 69(24): 9315-9322.

[21]Zeng Z L, Wu M W, Sun J, et al. Effects of the biological clock gene *Bmal1* on tumour growth and anti-cancer drug activity [J]. Journal of Biochemistry, 2010, 148(3): 319-326.

[22]Zhu Y, Stevens R G, Leaderer D, et al. Non-synonymous polymorphisms in the circadian gene *NPAS2* and breast cancer risk [J]. Breast Cancer Research and Treatment, 2008, 107(3): 421-425.

[23]Kiss Z, Ghosh P M. Women in cancer thematic review: circadian rhythmicity and the influence of 'clock' genes on prostate cancer [J]. Endocrine-Related Cancer, 2016, 23(11): T123-T134.

皮肤是机体与外界环境的界面，是机体与外界环境的第一道屏障。因此，这个器官不断受到物理刺激的挑战，如紫外线和红外线辐射，可见光，温度以及化学物质和病原体。为了抵消上述刺激的有害影响，皮肤有复杂的防御机制，如免疫和神经内分泌系统、表皮鳞状层脱落及损伤细胞凋亡、DNA修复。皮肤癌是由多种内在及外在因素协同作用引起组织细胞异常的反应性增生。已知紫外线的照射是皮肤的一个重要致癌因素，例如接近赤道地区人群中的皮肤癌发病率较远离赤道地区人群的发病率高。白种人表皮中黑色素细胞产生的黑色素少，对紫外线的防护作用差，因此皮肤癌的发生率较有色人种高。初步研究表明紫外线等致癌因素首先引起细胞核内DNA的损伤，由于机体内在的缺陷，使细胞不能对损伤的DNA进行修复，从而发生对变异DNA的复制，若机体的免疫系统不能及时排斥、清除这种变异的细胞，即机体免疫监视功能有缺陷，这种有变异DNA的细胞将发生增殖、克隆，最终导致肿瘤的形成。常见的皮肤恶性肿瘤包括基底细胞癌、鳞状细胞癌、恶性黑素瘤及帕哲病（Paget病）等。其中以恶性黑素瘤致死率最高。

第十章　生物节律紊乱与其他系统肿瘤

1. 皮肤癌的流行病学

在美国，皮肤癌是最常见的癌症。每年有超过 130 万的新发病例，几乎占所有确诊癌症的 40%。此外，由于生活方式和环境的变化，皮肤癌的发病率正在稳步上升。黑色素瘤是一种最具侵袭性和难治性的癌症，在世界范围内发病率不断上升。黑色素瘤在所有皮肤癌中所占比例不到 5%，但约占所有死亡病例的 80%。虽然大多数患者在原发肿瘤的手术切除后又出现局限性疾病，且有相当一部分患者出现了转移。事实上，转移性黑色素瘤是一种致命的疾病，患者的总体生存期大约为 5 个月。黑色素瘤造成的经济负担也是巨大的，据统计，占据所有皮肤相关癌症每年的直接总成本（81 亿美元）的 41%（33 亿美元）。黑色素瘤的病因是多因素的，包括紫外线照射、遗传易感性、痣密度高、皮肤色素沉着减少和免疫抑制等危险因素。白人发病率最高，非裔美国人发病率最低，每 100 例分别为 27.3 例和 1.1 例。与女性相比，男性更容易患上黑色素瘤。关于它的初级预防，建议避免室内日晒和在阳光等高紫外线下长时间照射或暴露；此外，还强烈建议使用防晒霜、防护服和帽子。

2. 皮肤本身的内在时钟机制

昼夜循环所创造的不同环境会对皮肤造成影响。如一天中的不同时间点，毒素或具有毒素风险的病原体等的暴露，使身体伤害风险增加，紫外线辐射暴露，使皮肤暴露在温度和失水的可能性条件下。因此，生物钟调节皮肤功能。事实上，近年来的工作已经开始阐明皮肤内的生物钟的各种功能。

皮肤是一个庞大而复杂的器官，主要保护身体免受环境污染，由多种细胞类型、分层组织，并有数千个小器官结构，如毛囊和汗腺。生物钟会影响不同细胞类型皮肤中不同基因组和生理功能的表达。皮肤中的生物钟无处不在，它的调节不仅仅是中枢视交叉核时钟通过神经内分泌介质发挥其作用，而它本身就像大多数器官一样具有强大的内在生物钟。

2.1 真皮中的生物钟

哺乳动物的皮肤由三层器官组成：外层为细胞丰富的表皮，中间支持层为血管丰富和外胚层丰富的真皮以及一个脂肪丰富的皮下层。虽然整个器官的机械弹性可以由三层元素赋予，但弹性纤维网位于真皮。成纤维细胞是真皮中最丰富的细胞类型，在哺乳动物中表现出昼夜节律性。在培养的成纤维细胞中观察到这些生物钟基因在维持昼夜节律和衰老方面有效果。成纤维细胞中时钟基因 *PER1* 的表达因年龄而异。在小鼠中，成纤维细胞中 *PER1* 振荡的振幅在 6 个月时达到峰值，之后逐渐降低，可以通过外源性褪黑素调节。在另一项涉及人体皮肤活检的实验中，暴露于来自老年供体成纤维细胞的条件培养基，缩短了年轻供体成纤维细胞的振荡周期。研究还表明，年龄对自噬等生物钟相关过程也有影响，成纤维细胞中自噬在夜间发生的程度大于白天。

2.2 表皮中的生物钟

毛囊之间表皮是一个连续更新的复层鳞状上皮，体积庞大，普通成年人的体表面积是 $1.8m^2$，其基底细胞区室含有祖细胞/干细胞，增殖活性确保了表皮的生理维持以及损伤后其完整性的恢复。增殖性基底细胞的后代退出细胞周期，当它们向上移动到基底上时，表皮角质形成细胞随着它们向皮肤表面移动而逐渐分化，最终形成最上层的角质层，这是一种坚韧且高度交联的保护性脂质/蛋白质复合物，有助于皮肤的屏障功能。在基底表皮层的干细胞和祖细胞中存在强大的生物钟活动。在这个表皮区域中，生物钟调节 DNA 复制和修复的昼夜循环。角质形成细胞固有的生物钟，这可能是导致表皮干细胞增殖活性突然发生节律变化的关键控制机制。生物钟活动和功能的滤泡间表皮模式延伸到毛囊，漏斗和峡部的上部上皮隔室中。其中包含毛发生长的干细胞，漏斗和峡部的干细胞，就其增殖活性而言，其行为更像是类似于子宫的表皮干细胞。这些细胞通常也有助于维持和修复附近的表皮。分化的基底上表皮隔室的功能也受生物钟影响。几种生理皮肤参数的日变化取决于基底上表皮层（包括皮肤）的功能状态。角质层由死细胞组成。角质层水合和经表皮水分流失的日常周期取决于水通道蛋白 3（Aqp3），这是一种水和甘油的膜转运蛋白，具有确定的表皮时钟输出基因，其表达受到正面调节。在 *CLOCK* 突变的小鼠中，Aqp3 表达和角质层水合均显著降低。根据基底表皮功能的昼夜节律变化依赖于生命表皮层中基因表达和蛋白质活动的昼夜节律波动的观点，证明 Aqp3 在基底角质形成细胞中表达表皮参数每日变化的潜在机制是显著的，此机制很可能是由活的表皮层中的昼夜节律输出基因驱动的。

2.3 毛囊中的生物钟

毛囊是在表皮下方并穿过真皮和脂肪皮肤层，微型但在解剖学上复杂的外胚层附属物。毛囊具有径向对称的洋葱状组织，其由几个同心的上皮细胞层组成，所述上皮细胞位于上面并且部分围绕一组特殊的真皮乳头细胞。毛囊的一个突出特征是毛发生长周期，毛囊经历细胞增殖驱动生长（毛发生长初期）、凋亡介导的退化（退化期）和相对有丝分裂静止（毛发生长终期）的连续阶段的重复循环。在每个周期中，毛囊再生新的毛干，这是其生长活动的最终产物。毛囊再生毛发的终生能力得到了几种不同的干细胞群的支持，最明显的是慢循环凸起干细胞。间充质真皮乳头主要作为信号传导源，产生关键的生长因子信号，诱导干细胞活化并维持其后代在毛干生成过程中的增殖。大多数哺乳动物，包括人类，身体上有着数千甚至数百万个毛囊。在许多哺乳动物物种中，所有体毛囊的循环与每年的季节相协调，一般生产两种不同的皮毛类型以满足动物的独特需求：一种用于夏季，一种用于冬季。在人类中，毛囊似乎在整个生命过程中相对连续地循环，已经注意到细微的季节性毛发生长变化，这种变化在室内老鼠身上最为明显。

与毛囊密切相关的是皮脂腺，其富含脂质的分泌物为毛发以及邻近表皮的角质层提供防水和保护性涂层。人体皮肤也密布着汗腺，这会驱动基于汗液的体温调节。这些都与生物节律密切相关。

在毛发生长周期的过程中，凸起的干细胞周期性地产生构成毛囊下部的所有上皮细胞类型。虽然毛发上皮谱系中的细胞动力学是复杂的，但这种谱系通常在休止期间休眠的毛发胚芽祖细胞和它们活跃分裂的后代之间交替，特别是在激活之后。毛发生长初期位于毛发上段的峡部下方的毛囊隔室显示出复杂的昼夜节律表达模式，并且似乎在昼夜节律输出的强度方面有所不同。在休止期和休止期到毛发生长初期，与膨胀干细胞中的斑片状表达形成对比，昼夜节律基因在毛胚干细胞中强烈表达。一旦毛发谱系完全膨胀在生长期期间，生物钟和生物钟输出基因在位于其基部的上皮毛细胞、基质细胞中变得高表达。在毛发周期的这个阶段，生物钟基因的活性在真皮乳头特化成纤维细胞、间充质结构作为毛发生长活动的关键信号传导中心也是非常突出的。有趣的是，尽管所有核心时钟基因都在休止期和毛发生长初期皮肤中表达，但在毛发生长周期的这两个阶段中只有约 6% 的时钟基因重叠。这表明昼夜节律不仅是组织特异性的，而且在不同生理状态的相同或不同组织中即有时间特异性。人类毛囊中的生物钟活动与小鼠相似，存在于毛发基质和真皮乳头以及毛发生长初期毛囊的其他关键区室，即外根鞘和真皮鞘。在没有来自中枢神经系统（CNS）的同步输入的情况下，维持人毛囊中强健的昼夜节律活动。此外，使用 siRNA 方法破坏毛囊自主时钟可以导致培养物中毛囊的长期生长及其色素沉着过度。在功能上，已知小鼠 *BMAL1* 的种系缺失导致次生毛发扩张和毛发生长初期的延迟，而 *CRY1/CRY2* 缺失改变了毛发的每日有丝分裂节律。基质细胞、成体干细胞对于昼夜节律在荧光报告方面是存在明显区别的，基质细胞的基因表达明显低于成体干细胞。两种干细胞亚群的比较基因表达谱表明，报告基因高亚群富含 Wnt 和 TGF-β 信号传导途径的介质，其活性与干细胞活化有关。此外，报告基因高与报告基因低凸起干细胞的比例随着毛发周期的进展而变化，报告低干细胞的百分比在循环的静止期和活动期之间从 50% 降低至仅 10%。虽然有趣，但这些结果引发了与以上发现的功能对应的问题，因为在小鼠角质细胞中 *BMAL1* 缺失情况下仍有成体干细胞活化的表现。另外，目前还不清楚是否有基因高表达或基因低表达时代表时钟幅度的真实差异或它们是否由昼夜节律阶段的异质性（即时间转变）引起。尽管体外数据表明存在 Wnt 和 TGF-β 响应性的每日周期的可能性，这个想法仍然需要在体内以生物学上有意义的方式进行测试。

2.4 皮肤脂肪组织中的生物钟

皮肤脂肪组织是一层薄而细微结构的白色脂肪细胞，位于真皮下方，标志着皮肤的最内层边界。虽然成纤维细胞已成为体外昼夜研究十多年的模型细胞类型，并且已对脂肪细胞的昼夜节律生物学进行了大量工作，特别是因为它涉及内分泌和代谢功能。缺乏对时钟在皮肤成纤维细胞和脂肪细胞中的作用的具体研究。

2.5 皮肤中的免疫、血管和神经元的生物钟

除了特有的皮肤细胞类型，表皮角质形成细胞和真皮成纤维细胞外，皮肤还含有一系列组织免疫细胞类型，不断地"巡逻"并努力对抗感染的发展。这些免疫细胞部分受表皮角质形成细胞表达和分泌的因子的控制，允许对损伤和感染的表皮进行免疫应答。与这种增强屏障的功能相反，皮肤免疫系统的失调与许多炎症性皮肤病有显著的关联。牛皮癣和特应性皮炎，强调平衡免疫反应的重要性。原则上，生物钟可以提供在遇到感染的最高风险期间增加皮肤免疫力的方法，同时通过在一天中的其他时间抑制免疫应答来最小化自身免疫的趋势。除了抵抗病原微生物之外，免疫系统还与皮肤的突出和复杂的共生菌群相互作用。

在小鼠皮肤昼夜节律调节的一组基因中发现了几种免疫功能相关基因，表明皮肤免疫系统可能受生物钟影响。生物钟如何影响皮肤的免疫系统？通过探讨过敏症状昼夜变化的原因，发现肥大细胞固有的生物钟促成了 IgE 介导的脱颗粒和皮肤过敏反应的昼夜变化。同一小组还发现延迟 – 皮肤类过敏反应，被认为是人类过敏性接触性皮炎的模型，在生物钟基因突变的小鼠中更为严重。此外，仓鼠的松果体切除术导致夜间褪黑素信号的丧失，消除了皮肤中抗原呈递树突状细胞的运输和皮肤抗原特异性迟

发型超敏反应受损的昼夜变化。

皮肤也具有高度血管化和密集神经支配的特点，因此提供体液和神经通路作为中枢神经系统昼夜节律活动的入口点，强加于自主细胞类型特异性昼夜节律功能之上。来自中枢神经系统的神经元输入也为夹带提供必要的手段——尽管经常暴露于外部光线，皮肤细胞本身（如表皮角质形成细胞）对外部光输入"盲目"。皮肤脉管系统和神经元的细胞本身也可能处于昼夜节律控制之下，需进一步探索这种功能调节的可能性。

3. 皮肤色素细胞系统

黑色素细胞是一种存在于皮肤中的特殊色素生成细胞，在皮肤钟发挥对紫外线辐射的保护作用。黑色素细胞吸收紫外线，合成黑色素颗粒并主动将其转移到它们的邻近角质形成细胞，赋予后者天然的防晒性能。因此，黑色素细胞产生色素的功能中任何潜在的昼夜节律变化都会影响表皮的整体紫外线敏感性。由于大多数鱼类、两栖动物和爬行动物缺乏附属物，因此在皮肤色素沉着中通常显示出明显的昼夜节律。霓虹灯鱼的四种红色腹部色素沉着主要取决于皮肤红细胞的活动，其随着节律性夜间褪黑素的产生而以昼夜节律的方式变化。褪黑素引起红细胞聚集，这反过来导致红色褪色。

在哺乳动物中，已知黑色素细胞具有活跃的生物钟。使用人毛囊的体外模型研究外周生物钟在调节毛发色素沉着中的作用。siRNA 介导的 BMAL1 或 PER1 沉默导致头发色素沉着增加。从机制上看，这种效应是由于不同水平的黑色素细胞功能，包括TYRP1/2 和酪氨酸酶表达及其活性的增加，以及黑色素细胞的树突。将需要使用黑色素细胞谱系特异性昼夜节律基因缺失的进一步研究来确定时钟在小鼠黑色素细胞生物学中的作用。此外，在人类表皮黑色素细胞中是否也发生与毛囊黑色素细胞中类似的昼夜节律效应以及是否可以利用这种机制来增强紫外线防护。

时钟基因在皮肤内是如何被调节的以及节律中枢如何控制皮肤时钟仍然是未知的。有的学者认为皮肤内的时钟基因机制对外界刺激是"盲"的，只受节律中枢的调节。这个观点基于以下实验，当小鼠处于恒定光周期（LD）或恒定暗周期（DD）时，小鼠皮肤会显示时钟基因的节律性表达。节律中枢损伤后，皮肤时钟基因表达的振荡谱丢失。而另一种观点认为中央时钟和外周时钟之间的组织模式是相互联合的，这种模式是基于以下实验，在生物节律中枢或前脑中缺失 BMAL1 的动物研究中，当小鼠进行光暗（LD）周期时，发现了运动活动的节律，而 DD 时未检测到节律。在周围器官中也发现了类似的时钟基因表达谱。当小鼠处于 LD 状态时，外周时钟基因表达同步，相位得以保存，而在 DD 状态下，基因节律虽然受到抑制，但仍持续存在。

4. 生物节律与皮肤癌

4.1 生物节律与黑色素瘤

生物节律和皮肤癌的研究中，大多集中在对黑色素瘤的研究。黑色素瘤是黑色素细胞不受控制的增殖的结果，生物钟基因在黑色素瘤中的作用的研究却非常有限。2013 年有报告称，与正常邻近组织相比，黑色素瘤的生物基因被下调；有趣的是，时钟基因表达的减少与肿瘤厚度和有丝分裂水平的增加有关。在这项研究中，核受体 RORα、RORγ 整体表达水平与黑色素瘤长期生存有关，这为黑色素瘤中可能的药物靶点提供了一个令人兴奋的发现。最近的一项研究通过生物钟的作用在癌症治疗方面取得了进展。Rev-erbs 激动剂对包括黑色素瘤在内的多种肿瘤有效，对恶性细胞的毒性低、选择性高。据报道，这种抗肿瘤活性依赖于抑制新生脂肪生成和自噬。2016 年，研究者显示的小鼠恶性黑色素细胞的生物钟较正常细胞明显下调，体内肿瘤细胞较健康皮肤明显下调，人原发性和转移性黑色素瘤细胞的生物钟基因较健康皮肤明显下调。因此，在黑色素瘤中，生物钟的表达明显紊乱。Kiessling 和同事们通过瘤内注射地塞米松可以激活恶性黑色素细胞的分子钟，从而降低肿瘤生长，但不会导致细胞死亡。正如有些研究显示生物钟基因可能由光、辐射、温度或激素等激活，但是目前尚不能确定这种激活是否会导致细胞死亡或细胞周期停滞。但是这一现象可能在黑色素瘤中为药理探索和（或）促进成为新的药物和治疗选择。进一步的体内研究将为确定分子生物钟是否可能成为黑色素瘤治疗的新靶点提供更有力的证据。

由于黑色素含量的增加是黑色素瘤预后不良的重要因素，并直接影响放疗成功的结果。然而通过在体内实验发现与下午 3 点和凌晨 3 点相比，上午 9 点和晚上 9 点的黑色素水平升高。如果这一现象在人黑色素瘤调节放疗中加以利用，则可使患者受益。

进一步利用来自癌症基因组图谱（TCGA）的公开数据，研究了生物节律基因与人黑色素瘤之间的关系。结果显示在转移性黑色素瘤中，健康组织应该显示出 PER 和 BMAL1 之间的经典反相位振幅的降低，进一步与证实健康皮肤相比，时钟基因转录水平的明显下调。此外，结果还显示高 BMAL1 表达与更长的黑色素瘤生存期相关。

4.2 紫外线与皮肤癌

几乎在一个世纪前，人们首次注意到表皮祖细胞 / 干细胞增殖有显著的每日周期。

在夜间小鼠中，夜晚表皮祖细胞处于 S 期的比例最高；在人类中，白天角质形成细胞在 S 期的比例最高。细胞周期动力学研究表明，这种调节可能是通过对 S 期持续时间的影响来介导的。最近的研究表明，这种昼夜变化依赖于全身和角质形成细胞内的完整生物钟。在角质形成细胞中 *BMAL1* 缺失导致 S 期细胞比例持续高，表明在小鼠中，*BMAL1* 的作用是在白天抑制 S 期细胞的比例。叠加在该细胞周期调节上的是核苷酸的昼夜节律表达切除修复因子 A 组（XPA），具有 S 期进展的反相，在夜间小鼠中具有最低水平。S 期和 XPA 的反相调节可能与 UVB 诱导的 DNA 损伤，环丁烷嘧啶二聚体和嘧啶（6–4）嘧啶酮光产物以及可能的活性氧物种诱导的病变有关。通过核苷酸切除修复来纠正，这是一个微妙而耗时的过程。当在 S 期期间被激活时，干扰 DNA 复制并且需要减慢和停止复制叉，反过来增加基因组不稳定程度和 DNA 复制错误率。

G2/M 检查点是生物钟的关键目标。事实上，Wee1 在小鼠皮肤中是有高度昼夜节律特点的。其他主要基于体外实验的研究已经确定了其他几种 G1/S 细胞周期调节因子作为时钟的目标。其中包括 NONO，其控制细胞周期抑制剂 p16–INK4a、p21、细胞周期蛋白 D1 和 Myc 的表达。另一项最近的研究发现 KLF9 是控制人表皮细胞增殖的昼夜节律转录因子。

来自太阳的紫外线辐射是皮肤的主要致癌物质，对于黑色素瘤和更常见的非黑色素瘤癌症都是如此。在这方面，最近已有研究表明，小鼠表皮在晚上对 UVB 诱导的 DNA 损伤更敏感，并且当 UVB 应用于夜间时，更容易导致皮肤致癌核心时钟基因 *BMAL1* 和 *CRY1/CRY2* 突变时，这些昼夜差异被消除，表明灵敏度的这种变化受生物钟控制。潜在的机制可能是 DNA 修复中的上述时钟控制的变异性，其在夜间效率较低，或夜间 S 期中表皮干细胞的比例增加。由于人类表皮在细胞增殖和可能的 DNA 修复中表现出相反的昼夜模式，这种时钟控制机制可能导致人类皮肤癌发生的高发病率；皮肤在最大阳光照射期间对 UVB 诱导的 DNA 损伤特别敏感。因此，皮肤是了解时钟如何影响我们对环境致癌物的反应的一个杰出模型。

5. 总结

在过去的十年中，人们对皮肤中生物钟作用的认识有了显著提高。目前，从药理学角度探索皮肤的几个功能部分是有节律性的；然而，由于大多数研究使用基因敲除动物，生物钟在每种皮肤细胞类型中所起的具体作用在很大程度上仍是未知的。另一个研究的重要限制是不同实验室之间缺乏标准的实验条件，例如：光暴露（光源、波长和辐照度）；白天动物暴露在阳光下的时间；保持在中性温度；以及进行实验的时间或周期。除了生理学方法外,还需要了解定时系统在影响皮肤的疾病中的参与情况,这可能会导致治疗的改进。在这条线索内,生物钟在癌症中的作用甚至很少被研究。由于生物钟在以一种依赖时间的方式调节整个身体的生理非常重要,除了这个系统在癌症中被破坏的事实外,我们推测,生物钟的破坏可能代表了一种新的癌症特征。还有一个重要的问题尚未得到回答,但如果得到解决,将会带来重大进展:黑色素瘤的时间中断是发生在早期、中期还是晚期?此外,对生理过程失去适当的时间控制是如何影响癌症特征的发展的。在这种方法中,了解生物钟在癌症中的作用可以带来重要的突破,这将使黑色素瘤患者临床获益。

参考文献

[1] Akashi M, Soma H, Yamamoto T, et al. Noninvasive method for assessing the human circadian clock using hair follicle cells [J]. Proceedings of the National Academy of Sciences of the United States of America, 2010, 107(35): 15643-15648.

[2] Al-Nuaimi Y, Hardman J A, Bíró T, et al. A meeting of two chronobiological systems: circadian proteins Period1 and BMAL1 modulate the human hair cycle clock [J]. Journal of Investigative Dermatology, 2014, 134(3): 610-619.

[3] Flo A, Díez-Noguera A, Calpena A C, et al. Circadian rhythms on skin function of hairless rats: light and thermic influences [J]. Experimental Dermatology, 2014, 23(3): 214-216.

[4] Christou S, Wehrens S M T, Isherwood C, et al. Circadian regulation in human white adipose tissue revealed by transcriptome and metabolic network analysis [J]. Scientific Reports, 2019, 9(1): 2641.

[5] Dudek M, Yang N, Ruckshanthi J P, et al. The intervertebral disc contains intrinsic circadian clocks that are regulated by age and cytokines and linked to degeneration [J]. Annals of the Rheumatic Diseases, 2017, 76(3): 576-584.

[6] Geyfman M, Kumar V, Liu Q, et al. Brain and muscle Arnt-like protein-1 (BMAL1) controls circadian cell proliferation and susceptibility to UVB-induced DNA damage in the epidermis [J]. Proceedings of the National Academy of Sciences of the United States of America, 2012, 109(29): 11758-11763.

[7] Janich P, Toufighi K, Solanas G, et al. Human epidermal stem cell function is regulated by circadian oscillations [J]. Cell Stem Cell, 2013, 13(6): 745-753.

[8] Kowalska E, Ripperger J A, Hoegger D C, et al. NONO couples the circadian clock to the cell

cycle [J]. Proceedings of the National Academy of Sciences of the United States of America, 2013, 110(5): 1592–1599.

[9] Lin K K, Kumar V, Geyfman M, et al. Circadian clock genes contribute to the regulation of hair follicle cycling [J]. PLoS Genetics, 2009, 5(7): e1000573.

[10]MacKie R M, Hauschild A, Eggermont A M. Epidemiology of invasive cutaneous melanoma [J]. Ann Oncol, 2009, 20 (Suppl 6): vi1–7.

[11]Nadine P, Kelly D, Edward P. Autophagy in human skin fibroblasts: comparison between young and aged cells and evaluation of its cellular rhythm and response to ultraviolet A radiation [J]. Journal of Cosmetic Science, 2016, 67(1): 13–20.

[12]Noguchi T, Wang C W, Pan H, et al. Fibroblast circadian rhythms of PER2 expression depend on membrane potential and intracellular calcium [J]. Chronobiology International, 2012, 29(6): 653–664.

[13]Park S, Lee E, Park N, et al. Circadian expression of TIMP3 is disrupted by UVB irradiation and recovered by green tea extracts [J]. International Journal of Molecular Sciences, 2019, 20(4): 862.

[14]Roenneberg T, Wirz–Justice A, Merrow M. Life between clocks: daily temporal patterns of human chronotypes [J]. Journal of Biological Rhythms, 2003, 18(1): 80–90.

[15]Kawara S, Mydlarski R, Mamelak A J, et al. Low–dose ultraviolet B rays alter the mRNA expression of the circadian clock genes in cultured human keratinocytes [J]. The Journal of Investigative Dermatology, 2002, 119(6): 1220–1223.

[16]Gaddameedhi S, Selby C P, Kemp M G, et al. The circadian clock controls sunburn apoptosis and erythema in mouse skin [J]. The Journal of Investigative Dermatology, 2015, 135(4): 1119–1127.

[17]Spörl F, Korge S, Jürchott K, et al. Krüppel–like factor 9 is a circadian transcription factor in human epidermis that controls proliferation of keratinocytes [J]. Proceedings of the National Academy of Sciences of the United States of America, 2012, 109(27): 10903–10908.

[18]Plikus M V, van Spyk E N, Pham K, et al. The circadian clock in skin: implications for adult stem cells, tissue regeneration, cancer, aging, and immunity [J]. Journal of Biological Rhythms, 2015, 30(3): 163–182.

为了满足组织内环境稳态和生长的需求，细胞的代谢呈现动态性变化。在肿瘤的发生、发展过程中，恶性细胞会响应各种外源性和内源性的刺激信号来获得代谢适应性，从而启动转化过程，促进细胞的快速增殖。因而，代谢重编程是肿瘤的一个重要标志，该过程能导致基因突变使肿瘤细胞获得支持细胞存活、逃避免疫监视和增生性生长的代谢特性。

"代谢重编程"常被用来表示在高度增殖的肿瘤或癌细胞中观察到的一种共同的途径。Warburg 效应是一种在氧气充足存在的状况下，细胞仍然偏好糖酵解和乳酸分泌的效应。上述效应为许多增殖癌细胞和癌基因自主控制肿瘤细胞的代谢特征。随着新型代谢分析技术的建立，越来越多的研究表明对肿瘤代谢重编程进行更深入细致的研究是非常有必要的。首先，肿瘤细胞具有许多与非恶性组织相同的途径和适应性，这表明真正局限于肿瘤的代谢活动很少。其次，随着代谢表型检测手段的更新，现已明确肿瘤的代谢具有异质性。最后，随着病程从癌前病变发展为局限性的、临床可见的恶性肿瘤再到转移性癌症，细胞代谢表型和依赖性也在不断变化。通过癌症的代谢并鉴别分析，代谢性相关基因的表达水平呈现昼夜节律性，而在肿瘤的发生、发展过程中上述基因表达的节律特性受到抑制。因而，通过研究生物节律影响肿瘤的代谢特征来探讨代谢活动如何影响细胞"疯狂地"生长和增殖，以及这些活动如何在癌症中被长期激活，是非常有研究意义的。

第十一章　生物节律紊乱与代谢性肿瘤

1. 肿瘤的代谢性

随着肿瘤代谢的研究进展，新的观点表明：癌症的新陈代谢为响应不同的环境刺激而呈现不同的变化，因而一些最具潜力的治疗靶点不同于局部侵袭性肿瘤中所支持细胞生长的信号通路。本小节综述了肿瘤治疗进展中代谢相关的最新理念，并特别关注了不断变化的代谢依赖性与治疗的相关性。正常组织器官特异性代谢表型是细胞内外因素综合作用的结果，其中包括基因的表观遗传调控、细胞的组成成分、组织结构以及在某些情况下还包括共生微生物种群。因而不同组织影响因素及代谢表型也不同。了解组织特异性代谢表型是了解癌症代谢的重要基础。以下从癌前病变、原发性浸润性癌以及转移性癌症中阐述细胞代谢的动态变化特征。

1.1 癌前病变细胞的代谢特性

在癌前病变过程中，肿瘤发生的最初阶段受到原始组织的代谢调控，这解释了癌症代谢呈现异质性的现象。虽然通过基因表达特征肿瘤细胞很容易被识别，但是其还保留了亲本组织的基因转录特征，因此在同一组织器官中产生的肿瘤比来源不同的器官中产生的肿瘤更相似。而前期肿瘤分类的研究也表明，组织特异性是决定 DNA 甲基化和基因表达模式的主要因素。其次，尽管不同的原癌基因通过不同的方式重塑代谢，但是特异性的癌组织也会影响代谢重塑的执行。如在人原癌基因 *Myc* 的转基因小鼠体内，*Myc* 在肝肿瘤和肺肿瘤中均可诱导代谢表型的变化，但在肺肿瘤中其激活谷氨酰胺分解代谢，而在肝肿瘤中其促进谷氨酰胺合成。因此，根据致瘤驱动因子而不是组织特异性来对肿瘤进行分类，可能会掩盖组织的原始代谢状态所带来的代谢差异。另外，组织特异的起源和发生环境也决定了潜在的转化突变是否会导致癌症的发生。如家族性癌症综合征，当患者遗传了肿瘤抑制基因中的种系突变，而其他等位基因也发生突变、缺失或沉默时，患者就可能患上癌症。

一些调节机体代谢的催化酶是肿瘤抑制因子，这意味着继承一个突变等位基因的患者在一小部分易感细胞中丢失另一个等位基因时会患上癌症。尽管代谢酶如琥珀酸脱氢酶（SDH）普遍存在，但该复合物亚基的种系突变仅在少数部位引起癌症，其中包括神经内分泌组织（副神经节瘤）、肾上腺（嗜铬细胞瘤）以及胃和小肠（胃肠道间质瘤）。同样，广谱表达的富马酸水合酶（FH）的种系突变会导致遗传性平滑肌瘤病和肾细胞癌，而对其他常见肿瘤无易感性。

虽然目前还不清楚上述突变对于促进肿瘤发生的代谢特性是否必要，但一些肿瘤缺乏典型肿瘤抑制因子和癌基因的再次突变，仍然具有与正常组织显著不同的代谢特性。透明细胞乳头状肾细胞癌（CCPAP）是一种典型的低级别肾脏肿瘤，代谢组学特征表明其氧化应激、氧化代谢受到抑制以及线粒体 DNA 和 RNA 的缺失。

在癌前病变中探索代谢异常具有很大的挑战性。首先，肿瘤在发生初期其代谢表型的检测通常在临床研究中被忽略；其次，机体全身代谢的异常可能通过癌前病变的代谢变化增加了患癌的风险。大量流行病学研究表明肥胖和癌症之间存在相关性，一项对 90 多万美国人进行的大型前瞻性研究分析发现，体重指数最高的患者其癌症死亡率增加了 50% 以上。癌症与肥胖、糖尿病和其他代谢综合征的联系机制是多因素的。但是因为上述疾病会影响整个机体的新陈代谢，所以在癌前病变中很难识别其特定的致癌途径。尽管存在上述挑战，但仍有一些机制研究被报道，糖尿病可能通过慢性高血糖影响核苷酸稳态，从而增加人类胰腺 KRAS 变异的可能。此外，高饱和脂肪饮食可以刺激人和小鼠前列腺癌中 Myc 的转录程序，促进细胞增殖。

癌前病变组织相对于正常的亲本组织特定代谢变化也有相关报道。在小鼠胰腺腺泡细胞中，为响应原癌基因 Kras 而发生的代谢重塑会促进腺泡 – 导管化（ADM）的发生，其为胰腺导管腺癌（PDAC）的前体。在 ADM 发生前，原癌基因 Kras 增加了乙酰辅酶 A（CoA）和活性氧（ROS）的水平，而抑制上述表型可阻断 ADM 的发生。在小鼠体内，代谢重编程可以促进 C–myc 诱导的肝癌发生。在癌前病变期，C–myc 可促进丙酮酸向丙氨酸的转化，而晚期恶性病变则可使丙酮酸向乳酸转化。而白血病的发生对代谢重编程亦很敏感。异柠檬酸脱氢酶异构体 –1（IDH1）和 IDH2 的突变产生肿瘤代谢物 D–2– 羟基戊二酸（D–2HG），其抑制了包括去甲基化酶与 5– 甲基胞嘧啶羟化酶的 10/11 易位（TET）家族的酶活力，导致持续的组蛋白和 DNA 甲基化以及受损的细胞分化，促进了急性髓系白血病（AML）的肿瘤发生。在小鼠中，致癌神经母细胞瘤 Ras 病毒致癌基因同源物（NRas）与 Zeste 同源物 2（Ezh2）的表观遗传调节增强子的突变可以协同产生侵袭性白血病。Ezh2 突变导致支链氨基酸转氨酶 –1（Bcat1）的表达增强，其能使细胞产生一个大的亮氨酸池，并激活雷帕霉素（mTOR）信号通路，从而促进癌症的发生。即使在缺乏 Ezh2 突变的细胞中，沉默 Bcat1 也可抑制白血病的发生。这些研究证明了肿瘤发生早期代谢重塑的功能和治疗意义。

由于早期癌症病变生物标志物对于诊断治疗至关重要，因而吸引了众多的科研工作者的关注。在非典型肺腺瘤增生（AAHs）中，钠依赖性葡萄糖转运蛋白 2（SGLT2）呈高水平表达，而 SGLT2 不能转运常见的癌症成像示踪剂 18 氟 –2– 脱氧葡萄糖（FDG）。因此，FDG-PET（正电子发射断层扫描）成像对于这些病变鉴定并不理想。但是 SGLT 可转运甲基 –4– 脱氧 –4– [^{18}F] – 氟 –α–D– 葡萄糖苷（Me4FDG），所以通过上述代谢方式可以鉴别 AAH 和低级别肺腺癌。

过度的细胞增殖和更多突变的发生，癌前病变将会进展为恶性肿瘤。在原发性浸润性癌中，涉及能量产生（包括 Warburg 效应）、大分子合成和氧化还原调控的信号通路通常被 Kras、TP53、C-myc 和许多其他的致瘤突变重编程。上述代谢信号通路中有丰富的营养物质（如葡萄糖和氨基酸）参与。癌症代谢中的一个核心概念就是，肿瘤细胞通过激活营养摄取的作用机制来获得增强的自我营养能力。而这种细胞自主行为是由控制细胞营养获取的保守机制的突变所决定的。如在人类癌症中，激活磷酸肌醇3 激酶（PI3K）信号通路的突变是最为常见的。PI3K 信号通路将生长因子信号与合成代谢的激活紧密联系在一起。这些突变通过将细胞限定为营养吸收和合成代谢的表型，减少对细胞外生长因子的依赖来促进无限制的生长。

癌前肿瘤发展为癌症，调控肿瘤代谢的因素包括基因组和肿瘤微环境。随着疾病的进展，公认的常见致癌因素也可能行使相应的生物学功能。如原癌基因 Kras 可以激活葡萄糖转运蛋白 GLUT1 的表达，在葡萄糖充足条件下可以增强糖酵解；在低葡萄糖条件下培养的野生型细胞，将会选择 GLUT1 表达增强的细胞，其中就包括自发获得 Kras 突变的细胞。而这些突变细胞就会剥夺野生型细胞的培养物（比如葡萄糖）。这些研究表明，致癌突变带来的生物学功能可能是由代谢环境决定的。对于 Kras 等致癌驱动因子，在肿瘤发生过程的早期发生突变，在环境营养物质运输受损时，可能提供一种特殊的竞争生长优势。原癌基因 Kras 的持续表达促进细胞吸收葡萄糖并促进生物大分子的合成来驱动肿瘤快速生长。

1.2 原发性浸润性肿瘤细胞的代谢特性

随着肿瘤的生长，其代谢特性也发生了变化，导致原发性肿瘤代谢具有显著的异质性。一些研究已经通过进行代谢图谱分析，确定了细胞异质性范围。前期研究表明，80 多个肺癌细胞系在相同的条件下培养，通过 ^{13}C 示踪剂和其他检测方法检测上述细胞的代谢表型，尽管所有的细胞都来自恶性肺肿瘤，但它们的代谢特征却明显不同。该研究结果与基因组、转录组和蛋白组数据相关联，发现某些特征（如三羧酸循环中的营养利用模式）可以筛选验证单个致癌驱动因子。上述研究表明，癌细胞的代谢对多种突变和未知过程的组合非常敏感。

体细胞突变的积累和选择推动了癌症的进展。Kras 是人类肺腺癌最常见的致癌因子，但 Kras 驱动肿瘤的形成受其他基因突变的影响。当 STK11 与原癌基因 Kras 协同作用时，STK11 的突变可导致侵袭性恶性特征，包括转移和治疗耐药。这种特殊的共突变状态也会影响代谢。Kras 和 STK11 单独突变都会影响代谢，但两个基因的共同突变导致新的代谢变化出现，包括对嘧啶代谢和氧化磷酸化的依赖性增强。*Kras-STK11* 代谢表型在肿瘤抑制基因 *KEAP1*（Kelch 样的 ECH 相关蛋白 1）中被进一步修饰，*KEAP1* 是编码了 *NRF2*（核因子红细胞 2 相关因子 2）抗氧化转录程序的负调节因子。这三种突变同时发生的趋势表明，*KRAS* 和 *STK11* 突变所导致的代谢状态选择了 KEAP1 缺失所满足的增强抗氧化能力的额外适应。

肿瘤微环境随着肿瘤生长也发生变化。微环境可以对癌细胞带来许多非细胞自主的压力，包括营养和缺氧、细胞外空间酸化、细胞基质和细胞间相互作用异常。肿瘤的发展强制癌细胞承受上述压力并继续增殖，因而原癌基因将促进营养转运蛋白的表达，从多种营养来源（包括清除的蛋白质、回收的细胞器和坏死的细胞碎片）获得能量，以及癌细胞之间或癌细胞与基质细胞之间的代谢协同作用，都将促进肿瘤细胞对肿瘤微环境中的适应。

1.3 转移性肿瘤细胞的代谢特性

在转移性癌症中，肿瘤转移的级联反应始于原发性肿瘤中可转移细胞的逃逸、血液或淋巴中细胞外基质（ECM）的降解、从肿瘤原发环境的迁移以及逃避免疫监视。在上述过程中，代谢因子可以通过允许癌细胞获得与增强侵袭性相关的细胞自主特性，也可以通过改变微环境来帮助癌细胞转移。另外，在此过程中代谢活跃的癌细胞呈现一个共同的代谢表型：释放二氧化碳、乳酸和其他有机酸；细胞微环境酸化；促进 ECM 的降解。该过程涉及癌细胞粘连度减少，癌细胞与相邻细胞的离散，诱导激活的 ECM 蛋白水解酶促进基质的降解。

还有一些代谢适应可以促进上皮 – 间质转化（EMT），其为一种涉及黏附丧失和迁移能力增强的多因子细胞状态。尿嘧啶 5′- 二磷酸（UDP）– 葡萄糖 –6- 脱氢酶（UGDH）的依赖原癌基因的激活消耗了 UDP– 葡萄糖，并导致 *SNAIL*（一种促进间充质的转录因子）的表达增强，增加了癌症的迁移和转移。天冬酰胺合成酶（Asns）能够将天冬氨酸转化为必需氨基酸天冬酰胺，其能促进 EMT 的发生并促进乳腺癌细胞的侵袭和转移。在一些动物模型中，沉默 Asns 的表达或降低天冬酰胺的含量可减少肿瘤细胞的肺转移。

另外，原发肿瘤微环境中的代谢应激也可能影响转移。肿瘤内的低氧区域预示着转移的风险增加，并且 HIF-1 和 HIF-2 下游的转录的激活使低氧乳腺癌细胞得以浸润和转移。此外，癌细胞快速消耗营养物质将会耗尽免疫细胞的葡萄糖和谷氨酰胺等营养物质，导致免疫监视环境不佳，并可能增加侵袭性癌细胞存活的可能。即使是小肿瘤也会将癌细胞释放到血液循环中，就算只有其中的一小部分也能够形成转移性病变，这意味着转移主要发生在逃离原发肿瘤后。失去锚定后的抗氧化反应有助于转移能力的增加。在培养的乳腺上皮细胞中，基质剥离产生氧化应激，导致细胞死亡，而通过在磷酸戊糖途径中产生还原的烟酰胺腺嘌呤二核苷酸磷酸（NADPH）可以减轻上述应激反应。在体内，血流的氧化环境使抗氧化防御成为影响肿瘤转移效率的主要因素。通过抗氧化剂或细胞内抗氧化途径的激活来抑制氧化应激，可促进异种移植黑色素瘤、乳腺癌和肺癌的转移。

一些原发的肿瘤细胞倾向于转移到特定的器官，这种关系称为器官向性。肝、肺、脑、骨是许多癌症的重要转移部位，而通过淋巴管和血流从原发部位到达远处器官有助于决定哪些环境最易发生转移。肿瘤细胞的代谢需要与器官环境之间的协调统一也有助于肿瘤的转移。小鼠肺间质液中大量丙酮酸可以促进乳腺癌细胞 α‑酮戊二酸的合成，从而通过依赖 α‑酮戊二酸的酶脯氨酰 ‑4‑ 羟化酶刺激胶原交联。而细胞外基质中过量的胶原交联促进了肺支持乳腺癌转移的能力。相对于其他底物，转移性卵巢癌细胞更嗜好脂肪酸。因而防止脂肪酸从邻近的脂肪细胞转移到卵巢癌细胞会减少其转移生长。

原发性肿瘤内癌细胞的代谢异质性可以调节肿瘤的整体转移效率和器官向性。人口腔癌细胞的脂质转运蛋白（CD36）亚群，它通过吸收脂肪酸到胞内进行氧化获取能量从而高效转移至淋巴结。在一个小鼠乳腺癌模型中，肿瘤细胞呈现影响转移部位异质性的代谢特性，转移到肝脏需要靶向调节 HIF‑1 与丙酮酸脱氢酶激酶 ‑1（PDK‑1）的表达，从而促进细胞对缺氧的适应。而在人类黑色素瘤中，脑转移灶富含与氧化磷酸化相关的基因，在小鼠模型中抑制氧化磷酸化可减少向大脑而不是肺的转移。这些研究表明特定的代谢适应促进了黑色素瘤的器官向性。另外，同样在黑色素瘤中，单羧酸转运蛋白 ‑1（MCT‑1）的阳性群体细胞定义了具有高转移效率的细胞亚群。在患者来源的异种移植物和同基因模型中，MCT‑1 依赖的乳酸转运维持了黑色素瘤细胞内pH 和氧化还原率，增强了磷酸戊糖途径以及减轻氧化应激。

综上所述，代谢重编程是恶性肿瘤的重要特征。随着对肿瘤生物学复杂性的了解增加，我们对肿瘤代谢复杂性的认识也在不断提高。人类不同类型肿瘤之间的代谢异质性对开发利用代谢特点的治疗方法提出了挑战。而在癌症进展过程中，肿瘤的代谢特性和偏好会发生变化，即使是在同一个患者或实验模型中，原发肿瘤和转移性癌症也有不同的代谢特征。因而，本章综述了癌症代谢领域的最新观点，重点关注癌症发展过程中代谢的变化，为将来制定更好的治疗策略提供线索。

2. 生物节律紊乱与代谢性肿瘤的流行病学关系

昼夜节律系统的紊乱会增加患癌症的风险，究其原因可能与产生昼夜节律的分子机制的紊乱或由生物钟控制的生理活动有关，如褪黑素水平或睡眠时间。昼夜节律紊乱的人群主要为轮班工作者，其中也包括跨界旅行等人群。2007 年，世界卫生组织（WHO）的国际癌症研究机构（IARC）已将涉及昼夜节律中断的轮班工作定为"可能为人类致癌物"。而上述分类的主要依据是来自实验动物模型和来自人类流行病学研究。

前期研究进展表明，生物节律紊乱可能通过影响机体的免疫调节、分子调控、细胞生长、神经内分泌及代谢水平等多方面来促进机体肿瘤的发生。在本节我们主要关注内分泌代谢紊乱导致一些肿瘤发生的相关性研究。生物节律紊乱导致的内分泌紊乱，首当其冲的是褪黑素与性激素分泌及相互作用的失调。以下我们将从生物节律紊乱、褪黑素以及性激素的角度通过流行病学调查来讨论上述因素与一些肿瘤发生的相关性，以期为职业流行病学以及相关医学提供线索和思路，同时也为生物节律紊乱工作者以及管理者提供预见性建议，尽量避免职业性危害。

2.1 轮班造成的节律紊乱与前列腺癌发生的风险

已有研究者从轮班男性工作者前列腺癌发病率初步探讨了褪黑素的分泌与前列腺癌发生的关系。有研究观察并检测到不同类型的前列腺癌患者体内的褪黑素含量，发现较正常人而言，其褪黑素的分泌明显减少，并且与肿瘤组织包块的大小呈负相关。前列腺癌与乳腺癌一样为性激素依赖性肿瘤，因而二者之间具有十分相似的生物学特性和流行病学特征。基于早期乳腺癌研究的基础，轮班与前列腺癌相关研究得到科研工作者的更多肯定。早期关于北欧及北美的一些临床研究表明，长期工作于跨时区飞行航班的男性工作人员为前列腺癌的高风险人群，探究其发生的重要原因就是时差导致上述人群激素分泌紊乱。轮班工作对人体造成的生理影响与发生时差效应相似，不同的是轮班产生的影响是持续性的，并受到其他因素的相互作用。Kubo 等以 14 052 名男性工作人员为研究对象，在 1988—1990 年期间对其作息方式进行前瞻性队列研究，上述研究对象分为白班工作组（80.2%）、轮班工作组（12.8%）和固定夜班工作组（7.0%），在随后的 8 年随访期间发现 31 例前列腺癌确诊病例。经年龄、是否有前列腺癌家族史、BMI（体脂率）指数、烟酒摄入、工作类型及其强度、工作环境、知觉压力、受教育程度以及婚姻状况等混杂因素校正后，Cox 比例风险模型分析表明，长期轮班工作组人员患有前列腺癌的风险度较白班工作组人员高 3 倍（RR=3.0，95% CL=1.2~7.3，P=0.016）。而且，长期固定夜班工作组人员的前列腺癌发生的风险度相比白班工作组人员也略有增加，但差异无统计学意义（RR=1.7，95% CL=0.5~5.3，P=0.387）。该研究第一次揭示了长期轮班工作与男性前列腺癌发生之间的相关性。Kubo 等认为褪黑素分泌减少反馈性促进雄激素的分泌，从而刺激前列腺细胞的增殖和分化是其中最主要的原因；其次，强光照射的时长是前列腺癌的危险因子，相对于其他组别，白班工作人群因工作从而减少的日光暴晒而患癌危险降低。另外，其他激素水平分泌节律的异常也是可能造成前列腺癌发病率增加的原因之一。

2.2 轮班造成的节律紊乱与乳腺癌发生的风险

近几十年来，随着社会经济不断发展，欧美国家女性乳腺癌的发病率呈不断上升的趋势，因而西方学者基于此流行病学调查进行了深入的病因探究。由于乳腺癌是第一种将轮班工作确定为与其发病率相关的高风险因素的肿瘤，也是研究得较为深入以及全面的肿瘤类型。Hansen 等于 2001 年报道了针对乳腺癌风险因子进行的一项基于人群病例对照研究，该研究对象为丹麦 7035 名 30~54 岁从事夜班工作的女性，该人群的主要职业为餐饮、交通运输行业。此项研究结果显示了夜班工作者与乳腺癌的发生有密切相关性，条件逻辑回归分析表明，至少有八年夜班轮班史女工乳腺癌的 OR 值为1.5（95% CI 为 1.2~1.7），且 OR 值随夜班年限的增长而增高。Schernhammer 等研究人员对美国 78 562 名轮班护士的健康状况进行了为期 10 年的追踪随访，乳腺癌的确诊病例共 2441 例，该研究结果在年龄、教育程度、社会经济状况等复杂因素校正后，多因素逻辑回归分析结果表明，轮班超过 15 年、每月夜班频率超过 3 个的护士乳腺癌发病率较高；相对于正常人群，夜班工作人群 1~14 年和 15~29 年人群乳腺癌发病率的相对危险度（RR）均为 1.08，夜班工作 30 年以上人群乳腺癌发病率 RR 为 1.36，而且夜班年限低于 30 年与 30 年以上人群乳腺癌发病率风险度的差异有统计学意义（P=0.02）。Davis 等报道的乳腺癌病例的研究结果与上述研究结论一致，认为整夜轮班的工作制度是西方国家女性乳腺癌病例剧增的一个重要因素。

尽管大量的流行病学调查研究表明轮班是某些恶性肿瘤的风险因子之一，但对于轮班工作如何引起人类恶性肿瘤的机制尚未明确。在早期的发病机制研究中，Korren 等通过模拟夜间工作模式观察持续光照条件下的荷瘤动物，发现肿瘤的生长速度明显加快，且生存期明显缩短。O'Leary 等进行的长岛电磁场与乳腺癌发病率的研究结果表明，在家中睡眠时经常开灯的女性（≥ 2 次 / 周）乳腺癌的发病风险度增高，OR 值为

1.65（95% CI 为 1.02~2.69），该项研究结果表明，暴露于夜间的灯光与乳腺癌呈正相关，进一步为夜间光照和肿瘤发生的潜在关联提供了证据。此外，Pukkala 等以 17 557 名盲人为对象进行了 20 年的随访研究，发现该人群的乳腺癌及前列腺癌发病率均明显低于正常人群，从另一个方面证实了光照对肿瘤发病率的影响。

相关研究进一步显示，有研究者以乳腺癌患者为对象，检测到该人群昼夜褪黑素水平大幅度降低，且约为对照组正常人群的 50%。Schernhammer 等在前期前瞻性队列研究发现，轮班人群较未轮班人群体内的雌激素水平明显增高，有统计学意义的差异（P=0.03），且体内褪黑素水平与夜班次数呈负相关性（r=0.30，P=0.008）。目前的研究结论认为，轮班工作者肿瘤发病风险度的增加是光照和激素分泌紊乱两方面因素共同作用的结果，外界的光照破坏了激素昼夜分泌的节律，尤其在深夜持续照明条件下，机体褪黑素的分泌急剧下降，可以反馈性地促进性激素的分泌量，进一步刺激一些性激素依赖型肿瘤的发生。虽然还有学者认为，机体皮质醇激素昼夜分泌节律的紊乱也是其中原因之一，但现有研究表明，在众多轮班相关疾病的影响因素中，褪黑素的分泌量最为重要。

虽然绝大多数的流行病学研究结论支持轮班与乳腺癌发病率升高的相关性，但由于方法学本身的缺陷和局限，仍然存在着不一致的结论。O'Leary 等将轮班按夜班时限分为整体轮班和夜间轮班，结果表明乳腺癌与整体轮班或夜间轮班的方式无关。O'Leary 等认为，该研究结果产生差异的原因可能与不同国家、地区之间夜班人群的行业分布、夜班时段界定以及调查人群分层标准等因素有关。由于研究结论受到质疑，Schernhammer 研究小组总共接了 1960—2005 年共十多项流行病学研究的相关研究进行了 Meta 分析，研究结果表明，轮班工作人群乳腺癌发病率的 RR 值为 1.51（95% CI 为 1.36~1.68），并且认为现有的统计学方法可以最大限度地控制混杂因素。

2.3 轮班造成的节律紊乱与结直肠癌发生的风险

前期已有文献报道，在机体胃肠组织中褪黑素受体呈高丰度表达，且褪黑素具有抑制胃肠的运动以及胃酸分泌，增加胃黏膜血流量以及保护胃黏膜等生物学功能。因而早期研究结论表明，轮班引起的消化功能紊乱，其主要原因是褪黑素分泌障碍以及昼夜节律的紊乱，影响了胃肠消化酶的分泌。还有研究结果表明，结直肠癌患者血清中的褪黑素含量明显低于正常人群，并认为褪黑素的分泌与肠道肿瘤的发生、发展密切相关。Mormont 等通过对直肠癌患者 24h 的静息 – 活动规律分析，发现 200 名患者均有不同程度的昼夜节律改变或紊乱，且患者的昼夜节律的维持程度与其预后密切相关，昼夜节律保持完好的患者其生存期较长。Schernhammer 等在乳腺癌的同等人群的调查中进行了结直肠癌的分析研究，结果发现对于轮班超过 15 年且每月夜班频率超过三名护理人员，其大肠癌发病率也明显增加，从而夜班轮班是结直肠癌发生的高危因素。相对于正常人群，夜班轮班工作 1~14 年和 15 年以上人群结直肠癌发病率 RR 值分别为 1.00 和 1.35，夜班工作年限不到 15 年和 15 年以上人群结直肠癌发病率风险度的差异有统计学意义（P=0.04）。Schernhammer 等在研究中同时还发现，自愿选择夜班轮班的大部分人群其社会经济状况较差，健康意识淡薄，且有携带较多危险因素的倾向，如吸烟、肥胖等。Schernhammer 等在进一步的研究中发现，以随机选取该人群中 80 名绝经前期女性为对象进行了连续 3 年的研究，结果表明肿瘤的发生、发展与内源性褪黑素分泌水平及其昼夜节律性密切相关。在褪黑素的分泌与肿瘤发生的研究中，一方面，褪黑素可以抑制雌激素受体 mRNA 及其蛋白的表达水平或者通过抗氧化作用方式发挥抗肿瘤作用；另一方面，褪黑素通过其受体可以促进部分器官组织原癌基因 $c-FOS$ 的表达。因此，褪黑素分泌量的下降不仅刺激了性激素诱导性的肿瘤（如乳腺癌、前列腺癌等），也影响着其他类型肿瘤的发生，如结直肠癌。

2.4 轮班造成的节律紊乱与子宫内膜癌发生的风险

综述前期研究进展，轮班工作对女性生殖系统健康的影响已经完成了多项研究。结果表明，轮班可以导致女性内分泌紊乱，从而引起月经失调，并增加某些不良妊娠，临床症状多表现为自然流产、早产和低出生体重。有研究者通过调查研究发现，女性血液中的褪黑素浓度低于正常水平将增加子宫癌的发生率。而 Viswanathan 等进行了一项大规模前瞻性队列研究，研究对象为年龄 30~55 岁的 121 701 名美国注册护士，其中包括 53 487 名轮班护士，经 16 年随访后，发现 515 例子宫内膜癌确诊病例。经 Cox 比例风险模型分析结果显示，相对一般人群，长期夜班人群子宫内膜癌发病率明显增加（P=0.04），夜班工作 20 年及以上者比非轮班者子宫内膜癌发病风险性增高 47%，多变量相对危险度（multivariate relative risk，MVRR）为 1.47（95% CI 为 1.03~1.14），而肥胖轮班者发病风险性呈双倍增加，且 MVRR 为 2.09（95% CI 为 1.24~3.52）。因而，Viswanathan 等推测可能由于褪黑素通过其受体抑制雌激素水平和芳香酶类活力而行使抗肿瘤的生物学功能。因此，异常的代谢物已成为肿瘤的促发因素，而肥胖加剧了轮班发病的危险性。

随着研究进展，研究人员已将褪黑素的抑癌特性与观察到的轮班引起的致癌效应联系起来，通过流行病学研究揭示了轮班和部分肿瘤的潜在关联。目前提出的夜间光照致癌机制支持了褪黑素受抑制学说，即夜间光照会抑制机体雌激素的拮抗激素褪黑素的分泌，从而导致细胞异常增殖而促发肿瘤的发生。褪黑素治疗作为一个肿瘤的预防策略通过研究逐步得到证实。总而言之，目前有关的流行病学结论提示，轮班是某些类型肿瘤的风险因子之一，由于研究对象多为护士和客机机组人员，且流行病学的研究方法存在缺陷、偏倚和混杂等因素，因而上述结论较为局限。为了确定轮班引起节律紊乱导致肿瘤发生的因果关系，还需要进一步的功能学研究。通过这些研究将会从维持机体正常生物钟节律的角度来丰富肿瘤的临床治疗。

3. 生物节律紊乱引起代谢性肿瘤的发病机制

暴露于昼夜周期和日长的季节性变化的所有生活形式已经发展成特别的分子机制，可以在这些周期性波动中跟踪时间并优化日常生活。生物时钟是一个复杂的细胞机制，其通过控制不同的代谢途径和基因表达，调控机体的生理及病理过程。因此，昼夜节律紊乱容易引发许多慢性疾病（如癌症和代谢紊乱）。大量的科学研究表明癌症、生物节律以及代谢之间存在着密切的关联。因此，上述科学观点有助于发现和筛选肿瘤治疗干预的新途径。在本小节我们以节律紊乱与肿瘤的发生、发展为侧重点，阐述在肿瘤发生过程中节律基因、代谢与癌症发生的网络调控关系。

前期研究结论表明，生物节律通过代谢的方式影响癌症的发生、发展，主要有四种被普遍接受的机制：①生物钟的组成基因可以直接或间接调节各种类型细胞成百上千个基因的表达，从而影响其糖脂代谢以及氧化还原反应等代谢方式。节律的破坏扰乱了上述细胞正常的生理过程，并创造了有利于肿瘤发生的细胞环境（即代谢重编程、氧化还原失衡等）。②生物钟节律基因通过调节代谢稳态，从而诱发/抑制肿瘤的发生。③生物钟基因通过代谢物能"感知"细胞的外部环境，从而影响肿瘤的转移。④生物钟节律的紊乱导致内分泌的失调，影响激素的分泌导致肿瘤的发生。下面就上述四种作用机制详细地讨论生物节律、代谢及癌症发生相互之间的联系。

3.1 生物钟基因可以调节代谢影响肿瘤的发生

肿瘤细胞有着各种各样的代谢异常的表型。随着研究的进展，越来越多的实验证据表明昼夜节律和代谢之间存在着紧密的关系。虽然生物钟调节机体内多种代谢信号通路、代谢物的生成以及摄食行为，但是反过来机体的代谢行为又能反向调节生物钟。一些代谢调控相关基因（包括翻译的蛋白）的表达呈现昼夜节律振荡的表达模式，其中包括糖异生通路的限速酶葡萄糖–6–磷酸酶和磷酸烯醇式丙酮酸羧激酶2（PCK2），糖酵解通路中的关键基因丙酮酸激酶、调控糖原合成的葡萄糖激酶、葡萄糖转运蛋白2

（葡萄糖运输）以及 3- 羟基 -3- 甲基戊二酸单酰辅酶 A 还原酶（HMG–CoA 还原酶）（即胆固醇代谢通路）。最近有研究表明，人体生理行为和生物节律的强制失调会导致瘦素分泌量的减少以及葡萄糖和胰岛素含量水平的增加。此外，在动物中也发现缺失核心的时钟基因（如 *CLOCK* 和 *BMAL1*）以及生物钟调控基因（如 Nocturnin，一种在夜晚高丰度表达的敲除致死酶）会导致代谢紊乱。*CLOCK* 敲除小鼠会呈现出嗜食和肥胖并出现代谢综合征的表型，如高血糖、血脂异常和肝纤维化，从而更容易诱发成肝癌。进一步的研究表明，生物节律与调节代谢的关键基因（一些核受体因子）之间也存在着紧密联系，其中包括过氧化物酶体增殖 – 激活受体（PPAR）家族成员（PPARα、PPARγ 和 PPARδ）和雌激素相关受体（ESRR）家庭成员（ESRRα、ESRRβ 和 ESRRγ）。这些核受体基因的表达也呈现昼夜表达振荡模式。PPARγ 共激活因子 1α（PPARGC1α）在代谢旺盛组织器官中呈昼夜节律表达模式，当其在小鼠体内敲除后会导致运动能力、耐寒能力以及机体的基础代谢率降低。目前，尽管我们仍然缺乏令人信服的分子机制去解释生物钟如何调控机体的代谢，但最近的研究发现染色质重塑是一个关键的控制机制。上述研究表明，生物节律通过表观遗传来调节代谢。这些调节因子（如 *CLOCK* 和 *SIRT1*）的表达或活性的紊乱可能通过引起更高的细胞增殖和代谢途径缺陷（如糖酵解和糖异生紊乱）来促进肿瘤的发生。

SIRT1 通过对组蛋白或氨基酸残基的去乙酰化作用来调节下游基因的表达，其在机体的生理代谢中行使着至关重要的生物学功能。SIRT1 的酶活性依赖于 NAD$^+$ 的浓度，而 NAD$^+$/NADH 的比值直接显示细胞的能量状态，因而其通过靶基因去乙酰化作用来调控细胞的能量代谢。前期的文献报道表明，SIRT1 具有抑制或者促进肿瘤生长的生物学功能。需要进一步研究的是，在各种癌症中观察到的代谢缺陷是否为 SIRT1 的功能改变所致。

有趣的是，另一类 NAD$^+$- 依赖酶，多聚（ADP- 核糖）聚合酶类（PARPs）已被证明与 SIRT1 能够相互作用。PARP 家族酶成员 PARP1 能被 DNA 损伤所激活，并在 DNA 损伤修复中行使重要的作用。DNA 损伤导致的 PARP1 活性的增加以及 PARP1 的过量表达均能耗尽细胞内的 NAD$^+$，从而引起 SIRT1 活性的降低导致细胞死亡。由于 PARP 能修复 DNA 损伤，PARP 抑制剂已经成为一种潜在治疗 DNA 损伤修复能力缺陷肿瘤的药物，如针对 *BRCA1* 或 *BRCA2* 基因缺失的肿瘤。而证明 DNA 损伤重塑生物钟是否通过 PARP1 抑制 SIRT1 来完成将会是一个有趣的研究。

NAD$^+$ 直接调节 SIRT1 的去乙酰化活性，而 NAD$^+$ 的水平又被昼夜节律所调节，上述机制调节着细胞代谢和生长。而烟酰胺磷酸核糖转移酶（NAMPT）水平的改变与代谢相关疾病和癌症的发生密切相关。FK866 是一种特异性 NAMPT 抑制剂，其能抑制 SIRT1 的活性并诱导肿瘤细胞凋亡。这些结果表明生物节律、能量代谢和细胞凋亡两两之间存在直接的分子机制偶联。

氧气对于细胞呼吸至关重要，而细胞的低氧状态促进了肿瘤发生的代谢方式及血管的生成。另外，节律基因与缺氧诱导因子（HIF）的交叉对话，影响着肿瘤的发生、发展。在缺氧状态下，启动子区域的 E-box 样低氧响应元件（HRE）可被 HIF 异源二聚体（HIF-1α 和 HIF-1β 形成）所识别。近期的文献表明，CLOCK 与 BMAL1 复合体能直接结合在 HIF-1α 的启动子来调节低氧的响应。类似的是，在肾、脑和肝细胞中血氧水平以 HIF-1α 依赖的方式影响核心时钟基因的表达从而呈现出日节律。在 C2C12 肌管细胞中，敲除 *BMAL1* 后通过 HIF-1α 依赖的作用方式导致细胞糖酵解水平的降低。上述的结论将 *HIF-1α* 与生物钟基因的转录网络之间建立了有趣的联系，并参与肿瘤发生过程中的低氧反应。但是，肿瘤细胞的糖酵解是否依赖于与生物钟——HIF-1α 轴调控仍需进一步的研究。

前期流行病学调查表明，轮班工作者昼夜节律的紊乱主要影响乳腺癌、前列腺癌等激素依赖性肿瘤的发生，表明了生物钟可能调控机体的内分泌导致癌症的发生。究其作用机制，可能与褪黑素的分泌相关，而褪黑素主要在线粒体中调节氧化应激。前期文献报道，褪黑素可以刺激谷胱甘肽过氧化物酶（GPx）和谷胱甘肽还原酶（GRd）活性的增高，而这两种酶可以调节 GSH 与 GSSG 的比值。另外，褪黑素调节线粒体呼吸链中的复合物 I 和 IV，从而调节 ATP 的产生。因此，褪黑素可能靶向通过线粒体功能，以时间依赖性的方式拮抗癌细胞代谢的糖酵解依赖性。值得注意的是，从夜班工人的研究结果来看，睡眠中断引起的褪黑素分泌减少可能会增加活性氧（ROS）水平和活性氮（RNS）的产生。

3.2 生物钟基因调节代谢稳态影响肿瘤的发生

由于生物钟与外周组织的代谢调节密切相关，肝脏和血清中的大部分代谢物的含量呈昼夜振荡模式。而肿瘤代谢与生物节律的交叉对话将是一个充满前景的研究领域。

早期一个里程碑式的研究表明，*PER2* 单基因突变小鼠、*BMAL1*[+/-] 杂合子小鼠以及 *CRY1/2* 双基因敲除小鼠更容易发生淋巴瘤。当上述小鼠遭受辐照时，其淋巴瘤和肝细胞癌的概率增加。最近的研究表明，*Kras*[LSL-G12D/+]：*p53*[fl/fl] 肺腺癌基因工程小鼠模型（GEMM）与 *PER2*[-/-] 小鼠杂交后导致肿瘤负担增加，而已生成的 3 级和 4 级肺肿瘤更具侵袭性，导致整体存活率降低。总的来说，这些研究提供了令人信服的证据，即生物钟的关键组成部分的遗传破坏增加了肿瘤发生的风险，但仍不清楚是否对不同类型的癌症具有组织特异性。

通过更进一步的研究，在小鼠体内通过模拟慢性时差，从而导致中央／外周昼夜节律轴的环境破坏，如野生型小鼠经反复的倒时差处理后，抑制了其昼夜节律抑制因子 *PER2* 和 *Rev-erbα* 基因的表达，从而导致格拉斯哥骨肉瘤生长的加速、淋巴瘤和肝癌发生率增加。虽然尚不清楚昼夜节律紊乱为何会影响特定肿瘤，但已对多种时钟基因发生突变的小鼠进行了类似的实验，这些突变小鼠在严重的慢性时差反应的诱导下发生淋巴瘤、骨肉瘤和肝癌的发生率更高。

最近的实验研究揭示了时差导致的昼夜节律紊乱与肿瘤发生的内在联系，长期的节律紊乱导致了非酒精性脂肪肝（NAFLD）信号通路的激活，从而诱发脂肪性肝炎、纤维化，最终发展为肝癌。究其上述联系的分子机制，节律紊乱通过扰乱节律基因以及肝脏昼夜节律性的代谢方式（核心是诱导肝脏胆固醇和胆汁酸水平），激活了致癌的组成型雄烷核受体（CAR），从而诱导其下游 β-catenin 信号通路，最终导致肝癌的发生。综上所述，这些研究揭示了这样一个关键的信号轴：中央节律生物钟与外周组织器官节律基因的转录以及代谢的相互作用导致肿瘤的发生。

3.3 生物钟基因"感知"细胞的外部环境影响肿瘤的转移

肿瘤外部环境的概念已扩展超出了微环境范畴，其从系统层面研究肿瘤与宿主之间的相互作用，尤其与生理代谢时钟的作用。肿瘤的宏观环境包括在血液系统中循环的代谢物和肿瘤分泌因子（如细胞因子和趋化因子）。越来越多的证据表明，肿瘤宏观环境可能在系统性的代谢与细胞增殖的相互联系中发挥重要作用。因此，生物钟机制的特定组分可能对肿瘤分泌的因子高度敏感。因为机体生物钟特别容易受到代谢波动的影响，比如不同类型的营养状态引起的代谢波动。在 *Kras*^{LSL-G12D/+}*p53*^{fl/fl} 模型小鼠中，肺腺癌通过远端调节肝脏组织中的生物节律基因的转录组和代谢组。这一现象说明，肿瘤宏观环境通过改变血清中代谢物的组分介导了从肺到肝脏的通讯连接。肿瘤依赖性炎症可以通过白细胞介素 −6（IL−6）信号通路抑制胰岛素／葡萄糖敏感性，并改变肝脏脂代谢的节律性。

然而，生物节律能反馈调节肿瘤发生的特性吗？如果假设成立，又是哪些生物节律信号通路影响了肿瘤的进展呢？有趣的是，前期研究表明 BMAL2 通过一种独特的依赖于肿瘤的"分泌体"调节肺腺癌远端转移。在肺腺癌小鼠模型中，发现 BMAL2 在原发转移瘤中呈高表达状态。此外，在体内 BMAL2 还被发现通过调节模块化钙结合蛋白 2（Smoc2）的分泌表达来进行转移，因而其对肿瘤的转移生长至关重要。在人体内 BMAL2 的表达也与肺腺癌的转移密切相关。在体外培养的细胞和小鼠体内进行的平行实验表明，BMAL2 增强了肺腺癌细胞的克隆能力，并直接激活了肿瘤分泌因子的表达。综上所述，BMAL2 不仅参与调节转移性"分泌体"Smoc2、Wnt5a 和 Ccl760 的表达水平，而且还具有侵袭的生物学功能。这些研究表明，生物节律和癌细胞之间通过肿瘤衍生的宏观环境相互作用。

重要的是，前期研究发现，肿瘤产生的废弃物可以被重新利用，并作为肿瘤代谢的燃料。临床与基础研究表明，非小细胞肺癌（NSCLC）在燃料利用方面表现出代谢异质性，虽然葡萄糖氧化代谢是其主要代谢方式，但其也可利用乳酸盐作为碳源。类似的例子还有肿瘤细胞对氨废弃物中氮的再利用。据前期文献报道，乳腺癌细胞中氨废物通过谷氨酸脱氢酶（GDH）进入氨基酸代谢循环而被利用。上述研究提出了这样一个机制，为满足细胞的迅速增殖，肿瘤衍生的宏观环境可以回收作为替代燃料的代谢废弃物。考虑到生物钟基因在调节新陈代谢方面的基本作用，其中包括影响碳水化合物、氨基酸、脂肪酸／脂类代谢的信号通路，我们有理由相信生物节律基因可能参与调节肿瘤的这些代谢过程从而影响其转移。

3.4 生物钟节律紊乱引起内分泌失调导致肿瘤的发生

生物节律的紊乱会导致内分泌的失调，从而影响激素的分泌。在前面的小节中通过流行病学研究讨论了生物节律的紊乱影响褪黑素及性激素的分泌导致肿瘤的发生。褪黑素是一种有效的自由基清除剂，它可以通过调节奎宁还原酶的活性来减少 ROS 对组织的氧化损伤。在生理状态下，褪黑素可诱导抗氧化剂谷胱甘肽和谷胱甘肽转移酶的表达。在早期体内实验表明了褪黑素的生理作用。松果体或 SCN 剔除的动物其褪黑素的分泌遭受破坏，其自发的乳腺癌发病率急剧升高。关于人乳腺癌的研究，最经典的模型就是 7, 12- 二甲基苯蒽（DMBA）诱导的小鼠乳腺肿瘤，其发病机制与人乳腺癌相似。通过对 DMBA 诱导的乳腺肿瘤模型小鼠经持续光照后，其褪黑素的分泌将会减少，同时也促进了小鼠的乳腺增生以及乳腺癌的发生、发展。反之，与对照组相比，DMBA 诱导的乳腺肿瘤模型小鼠服用褪黑素后，肿瘤发生率和数量均有所下降。持续光照诱导自发乳腺增生的模型小鼠服用褪黑素后，会逆转增生组织的正常化。在松果体切除的大鼠即使在持续光照下，服用褪黑素也可抑制乳腺癌的发生。

褪黑素作为雌激素受体的抑制因子，可以减弱雌激素的促肿瘤作用。究其作用机制，褪黑素通过时间和剂量依赖性的方式抑制了雌激素受体 α（ERα）蛋白和 mRNA 的表达，从而抑制雌激素相关蛋白及生长因子的表达，其中包含原癌基因 *C-myc*。人乳腺癌细胞系 MCF-7 是一种表达 17p- 雌二醇受体的肿瘤细胞系，其经夜间生理剂量的褪黑素处理后，p53 的表达量以及细胞凋亡率会显著升高。

睡眠时间的长短也会影响机体荷尔蒙的水平。剥夺睡眠的雌性大鼠，其孕激素和催乳素水平都会升高。部分年轻女性的睡眠紊乱会导致机体内促黄体生成素（LH）和雌二醇水平升高，而且睡眠紊乱后的夜晚可观察到上述女性体内催乳素水平的升高。另外，人睡眠时间已被证明与体内 17p– 雌二醇水平呈负相关性。上述数据表明，重复的夜间短睡眠或睡眠中断可能促进雌激素水平的长期升高，而且随着时间的推移会增加患乳腺癌的风险。

通过前期的实验研究发现，昼夜节律的紊乱也可能通过改变机体的代谢功能来促进肿瘤的发生。另外，生理节律和睡眠紊乱导致肥胖的发生得到了大量实验研究的支持。早期的研究已表明，褪黑素抑制亚油酸的摄取，而亚油酸是一种促进肿瘤发生、发展的致癌物质。在人体中，昼夜节律失调和睡眠时间的缩短都会导致葡萄糖耐量受损、瘦素分泌减少以及肥胖的发生。而 Meta 分析结果显示睡眠时间缩短是儿童和成人发生肥胖的独立危险因素。

综上所述，正常的生物节律调节了机体的生理和行为，对其健康至关重要。本小节我们讨论了目前文献支持的一种观点，细胞的生长、存活、应激反应以及代谢都受生物节律所调控。节律基因通过转录和翻译后修饰来维持机体的内稳态。而机体的昼夜节律紊乱会扰乱节律基因的表达，从而影响代谢的稳态导致肿瘤发生的风险增加。反之，肿瘤的发生也会影响机体节律的紊乱（前面章节已讨论）。

4. 总结

本章概述了癌细胞的代谢灵活且异质的特性，其能够响应癌症发展过程中发生的变化。而外部环境的变化导致机体生物节律的紊乱，从而引起机体内稳态的失衡。前期的研究已表明，昼夜节律的紊乱在肿瘤发生中起关键作用，并促进癌症代谢标志物的异常升高。相反，肿瘤的发生、发展也破坏了机体正常的昼夜节律。在流行病学调查分析中也发现，昼夜节律紊乱引起人体内分泌系统的失衡，导致褪黑素及性激素分泌的失调，可能是一些激素促发肿瘤的关键因素。然后我们又综述了生物节律影响机体代谢导致肿瘤发生的作用机制。究其作用方式可以分为以下四种：生物钟的组成基因可以直接或间接调节细胞的糖脂代谢以及氧化还原反应等代谢方式；生物钟节律基因通过代谢稳态影响肿瘤的发生；生物钟节律的紊乱导致内分泌的失调，影响激素的分泌导致肿瘤的发生。

回顾前期研究，大多数文献报道的内容为：生物节律紊乱促进肿瘤发生、生物节律紊乱引起机体代谢的紊乱以及肿瘤发生、发展过程中的代谢重编程。而本章节将生物节律、代谢以及肿瘤发生综合在一起进行讨论，在此我们将生物节律与肿瘤的发生、发展的代谢方式为侧重点，阐述在肿瘤发生过程中节律基因或生物钟组分与代谢重编程的相互作用框架。综上所述，在未来的研究中，我们应将生物节律、代谢以及癌症进行有机的统一，从多学科、多角度以及交叉领域来探索肿瘤的发生、发展。由于内分泌组织是全身生理昼夜调节的重要枢纽，因而可以通过生活方式干预、肿瘤代谢标志物的筛选以及将生物钟基因为靶点的生物治疗等方式相结合，为肿瘤的治疗提供新的方法。

参考文献

［1］Vinogradova I A, Anisimov V N, Bukalev A V, et al. Circadian disruption induced by light-at-night accelerates aging and promotes tumorigenesis in young but not in old rats［J］. Aging, 2010, 2(2): 82-92.

［2］Al-Nuaimi Y, Hardman J A, Bíró T, et al. A meeting of two chronobiological systems: circadian proteins period1 and BMAL1 modulate the human hair cycle clock［J］. Journal of Investigative Dermatology, 2014, 134(3): 610-619.

［3］Ana G, Piyada S, Xiao Q, et al. LKB1 and KEAP1/NRF2 pathways cooperatively promote metabolic reprogramming with enhanced glutamine dependence in KRAS -mutant lung adenocarcinoma［J］. Cancer Research, 2019, 79(13): 3251-3267.

［4］Brady J J, Chuang C, Greenside P G, et al. An Arntl2-driven secretome enables lung adenocarcinoma metastatic self-sufficiency［J］. Cancer Cell, 2016, 29(5): 697-710.

［5］Cos S, González A, Martínez-Campa C, et al. Estrogen-signaling pathway: A link between breast cancer and melatonin oncostatic actions［J］. Cancer Detection and Prevention, 2006, 30(2): 118-128.

［6］Calle E E, Rodriguez C, Walker-Thurmond K, et al. Overweight, obesity, and mortality from cancer in a prospectively studied cohort of U.S. adults［J］. New England Journal of Medicine, 2003, 348(17): 1625-1638.

［7］Dantzer F, Amé J C, Schreiber V, et al. Poly(ADP-ribose) polymerase-1 activation during DNA damage and repair［J］. Methods in Enzymology, 2006, 409: 493-510.

［8］Figueroa M E, Abdel-Wahab O, Lu C, et al. Leukemic IDH1 and IDH2 mutations result in a hypermethylation phenotype, disrupt TET2 function, and impair hematopoietic differentiation［J］. Cancer Cell, 2010, 18(6): 553-567.

［9］Fu L, Pelicano H, Liu J, et al. The circadian cene Period2 plays an important role in tumor suppression and DNA-damage response *in vivo*［J］. Cell, 2002, 111(1): 41-50.

［10］Stevens R G, Schernhammer E. Epidemiology of urinary melatonin in women and its relation to other hormones and night work ［J］. Cancer Epidemiology, Biomarkers & Prevention : A Publication of the American Association for Cancer Research, cosponsored by the American Society of Preventive Oncology, 2005, 14(2): 551; author reply 551.

［11］Hu S, Balakrishnan A, Bok R A, et al. 13 C-Pyruvate imaging reveals alterations in glycolysis that precede C-myc-induced tumor formation and regression ［J］. Cell Metabolism, 2011, 14(1): 131-142.

［12］Reiter R J, Tan D X, Manchester L C, et al. Melatonin reduces oxidant damage and promotes mitochondrial respiration: implications for aging ［J］. Annals of the New York Academy of Sciences, 2002, 959: 238-250.

［13］Kettner N M, Voicu H, Finegold M J, et al. Circadian homeostasis of liver metabolism suppresses hepatocarcinogenesis ［J］. Cancer Cell, 2016, 30(6): 909-924.

［14］Kubo T, Ozasa K, Mikami K, et al. Prospective cohort study of the risk of prostate cancer among rotating-shift workers: findings from the Japan collaborative cohort study ［J］. American Journal of Epidemiology, 2006, 164(6): 549-555.

［15］Lee S, Donehower L A, Herron A J, et al. Disrupting circadian homeostasis of sympathetic signaling promotes tumor development in mice ［J］. PLoS One, 2010, 5(6): e10995.

［16］Liou G, Döppler H, Delgiorno K E, et al. Mutant KRas-induced mitochondrial oxidative stress in Acinar cells upregulates EGFR signaling to drive formation of pancreatic precancerous lesions ［J］. Cell Reports, 2016, 14(10): 2325-2336.

［17］Fischer G M, Jalali A, Kircher DA, et al. Molecular profiling reveals unique immune and metabolic features of melanoma brain metastases ［J］. Cancer Discovery, 2019, 9(5): 628-645.

［18］Marie-Christine M, Jim W. Contribution of the rest-activity circadian rhythm to quality of life in cancer patients ［J］. Chronobiology International, 2002, 19(1): 313-323.

［19］Masri S, Papagiannakopoulos T, Kinouchi K, et al. Lung adenocarcinoma distally rewires hepatic circadian homeostasis ［J］. Cell, 2016, 165(4): 896-909.

［20］Megdal S P, Kroenke C H, Laden F, et al. Night work and breast cancer risk: a systematic review and meta-analysis ［J］. European Journal of Cancer, 2005, 41(13): 2023-2032.

［21］Papagiannakopoulos T, Bauer M R, Davidson S M, et al. Circadian rhythm disruption promotes lung tumorigenesis ［J］. Cell Metabolism, 2016, 24(2): 324-331.

［22］Pukkala E, Ojamo M, Rudanko S, et al. Does incidence of breast cancer and prostate cancer decrease with increasing degree of visual impairment ［J］. Cancer Causes & Control, 2006, 17(4): 573-576.

［23］Scafoglio C R, Villegas B, Abdelhady G, et al. Sodium−glucose transporter 2 is a diagnostic and therapeutic target for early−stage lung adenocarcinoma ［J］. Science Translational Medicine, 2018, 10(467): eaat5933.

［24］Scheer F A, Hilton M F, Mantzoros C S, et al. Adverse metabolic and cardiovascular consequences of circadian misalignment ［J］. Proceedings of the National Academy of Sciences of the United States of America, 2009, 106(11): 4453−4458.

［25］Spinelli J B, Yoon H, Ringel A E, et al. Metabolic recycling of ammonia via glutamate dehydrogenase supports breast cancer biomass ［J］. Science, 2017, 358(6365): 941−946.

［26］Tasdogan A, Faubert B, Ramesh V, et al. Metabolic heterogeneity confers differences in melanoma metastatic potential ［J］. Nature, 2020, 577(7788): 115−120.

［27］Turek F W, Joshu C, Kohsaka A, et al. Obesity and metabolic syndrome in circadian clock mutant mice ［J］. Science, 2005, 308(5724): 1043−1045.

［28］Xu J, Reznik E, Lee H, et al. Abnormal oxidative metabolism in a quiet genomic background underlies clear cell papillary renal cell carcinoma ［J］. Elife, 2019, 8: e38986.

［29］Yang X, Downes M, Yu R T, et al. Nuclear receptor expression links the circadian clock to metabolism ［J］. Cell, 2006, 126(4): 801−810.

［30］Yun J, Rago C, Cheong I, et al. Glucose deprivation contributes to the development of KRAS pathway mutations in tumor cells ［J］. Science, 2009, 325(5947): 1555−1559.

［31］Zhimin G, Yuxuan L, Feng C, et al. Loss of EZH2 reprograms BCAA metabolism to drive leukemic transformation ［J］. Cancer Discovery, 2019, 9(9): 1228−1247.

自 2017 年 Jeffrey Hall、Michael Ross、Michael Jan 三位美国科学家，通过以果蝇为研究对象，分离出能够控制生物节律的基因，从而可在分子层面揭示生物昼夜节律的机制，并在获得诺贝尔生理学奖或医学奖后，生物节律迅速成为研究热议的话题。

　　我国传统医学早在两千多年前就认识到人体、健康与时间及周围环境存在密切的关系，在《黄帝内经·灵枢·岁露论》中云："人与天地相参也，与日月相应也"。梳理中医典籍，可以发现，中医学是建立在天人相应整体观念上的医学理论，其对健康、疾病、诊断、治疗等问题的认识过程中更为重视时间在其中的作用。因为中医对实用性的执着，故中医时间医学在临床上有着极为广泛的应用。而在肿瘤方面，随着近年来时辰疗法的兴起，以及现代医学对肿瘤分子、基因层面的探索，如生物钟基因在肿瘤发生中的调节异常机制，包括启动子的甲基化导致表观遗传的相应沉默、转录及转录后的调节异常以及时钟基因的结构性变异，这些机制在如乳腺癌、肺癌、结直肠癌、前列腺癌以及神经系统恶性肿瘤胶质瘤中均得到了证明，也有了丰硕的成果。

第十二章　生物节律与中医药

1. 中医的时间节律观

《素问·宝命全形论》曰："人以天地之气生，四时之法成"。中医作为一门始终强调整体观、辨证观的传统医学，较早就提出将人置于其所生活的环境之中，始终将人与自然界作为一个有机整体进行研究，人与自然界年、月、日等相应周期变化表现出相应的节律。中医学在千百年的发展过程中，形成了天人相应、阴阳消长、五行更替、营卫生会等其独有的哲学观念，而它们与时间节律性有着密不可分的关系。《黄帝内经·灵枢·岁露》中记载："黄帝曰：愿闻三虚。少师曰：乘年之衰，逢月之空，失时之和，因为贼风所伤，是谓三虚。"就明确提出年、月、时等时象变化规律对人体健康的影响。由此可以看出，中医所讲求的节律，与当前现代医学所研究的生物节律有明显的不同。现代医学所研究的生物节律，注重以 24h 为一个周期的昼夜节律，而传统中医不仅关注人体的昼夜节律，并且它将人置于更长的时间流中，更宽的空间尺度中，通过研究月球对地球生命的影响提出月节律，研究地球绕太阳的公转周期对人体健康的影响，提出年节律。所以，有现代学者结合历代诸多医学典籍提出了"中医时间医学"的概念，如张年顺等认为中医时间医学是在中医理论指导下，从整体上研究人体生命活动的周期性，并指导临床诊断、治疗、预防和养生的一门科学，是中医学重要的分支学科。我国学者刘长林认为起源于西方、特别是以古希腊、古罗马文化为代表的现代医学，其更具空间特征，其中探究问题更注重深度；而起源于中国传统文化的中医，更具时间特征，更善于从现象出发，从整体层面探究事物的发展规律。正因为中医对时间的重视，使其在发展中对人体生物节律的认识更具广泛性、整体性。

2. 中医中的昼夜节律

人体的昼夜节律是现代医学的主要研究领域，它是以 24h 为一个周期进行研究的。而在中医学中，其所研究的昼夜节律参考的时间参数是子、丑、寅、卯、辰、巳、午、未、申、酉、戌、亥十二个时辰，并且把时间的变化看作是阴阳消长的变化，现代医学则把 24h 看成是阶段性的，更加注重人体某个时间段的生理病理变化。而就像华佗《中藏经》中所说："阳始于子前，末于午后；阴始于午后，末于子前。阴阳盛衰，各在其时，更始更末，无有休息"。中医学把十二时辰看成一个连续不断的过程，更加强调的是人体新陈代谢的综合节律性以及整体观念。

2.1 阴阳消长

阴阳之道在中医学理论中占有重要的位置，中医学认为自然界的一切事物发生、发展都是遵循阴阳之道的。人体"阳气"是为机体物质代谢和生理功能的原动力，而阴阳二气同属一源，相互感应，在昼夜交替中共同推动人体中符合阴阳属性的各部分随时间的不同而产生相应的节律变化。《素问·生气通天论》言："故阳气者，一日而主外，平旦阳气生，日中而阳气隆，日西而阳气已虚，气门乃闭"，指出了阳气在昼夜之间的发展变化，并将阴阳发展，与时间联系起来。《黄帝内经·素问·金匮真言论》中有言云："平旦至日中，天之阳，阳中之阳也；日中至黄昏，天之阳，阳中之阴也；合夜至鸡鸣，天之阴，阴中之阴也；鸡鸣至平旦，天之阴，阴中之阳也。故人亦应之"。更是较为具体的描述十二时辰之内自然界阴阳变化的节律性，并在最后将之与人体相联系，表述出中医讲求"天人合一"的哲学理念。《素问·口问》言："阳气尽，阴气盛，则目瞑；阴气尽而阳气盛，则寤矣"。说明人体睡眠功能的正常有赖于阴阳平衡，古代中国人强调"日出而作，日落而息"的生活理念，这恰与人体、自然界阴阳变化相呼应，是为最佳的养生之道。如人体活动脱离此道，则容易导致节律紊乱，出现失眠等症状，长期如此将严重影响人体健康，更易出现肿瘤的风险，甄火英等主张要根据阳气的变化规律起居作息，以达到确保人体健康的目的。陈宏伟等采用泻阳补阴针刺治疗法以补虚泻实、调整阴阳治疗失眠，结果与对照组（谷维素、七叶安神片、安定常规用量）总有效率83.3%相比，治疗组有效率达到了97.4%。说明调整人体阴阳以顺应自然界阴阳变化，具有良好的临床价值（图12-1）。

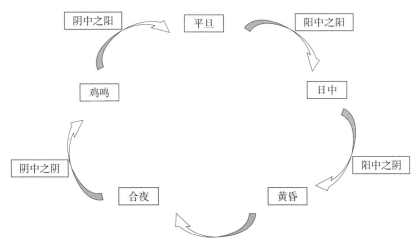

图 12-1 阴阳的昼夜节律变化

《黄帝内经·灵枢·顺气一日分为四时》云："夫百病者，多以旦慧、昼安、夕加、夜甚"，简短地概括了疾病一般的昼夜变化规律。自然界昼夜阴阳消长变化影响到人体阴阳变化，从而对不同阴阳属性的疾病会产生不同的作用，使得疾病在昼夜间不同的时间点，体现出不同的特征，发病在白昼者，病多在阳分；发病在夜间者，病多在阴分。《证治汇补·眩晕》中有眩晕发作昼夜不同的记载："有早起眩晕，须臾自定，日以为常，谓之晨晕，此阳虚也；有日晡眩晕，得卧少可，谓之昏晕，此阴虚也"。《吴鞠通医案·滞下》也指出："凡病日轻夜重者，皆属阴邪"。而对于与这一规律不相符的，同篇亦有语云："黄帝曰：其时有反者何也？岐伯曰：是不应四时之气，脏独主其病者，是必以脏气之所不胜时者，甚；以其所胜时者，起也。"王国为等举例如下：晨起肝气旺，肝木克脾土，则脾病在早晨反加重；夜间肾水主时，但脾土能克肾水，故夜间脾病反而能安然。以上认识指导了中医遵循阴阳的昼夜变化规律择时用药，即顺应阳气生发趋势服用温热补阳类的药物，顺应阴气生发趋势服用寒凉滋阴类的药物，从而达到临床治疗疾病的目的（图 12-2）。

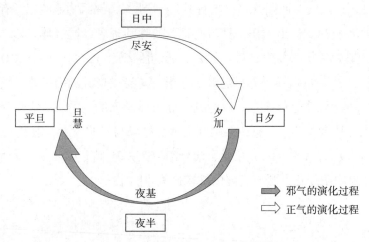

图 12-2　正邪斗争的昼夜变化趋势

2.2 营卫运行

营卫之气为水谷精微化生而来，而各行其道、各司其职，营卫之气的运行随着日夜阴阳的变化而呈现昼夜节律性的变化。《灵枢·营卫生会》曰："营在脉中，卫在脉外，营周不休，五十而复大会，阴阳相贯，如环无端"，而卫气运行规律为昼行于阳，夜行于阴。《灵枢·卫气行》曰："阳主昼，阴主夜。故卫气之行，一日一夜五十周于身，昼日行于阳二十五周，夜行于阴二十五周，周于五脏"。营卫调畅是机体健康的根本，其具有护卫和营养全身的积极作用。

随着年龄增长，营卫循行节律性常出现紊乱，从而影响人体的生理状态，特别是对睡眠生物节律产生影响。《黄帝内经》中有言道："黄帝曰：老人之不夜瞑者，何气使然？少壮之人不昼瞑者，何气使然？岐伯答曰：壮者之气血盛，其肌肉滑，气道通，营卫之行，不失其常，故昼精而夜瞑，老者之气血衰，其肌肉枯，气道涩，五脏之气相搏，其营气衰少，而卫气内伐，故昼不精，夜不瞑。"该段表述详细描述了，随着年龄增长，人的气血逐渐衰弱，营卫运行节律打破，从而出现白天精神差，夜晚失眠的症状。因此，杨晓寰等针对心脾两虚型失眠患者，以补益心脾、调和营卫为主，其治疗组采用归脾汤加减治疗，有效率为 92%；对照组采用艾司唑仑治疗，有效率为 86%，治疗组临床疗效优于对照组（$P < 0.05$）。通过药物作用使营卫之气调和，恢复原有的节律性，从而起到治疗失眠的功效。

2.3 五脏之气

中医学讲求整体观，天人相应，自然界的阴阳消长与人体相对应；同样，人体内的五脏亦是对应着阴阳五行。中医建立的藏象学，围绕五脏功能，建立了以五脏、六腑、五体、诸窍为一体的五脏系统。而且认为五脏之气运行，与天地自然的运行规律相呼应。《灵枢·邪客》曰："天有五音，人有五脏；天有六律，人有六腑"。其围绕五脏，表述了自然界昼夜节律变化，与五脏功能之间的密切关系。在《素问·金匮真言论》中有语云："故背为阳，阳中之阳，心也；背为阳，阳中之阴，肺也；腹为阴，阴中之阴，肾也；腹为阴，阴中之阳，肝也；腹为阴，阴中之至阴，脾也。此皆阴阳表里、内外雌雄，相输应也。故以应天之阴阳也"，此段详细表述了五脏分别对应的阴阳属性。再结合此前论述了人体阴阳消长运行之规律，即"合夜－鸡鸣－平旦－日中－黄昏"五个时段的昼夜节律变化，就可以知晓五脏疾病昼夜间的加重、缓解变化规律。《素问·藏气法时论》曰："肝病者，平旦慧，下晡甚，夜半静；心病者，日中慧，夜半甚，平旦静；脾病者，日昳慧，日出甚，下晡静；肺病者，下晡慧，日中甚，夜半静；肾病者，夜半慧，四季甚，下晡静"，现代学者李灵晓将这一规律总结为"藏象节律"，认为中医藏象理论把机体内环境分为五个子系统，并依时间次序和五行理论依次功能旺盛，共同发挥作用，完成生命的整体功能。五脏在一日之内各有其当值之时，也有其功能衰弱之时，如心病，其在夜半常加重，闫旭龙等统计了 122 例急性冠状动脉综合征的发病时间，44.3% 发生于 6—12 时，以上时间段发病均高于其他时间且具有统计学意义。

3. 中医中的月节律

古代先贤通过观察月的阴晴圆缺、海水的潮汐与人体健康、疾病的关系，总结出了较为朴素的人体月节律变化规律。月球与地球因万有引力相互吸引，月球有规律的环绕地球转动，它的引力对地球自然环境、生命繁衍生息产生影响，其中最早被人们关注到的要数海水的潮汐，古人由此联系到月球对人体亦能产生相应影响，即气血盛衰。《黄帝内经·素问·八正神明论》中曰："月始生，则血气始精，卫气始行；月廓满，则血气实，肌肉坚；月廓空，则肌肉减，经络虚"，古人通过朴素的自然观察，发现了人体肌肉坚减、气血盛衰与月的阴晴圆缺之间的密切关联及节律变化。古人通过观察月球运行，总结出了朔望月周期以及恒星月周期。朔望月周期主要指在一月之内，月亮由新月（朔）、上弦、满月（望）、下弦这四种不同月相依次变化的规律，即《黄帝内经》所谓"月廓空""月始生""月满""月始虚"四种月相。按照此规律，一个朔望月周期大月为 30 天，小月 29 天，平均长为 29.5309 天，中医所说的人体周月节律，即以此周期为准（图 12-3）。

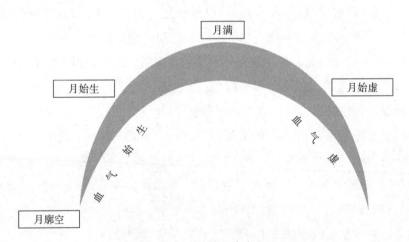

图 12-3　血气的月节律变化

现代医学调查发现，女性月经周期平均为 27 天，此恰好为恒星月与朔望月周期之间。《本草纲目》有言云："女子阴类也，以血为主。其血上应太阴，下应海潮，月有盈亏，潮有朝夕，月事一月一行，与之相符，故谓之月水、月信、月经。"可见妇女月经亦与月球运行存在密切关系。罗颂平、徐小林等分别对妇女行经节律与月相出现的关系进行了调查，结果表明，在月圆前月经来潮的人最多，而月经病好发于行经时间在月亏、月空之时的女性。这是由于女性在月亏、月空之时，机体受月球影响，气血虚弱，抵抗力差，易受邪气侵袭，更遇月经来潮，气血更虚，故妇女此时极易患月经病。区培英等据此采用根据月亮圆缺适时补泻治疗月经先后不定 39 例患者，其中治愈 30 例，好转 9 例，取得良好疗效。此外孟旭等据《素问·八正神明论》，将针灸治疗理论概括为"因天时而调血气""月生勿泻，月满无补，月廓空无治"，并据此指出，女性经期针刺治疗需谨慎为好，以针灸治疗痛经为例，经期以行气活血、通经止痛为法，经间期则以调和冲任气血为主，而在月经来潮时气血衰少、经脉空虚，此时不宜进行强刺激，防止耗伐气血。现代学者在解读《黄帝内经》"月始生，则血气始精，卫气始行"这段话时，指出月初生阶段，人体正气正处于恢复阶段，卫气正才开始运行，故气血相对虚弱，正气较差，抵抗外界邪气能力较弱，故治疗应遵循"虚则补之""损者益之"的原则，选用"补法"固本，以助人体正气祛邪，慎用"泻法"，否则"月生而泻，是谓脏虚"。

　　明代万全结合胎孕情况，指出："妇女阴质，取象于月。若自朔至望，经水行不失其候者，结孕易生子多寿，以月光渐生，月轮渐满也；若自望至晦，经水行或失期者，胎难结生子多夭，以月光渐消，月廓渐空也"，故人的出生率以月满前后最高，南京大学天文系的田仁根据南京、成都两地 40 255 例新生儿的出生资料，初步得出了新生儿的出生受月相影响的规律。统计学结果表明，在朔、上弦、望以及下弦人的出生数偏高，其中以望月出生人数最多。这或许是因为胎儿在子宫内被大量羊水包裹，而作为液体的羊水在望月时极易受到月球引力的影响而使胎儿来到人间。当然这一现象还有待考证，因为大量国外资料并未表明，出生率与月球之间存在明显的相关性，Fallenstein 等通过调查从 1980 年起连续 12 个朔望月中发生的 2697 例分娩时间，其中顺产 2074 人，占 76.9%，羊膜早破 506 人，占 18%，分别统计分析后没有发现在时间分布点上有显著性差异，认为既往的报道不过是巧合。当然考虑到现代妇产科学在新生儿出生日期记录上多以现代太阳历为准，以及为减轻孕妇疼痛采取了大量的干预措施，所以在回顾这些资料时可能对最终结果产生影响。

　　现代社会因种种原因，失眠患者数量正急剧上升。在中医学中，失眠常被称作"不得卧""目不瞑"。中医学认为失眠的病因有很多，饮食失节、情志失常、劳逸失调、病后体虚都会导致失眠，有现代学者考究认为，这其中与月节律存在密切关系的为情志失常、劳逸失调、病后体虚，并且其发现失眠患者常于月满之夜病情加重。有实验观察表明，在满月当天，受试者比平常延迟 5 分钟进入完全睡眠状态；与深度睡眠有关的大脑活动下降大约 30%；满月当晚的受试者们的总睡眠时间比平时缩短了 20 分钟。《景岳全书·不寐》中将不寐病机概括为"不寐证虽病有不一，然惟知邪正二字则尽之矣""盖寐本于阴，神其主也。神安则寐，神不安则不寐；其所以不安者；一由邪气之扰，一由营气不足耳。有邪者多实证，无邪者皆虚证"。其不寐在中医中的机理解释有阴盛不可纳阳，阳盛无法入阴，如此即为阴阳失交。中医学认为阳入于阴则寐，在人体处于病后体虚时，阴精亏损，不能纳阳于内而致失眠；而处劳逸失调时，伤及脾脏，致气血生化失常，最终出现心神失养，导致失眠；而在情志失常患者，于月圆之夜，阳气最旺，体内心火旺盛则之神不安，神志异常患者等在月圆之夜表现出情绪异常亢奋的症状，使失眠症状更加严重。所以，中医学认为月亮的盈亏与人体阴阳密切相关，预示着阴阳的消长变化，从月初到月中，人体阳气逐渐生长渐盛，直至月满之夜阳气最旺。若有素体阴虚或阳亢体质者，或因平素失眠，阴损阳亢者，月满之夜机体的阳气则更盛，阳不入阴，故出现难以入睡。

4. 中医中的年节律

地球的自然界，随着地球绕着太阳旋转，呈现有规律性的四季变化。《素问·四气调神大论》有关"春三月，此谓发陈，天地俱生，万物以荣""夏三月，此谓蕃秀，天地气交，万物华实""秋三月，此谓容平，天气以急，地气以明""冬三月，此谓闭藏，水冰地坼"。我国古代先民通过不断的实践、观察，发现了人体与四季之间的密切节律关系。《灵枢·顺气一日分为四时》篇曰："春生夏长，秋收冬藏，是气之常也，人亦应之。以一日分为四时，朝则为春，日中为夏，日入为秋，夜半为冬。"此之谓周年节律。

4.1 脉象的年节律变化

与年节律研究最多的要数中医中的脉象学，脉象存在随四季更替变化的年节律，《素问·脉要精微论》言："四变之动，脉与之上下"，这种节律变化表现在春夏秋冬四季脉象的脉位、脉形、脉势等方面，现代学者陈岩等通过在2年的时间内，以每月下旬的节气为时间节点，采集863例双手6部脉（双手寸、关、尺6部脉）的脉诊信息，应用余弦函数谐波拟合方法构建脉图模型，并对模型参数进行最小二乘回归分类分析，结果发现四季的脉图通过脉图参数是可分类的，而且脉位、脉力与天地数据，即日照角度、日落时间、气温等呈现出同步、规律性变化，说明脉位随四季同步变化更明显。《素问·脉要精微论》曰："春日浮，如鱼之游在波；夏日在肤，泛泛乎万物有余；秋日下肤，蛰虫将去；冬日在骨，蛰虫周密，君子居室。"也就是说脉象的浮沉大小变化，受四时气候更替影响，在气血方面所引起的适应性调节反映。

刘燕平等通过研读中医典籍，将中医典籍《黄帝内经》中对人体脉象四季变化特征的描述分为三种：其一如《素问·脉要精微论》谓人体脉象"以春应中规，夏应中矩，秋应中衡，冬应中权"，如此借度全衡器具的形状与作用来比喻；其二如《素问·脉要精微论》指出："是故持脉有道，虚静为保。春日浮，如鱼之游在波；夏日在肤，泛泛乎万物有余；秋日下肤，蛰虫将去；冬日在骨，蛰虫周密"，这般借某些动物四季活动的规律来比喻；其三是进一步借用人对琴弦、钩端、毛发、石块等物体的指感来比喻见于《素问·平人气象论》中"春脉微弦曰平""夏脉微钩曰平""秋脉微毛曰平""冬脉微石曰平"以上三种均通过运用比喻描述四时脉气变象之特征，反映了一年四季脉象的节律性变动。其中尤以春弦、夏钩（洪）、秋毛（浮）、冬石（沉）之说言简意赅，概括性强，易于体察，且与春生、夏长、秋收、冬藏之自然规律丝丝入扣，故倍受后世医家的青睐与推崇。现代学者朱传湘用 BYS-14 型心电脉象仪检测 63 例正常人四季左手关部脉象和 31 例正常人一日四时左手关部脉象，发现 23—24 时 BB'/AA'，DD'/AA' 两参数均位偏高，t 位最大。前者提示脉弦，后者说明脉偏慢，说明人体阴阳与自然界变化是相对应的。从年节律和昼夜节律来看各项指标都有一定的节律性，这说明人体阴阳与四季和昼夜阴阳同样是随阴阳消长这个规律而变化的。

4.2　五脏的年节律变化

在《素问·脏气法时论》基于五行学说，把一年分为五季，并与人体五脏相应，这也是中医藏象学说的基本理论，《素问·脏气法时论》认为"肝主春，足厥阴少阳主治""心主夏，手少阴太阳主治""脾主长夏，足太阴阳明主治""肺主秋，手太阴阳明主治""肾主冬，足少阴太阳主治"，这些论述简短概括地说明了五脏在一年中各有治时的基本特点，是随着季节的不同而发生变化。可见，这是中医学对人体脏腑生理周年变化规律最深刻的认识。

4.3　四时的阴阳消长

在中医学中，阴阳消长之节律贯穿中医理论的方方面面。正如《素问·阴阳应象大论》说："善诊者，察色按脉，先别阴阳。"所以，人体生理、病理状态变化节律与阴阳变化密切相关。姜德友等究天地营养四时之节律，研读古往典籍，指出四时阴阳消长对人体健康的不同影响。冬至－春分时段，冬至的北半球为阴气至极阳气始生之日，故有"冬至－阳生"之说，此时为阴阳交替之时，发病多为阴阳失调，病重或出现多为阴盛或阳虚；春分－夏至时段，阳气生长趋于旺盛，此时阳气为主导，病情出现或加重当考虑为阳盛或阴虚；夏至－秋分时段，夏至为北半球阳盛之时，此后阳气渐弱，阴气渐强，夏至也为阴阳交替之日，发病多为阴阳失调，病重或出现多考虑为阳盛或阴虚；秋分－冬至时段，阴气生长趋于旺盛，此时阴气为主导，病情加重或出现多考虑为阴盛或阳虚。相对应的主要用药原则为阴阳消长以春夏及秋冬为主，所以，阳气的盛衰病证当宜春夏治，阴气的盛衰病证当宜秋冬治。借助四时阴阳之消长来达到治病、健体的最常见方法要数三伏贴，三伏贴是在夏季三伏天，将中药贴敷穴位的一种外治法，属于药物灸一类。根据中医春夏养阳、秋冬养阴的理论，在夏季，人受天阳之助，再运用温热药物经皮肤吸收，可以预防虚寒性疾病在寒冷季节中发作，或可以减轻发作时的严重程度，如冻疮、关节炎、过敏性鼻炎、支气管哮喘、慢性阻塞性肺疾患等。

4.4 疾病的四时演变

正是脏气、阴阳在四时之中的节律变化，造就了疾病发生、发展的四时差异。如《素问·金匮真言论》云："春善病鼽衄，仲夏善病胸胁，长夏善病洞泄寒中，秋善病风疟，冬善病痹厥"，该句言简意赅地总结了四时疾病的发生。现代学者对此通过现代科学方法做过大量研究，寻满湘等通过详细记录喉源性咳嗽患者，咳嗽发作或加剧时间、证型以及咳嗽的轻重程度，应用归属统计及 Ridit 检验比较喉源性咳嗽的时间特点、证型特点及轻重程度之间的关系，发现喉源性咳嗽主要发生在春季（3—5 月）和秋季（9—11 月）两个时段。春季以风邪困肺型为多见，以轻度咳嗽为主；秋季以阴虚火旺型为多见，以中度咳嗽为主。由此可见，喉源性咳嗽具有明显的年节律性，掌握这种规律有助于临床诊断和治疗。李梢等调查研究了 1607 例风湿病患者的疼痛年节律变化，发现风湿病引起的疼痛具有明显的年节律性。此外还有缺血性脑卒中（中风），冬、春季是中风的好发季节，有研究提示，缺血性中风具有年节律性特点，多集中在当年 11 月至次年 1 月之间。利用圆形分布统计调查急性缺血性中风的发病时间，提示发病月份在冬春季有平均集中趋势，平均发病时间为 1 个月 11 日 ±3 个月 6 日。还有学者探究了年节律对健康人皮肤屏障功能的影响，结果提示皮肤屏障功能随季节变化而变化，夏季较好，冬季减弱。王鑫国等通过运用血浆代谢组学方法研究肺卫气虚证患者的血浆代谢组学特征，以探索伴随肺卫之气年节律的潜在标记物，结果指出半胱氨酸、L-蛋氨酸是伴随肺卫之气年节律的潜在标记物。徐晓娟等探究了年节律对补肾中药治疗不孕症的影响时指出，冬季因肾外泄生殖之精减少，故是不孕症的好发季节，在治疗用药上，补肾贯穿疾病治疗的始终。春季补肾兼疏肝理气；夏季热盛阳亢，易耗气伤津动血，故夏季补肾兼清热利湿；秋季燥邪为甚，易伤及肺胃，故秋季补肾兼滋阴润燥。

此外，在疾病转归上，中医认为人体发生疾病后，其轻重转归也存在着周年节律，以肝病为例，《素问·脏气法时论》曰："病在肝，愈于夏，夏不愈，甚于秋，秋不死，持于冬，起于春。"可见，五脏的一些慢性疾病，具有至其所生之时而甚，至其所不胜之时而持，至其自旺之时而起的年节律变化。

5. 子午流注与针灸

子午流注是在《黄帝内经》按时针刺治疗学的基础上发展起来的时间治疗学，《灵枢·营气》篇云："常营无已，终而复始，是谓天地之纪。"元朝滑伯仁在《十四经发挥》中指出："经脉者，所以行气血，通阴阳以荣于身者也……昼夜流行，与天同度，终而复始也"，也就是说人体一日之内，随时间转变，阴阳消长，经脉中断气血亦有盛衰之演变，其在穴位则表现为开合之不同，当气血在某一时辰里循行到某一经脉、穴位（即流注经穴），这一经脉、穴位便是开穴，针刺容易得气，疗效则较好。过了这一时辰，就为闭穴，针刺疗效则较开穴时差，这便是子午流注针法的基础理论。子午流注的具体内容为，经络气血运行各有其盛衰，以一天十二时辰流注十二经，即寅时从肺经开始，依次流注大肠经、胃经、脾经、心经、小肠经、膀胱经、肾经、心包经、三焦经、胆经而终于丑时肝经，次日复如是。而以纳甲法最为系统且具有代表性，至今仍广泛应用于临床。这与国内外近年来兴起的生物节律为基础的时间生物学有许多相似之处，其科学价值越来越广泛地引起人们关注，国际时间生物学奠基人 F. Halbery 教授誉之为"中国的生物钟"。但与现代生物钟节律相比，其区别也是十分明显的，现代的生物钟节律主要研究的是机体的某个组织器官、某项功能、某种物质的变化。中医以研究人体综合节律为主。

"子午"和"流注"两词，最早见于《灵枢·卫气行》"岁有十二月，日有十二辰，子午为经，卯酉为纬。"子午是时间的两个极点，表示相对关系。古人将一日分为十二个时辰，分别以十二地支作为代表符号，子午是第一支和第七支。"子午流注"就是基于中医"天人合一"的哲学思想，研究人体气血运行与时间周期规律的学说。《灵枢·卫气行》篇曰："是故谨候气之所在而刺之，是谓逢时。"《素问·八正神明论》篇曰："凡刺之法，必候日月星辰，四时八正之气，气定乃刺之"，现代学者张旭东等通过研读古代典籍，认为中医时间节律性可帮助理解疾病的发病时间、症状表现和病程特点，从而指导针灸临床应用。依昼夜节律，以调和营卫为法，治疗营卫不和导致失眠等症；应年月节律，以调和气血为法，治疗气血不调导致痛经等病证；据四季节律结合邪气所居，调整针刺深浅；对应时发病者，依病邪性质，以祛邪防传为要；对伏邪致病者，先期治疗及病愈防复。而子午流注针灸法正是运用阴阳五行学说，联络日时干支，经络腧穴，充分体现了按时刺灸的学术思想（图12-4）。

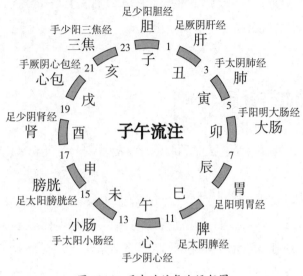

图12-4 子午流注气血运行图

子午流注针刺法将时间、空间因素与人体的节律性思想结合起来，运用到针灸治疗的各个方面，《灵枢·顺气一日分为四时》曰："藏主冬，冬刺井；色主春，春刺荥；时主夏，夏刺输；音主长夏，长夏刺经；味主秋，秋刺合"。此段正是说五输穴经气出入与五时相通，故针刺的最佳时间应根据五时而易。在不同的时间分别针刺五输穴，就能起到同步调节经气活动的作用。韩振翔等为探究普通针刺法与子午流注法的差异，将150例缺血性脑血管病患者随机分为子午流注组和循经取穴组，循经取穴组以曲池、外关、环跳、足三里为主穴，配合辨证取穴治疗；子午流注组在循经取穴的基础上，依照"阳日阳时开阳经之穴，阴日阴时开阴经之穴"的原则取穴。10次为1个疗程，经治疗3个疗程。结果显示，子午流注组FMA症状评分、神经功能缺损症状评分较循经取穴组改善明显（P < 0.05），可见相较于普通针刺法，子午流注针刺法确有其优势。李振等将84例失眠症患者随机分成对照组（常规针刺组）和治疗组（子午流注纳支法组）。对照组以百会、内关、公孙、太阳、照海、安眠为主穴，再结合辨证选穴治疗，治疗组的选穴同对照组，再结合子午流注纳支法取穴。结果显示，治疗组治疗前后AIS量表评分改善较对照组明显（P < 0.05）。说明治疗失眠症，在辨证施治的基础上，结合日、时节律的影响，可以得到更好的疗效。由此可见，子午流注学说通过将人体健康、疾病变化与日、月、年节律结合来治疗疾病，具有更高的科学性。

子午流注理论源于《黄帝内经》《难经》，发展成熟于金元时期。后世医家对其进行了进一步发展。赵彩娇等通过相关文献的研究整理发现昼夜更替节律、经气运行节律是子午流注纳子法形成的理论基础，结合十二地支的含义构成了子午流注纳子法经脉配地支的理论。夏桂成论述了子午流注纳甲纳支说的主要内容，提出临床应重视按时开穴、定时开穴和配穴。朱勉生对子午流注的时空结构进行解析，认为子午流注纳甲法结构提示了输导原气发布于十二正经的纵轴系统，并在此基础上发展了子午流注纳甲法的取穴顺序，即先取时穴，再取值日经第 5 个时辰的腧穴，然后取值日经的原穴，再取同值日经配对经的原穴，后取气纳三焦或血归心包的穴位。殷克敬在子午流注理论的基础上，首创"空间时相针灸法"。

现代中医学者们对子午流注针刺法通过运用现代统计学方法即临床研究方法，进行了大量研究。在治疗脑梗死方面，李金香等通过运用子午流注纳甲法针刺治疗脑梗死，于辰时、巳时针刺所开穴位，采用迎随补泻手法并随症加配穴，治疗 30 例脑梗死患者，与对照组比较，虽疗效无明显差异，但疗程短，见效迅速。李梅等将 110 例缺血性脑血管病患者随机分为子午流注配合辨证取穴治疗组 56 例，与辨证取穴针刺对照组 54 例进行治疗对照观察，并分析治疗前后血液流变学检测指标。结果子午流注针法配合辨证取穴治疗组疗效优于辨证取穴针刺对照组（$P < 0.05$），具有提高临床疗效、降低致残率的优点。在治疗失眠上，杨梅等将 50 例失眠症患者随机分为 2 组，观察组 25 例运用子午流注针法治疗，对照组单纯辨证取穴治疗，结果发现观察组治愈率 72.0%，显效率 92.0%，而对照组分别为 44.0%、60.0%，两组疗效比较有显著性差异（$P < 0.05$），子午流注针法疗效明显优于单纯辨证取穴治疗。在缓解疼痛方面，苏苇等将 72 例膝骨关节炎患者随机分为 3 组，治疗组采用子午流注辨证低频治疗仪治疗，对照 1 组采用普通低频脉冲治疗仪治疗，对照 2 组采用常规针刺治疗。治疗 2 周后 VAS、WOMAC 量表评分治疗组优于对照组（$P < 0.05$，$P < 0.01$）；治疗组 VAS、WOMAC 量表各项指标均较治疗前好转，差异具有统计学意义（$P < 0.01$）。当然子午流注针刺法的运用不仅限于这些，其在心血管疾病、呼吸系统疾病、妇科、儿科均有大量运用研究，而且均证实遵循人体时间节律规律的子午流注针刺法，相较于以往普通针灸具有更为显著的临床价值。限于篇幅，这里不再一一列举。

6. 现代生物节律与中医药

现代科学对于生物节律的研究也日益深入，研究发现生物节律是所有生物包括人体在内的一种固有的内源性特征，称之为"生物钟"。时间生物学研究发现基本的生物钟位于视交叉上核，它包含了自我维持的昼夜节律振荡器，并因此使内源性节律系统和外界环境的光 – 暗周期耦合。神经生物学也证实位于下丘脑前部的视交叉上核是人体生物节律的起搏点。生物钟分子水平的调控主要依赖于生物钟基因／蛋白。目前已发现的生物钟核心基因有 *CLOCK*、*BMAL1*、*NPAS2*，生物钟负反馈环路的主要调控基因有 *CRY1~2*、*PER1~3*，以及生物钟的靶基因和钟控基因有 *Dbp*、*Rev-erbα*（也称*NR1D1*）、*Rorα*、*Csnk*、*TIMELESS* 等。

相较于现代生物钟理论热衷于 24h 制的节律研究，并不断地将研究拉向深层的基因分子层面，中医形成的朴素生物节律观有其独特的理论基础，其更加宏观、整体的特征也有其独特的优势，而且其临床价值是毋庸置疑的。而中药作为中医最为重要的治疗手段，近些年来也受到众多学者的关注，在探究其与现代生物节律之间关系的研究上从未停止。中药治疗疾病究其根本亦是其中的某些有效性成分进入人体后作用于人体的特点靶点才起效，这与现代西药有相同之处，而在用药上与时间节律也有密切联系。中药延胡索具有活血、利气、止痛的功效，在不同时间配伍不同的药，其止痛作用有所不同。在卯时，配伍清热止痛类药镇痛作用最好；在午时，配伍补虚止痛类镇痛作用最好；在酉时，配伍祛瘀止痛类药镇痛作用最好；还有如 Amita Sehgal 带领的团队发现，果蝇血 – 脑屏障的渗透率在夜间高于白天，且这种昼夜节律是由"血 – 脑屏障内支持细胞中的一个分子时钟"控制的。虽然在昼夜循环过程中癫痫的发病率没有变化，但与白天服用抗癫痫药物（如苯妥英）的果蝇相比，夜间服用该药的果蝇在癫痫发作后用于恢复的时间更短。这些研究表明，对于作用于大脑的药物而言，给药时间是需要特别考虑的。

在治疗中枢神经系统疾病上，中药近些年被大量发掘。此前有猜测指出抑郁症患者存在明显的生物节律紊乱，加味四逆散可通过调节视交叉上核生物钟基因的表达和改变其时间节律来达到抗抑郁的作用。刘凌云等研究中药复方加味四逆散分时给药对应激性抑郁症大鼠下丘脑视交叉上核（SCN）生物钟基因的表达及其昼夜节律的影响，结果发现加味四逆散在卯、酉时给药主要是通过调节下丘脑 SCN 中 *BMAL1* 和 *CLOCK* 的表达及其时间节律达到抗抑郁的效果。乌龙丹对于缓解慢性脑缺血引起的睡眠障碍有良好的作用，有研究探讨慢性脑缺血大鼠松果体钟基因表达的变化及中药制剂乌龙丹的干预作用，将雄性 SD 大鼠随机分为假手术组、慢性脑缺血模型组和治疗组。后两组采用永久性结扎双侧颈总动脉造成慢性脑缺血模型，治疗组术后给予乌龙丹灌胃，每日 1 次，连续 3 周。采用实时荧光定量 RT-PCR 检测治疗前后松果体 *CLOCK*、*BMAL1* 和 *PER1* mRNA 表达的变化。结果与假手术组比较，模型组大鼠脑组织 *CLOCK* 和 *PER1* mRNA 表达水平显著降低，而 *BMAL1* mRNA 表达水平无明显变化。乌龙丹治疗组松果体 *CLOCK* mRNA 表达明显高于模型组，松果体 *BMAL1* 表达明显低于假手术组。治疗组与模型组 *PER1* mRNA 表达差异无统计学意义，可见慢性脑缺血大鼠松果体钟基因表达的变化提示慢性脑缺血与睡眠障碍有关，乌龙丹可以缓解慢性脑缺血引起的睡眠障碍。交泰丸由黄连、肉桂组成，是治疗失眠的经典中药方剂。有学者研究了交泰丸对慢性部分睡眠剥夺肥胖抵抗大鼠睡眠、炎症及胰岛素抵抗的影响，表明交泰丸能显著延长脑卒中后抑郁（PSD）模型大鼠的睡眠时间和慢波睡眠时间。此外，交泰丸治疗逆转了由睡眠不足引起的全身炎症和胰岛素抵抗指标的增加。这些变化与外周血单个核细胞 *CRY1*、*CRY2* mRNA 表达上调和 *NF-κB* mRNA 表达下调有关。

在代谢性疾病的治疗方面，临床证据表明，代谢综合征、肥胖、糖尿病等代谢疾病都与生物钟紊乱有关。许多代谢反应过程中的限速酶，核受体和能量感受器直接或间接受生物钟基因的调控，因此，药物可以作用于生物钟基因治疗代谢疾病。有学者研究探讨了参芪复方在自发性糖尿病大鼠模型中的作用及其机制，以西格列汀作为对照，与西格列汀相比，中药复合物——参芪复方（SQC）对血糖波动的影响更显著（*P* < 0.01）。同时，基因芯片和 RT-qPCR 实验表明，SQC 和西格列汀可能通过影响细胞凋亡和昼夜节律相关的生物学功能来改善 2 型糖尿病（T2DM）。齐墩果酸可以增加正常大鼠肝脏中核心生物钟基因的表达，但是在血清载脂蛋白缺失的小鼠模型中无此作用，且对血脂的调节作用减弱，因此，CLOCK-BMAL1 的复合物可是齐墩果酸的作用靶点。白藜芦醇是一种天然的多酚类物质，它可以改善由于高脂饮食引起的生物钟基因 *Rev-erbα* 的变化，提示生物钟基因可能是白藜芦醇作用的一个靶点。

在心血管疾病方面，早年已有学者研究了平肝潜阳方法对原发性高血压及动脉壁弹性的影响，指出平肝潜阳疗法可顺利降低原发性高血压患者的血压，恢复其血压昼夜节律，与依那普利相似，也可改善其颈动脉弹性。高同型半胱氨酸血症与健康状况不佳有关，包括心血管和脑部疾病。葛根素最初是从葛根中分离出来的，已被证明具有抗高同型半胱氨酸血症的作用。有学者发现了葛根素以生物钟蛋白 Rev-erbα 为靶点，以昼夜时间依赖的方式减轻小鼠的高同型半胱氨酸血症。天麻钩藤饮通过干预血管紧张素（Ang Ⅱ）及其 AT1 受体信号途径调节 *PER2*、*BMAL1* 的表达，认为是其治疗高血压病肝阳上亢证的一条重要途径。异钩藤碱通过降低血管平滑肌细胞中 *BAML1*、*CLOCK* 基因表达，调节 Ang Ⅱ 诱导的血管平滑肌细胞的昼夜节律紊乱。

7. 基于中医时间理论上的肿瘤治疗学

肿瘤属中医"癥、瘕、积、聚"范畴，其发生、发展主要是由于正气不足、邪毒乘虚而入，致气滞血瘀痰凝相互交结，久而渐成肿块。而邪气聚积，进而阻滞气血津液流通，耗损精气，侵蚀脏腑经络，因果相连，变证丛生，错综复杂。肿瘤的病因病机在中医来讲，可概括为情志所伤、气滞血瘀、痰结湿聚、热毒内蕴、气血亏虚、阴虚燥热、脾肾阳虚七个方面。随着现代时间生物学的发展，人们发现无论是恶性肿瘤细胞还是机体正常组织细胞的代谢活动，在昼夜中均有明显的时间位相差异，有研究提示大鼠胶质瘤细胞和正常大鼠的生物节律基因都存在明显节律性，但两者差异明显。此外黄秋贤等观察了 70 例恶性肿瘤患者症状的昼夜节律变化，病种涉及肺癌、肝癌，临床分期为中晚期患者，发现其症状加重期基本符合《黄帝内经》中指出的"旦慧、昼安、夕加、夜甚"的一般规律。Phillips 等检测了早期乳腺癌患者皮肤表面温度在整个月经周期内变化情况，检测指标包括表面温度中位数、变化幅度和峰值等，发现所有患者肿瘤邻近皮肤温度呈现明显昼夜节律性变化，但中位数和峰值较正常对照组不同。在月节律方面，黄秋贤等观察研究了乳腺癌前期病变——乳腺增生病临床症状变化规律，发现多数在月经前数天病情加重，经后则自行消失。对肿瘤时间节律性的研究，可以说为肿瘤的发生、发展及诊治提供了新的思路和方法。

现代时间生物学研究表明生物钟能调控生物体的许多生理过程，如细胞增殖周期、细胞凋亡、DNA 损伤修复以及机体对药物的生物活化、运输和解毒。现有的研究表明细胞周期基因的表达与昼夜节律存在一定的相关性。甚至有假说提出细胞昼夜节律的产生，是细胞为防止 DNA 损伤，以选择合适的代谢状态进入细胞周期。而近些年来越来越多的研究表明细胞周期与昼夜节律之间存在相互影响的关系。昼夜节律可调控细胞周期基因的转录，大量与细胞周期相关的基因其启动子区都含有 E-box 结构，如 *Wee1* 基因。其启动子区的 E-box 可被 CLOCK/BMAL1 识别并结合，在表达后使 CDK2-Cyclin B1 复合物磷酸化并失活，阻断 G2/M，从而延迟或阻止有丝分裂。同时节律基因还参与细胞周期"检查点"的调控，PER1 和钟控蛋白 TIM 分别通过 ATM → Chk2 DNA 以及 ATR → Chk1 信号通路在 DNA 损伤修复的过程中发挥调控作用。其中 *PER1* 表达下调，干扰 ATM 对 Chk2 的磷酸化，减少 DNA 损伤诱导的细胞凋亡，促进肿瘤的发生、发展。细胞周期基因也会调控节律基因的表达。p53 作为细胞周期的重要蛋白，能和 *PER2* 启动子区的 p53 反应元件直接结合，覆盖 E-box 结构暂时性地抑制 CLOCK/BMAL1 介导的转录。这些理论基础为依照生物节律给药提供了依据。而近些年发展起来的中西医结合时辰疗法正是如此。时辰疗法是在生理计时系统和时辰药理学的基础上发展起来的，通过对时辰药理学的研究，根据机体自身节律变化来选择肿瘤患者的最佳用药时机，可以用最小剂量来达到最大疗效和最小毒性，从而保证用药安全，或者说，在机体高耐受下采用高剂量以更大程度地杀死肿瘤细胞，全面提高患者的生存质量，而这与中医的"择时用药"理论，临床用药遵循阴阳消长、气机升降及脏腑主时的规律有异曲同工之妙。

针对中医学对肿瘤、癌症的认识，其在治疗癌症中主要用于改善患者的生活质量及降低各种治疗带来的副反应上。黄智芬等通过观察健脾扶正汤择时用药联合 FOLFOX 方案时辰化疗对 80 例晚期胃癌患者生活质量及免疫功能的影响，对比治疗组（健脾扶正汤择时上午 10 时服用）与对照组（健脾扶正汤非择时用药）发现：食量增加情况，治疗组与对照组分别为 75% 和 55%（$P < 0.05$）；睡眠改善方面，治疗组与对照组分别为 80% 和 57%（$P < 0.05$）；免疫功能变化比较，治疗组治疗后 CD3$^+$、CD4$^+$/CD8$^+$ 比值明显高于治疗前（$P < 0.01$），而对照组治疗后 CD3$^+$、CD4$^+$/CD8$^+$ 比值明显低于治疗前（$P < 0.05$）。此外，杨力强等认为肿瘤的气滞血瘀证型治疗应从活血化瘀、疏肝理气着手，子夜 1 时至 3 时为肝脉当令，故用药最佳时段在夜间 23 时至凌晨 1 时，使药物经过 2h 后正好在当令之时发挥作用。

时辰治疗在具体应用上，陆建伟等采用 IFL 方案二线治疗晚期胃肠癌，一组 CPT-11 180mg/（m^2·d）第 1 天，5-FU 600mg/（m^2·d），LV 300mg/（m^2·d），第 2~5 天，3 种化疗药物均通过四通道程控时辰输液泵给药，保证 CPT-11 给药时间为凌晨 2 时至早晨 8 时，下午 5 时达到峰值；5-FU、LV 每次给药时间为夜间 22 时至次日上午 10 时，下午 4 时达到峰值。另一组采用标准方案常规给药。结果显示时辰输注方法二线治疗晚期胃肠癌的有效率、中位 TTP、中位 OS 均好于标准输注方案，特别是时辰输注方案 Ⅱ~Ⅳ 度腹泻、呕吐毒副反应发生率明显低于标准输注方案。而在神经系统肿瘤方面，Slat 等在体外培养 MES-GBM 细胞并且记录 PER2 和 BMAL1 的表达节律，发现两者昼夜节律呈反相节律，周期分别为（23.6±3.2）h 和（23.1±2.6）h。通过其周期大致平分为 4 个时间节点，即每 6h 为一个时间节点，分别涵盖了 BMAL1 表达的高峰和低谷，分别在各个时间节点给予替莫唑胺，发现 TMZ 诱导的最大生长抑制发生在 BMAL1 表达高峰附近，同时 TMZ 诱导的 DNA 损伤也最大，并伴随细胞凋亡蛋白酶（Caspase）活性的显著增加，BMAL1 表达高峰与低谷时 TMZ 反应的平均差异为 2.85 倍。然而，在 BMAL1 基因敲除后，BMAL1 和 PER2 蛋白节律表达消失，再次给予 TMZ 诱导后，Caspase 活性的节律性增加也消失。当然就人体而言，神经系统肿瘤存在其特殊性，由于血-脑屏障的存在，导致经静脉给药后透过血-脑屏障的药物通常会骤减。而这或许正是今后需要研究的一个方向，Amita Sehgal 等发现，果蝇血-脑屏障的渗透率在夜间高于白天，且这种昼夜节律是由"血-脑屏障内支持细胞中的一个分子时钟"控制的，或许正好验证了这一点。

8. 总结

综合以上内容，我们大致对中医药学中所包含的生物节律机制以及在肿瘤及其他临床问题中的应用做了较为全面的论述。回顾中医学两千多年的发展历史，我们会发现其自诞生之初就已经建立其独有的世界观及哲学体系，这是一套完全不同于现代医学的思想体系，单纯运用现代医学的思想去看待它有失偏颇，甚至会导致目光局限，无法发现其真正的价值。无论如何，发展两千多年的中医学至今依然辉煌，这足以证明中医的价值。中医药学将人置于宇宙、自然的大环境之下，究阴阳之消长、五行之变化，自产生之初，它的理论就充满着辨证、发展之内涵。《灵枢·经别》云："余闻人之合于天道也，内有五脏，以应五音、五色、五时、五味、五位也；外有六腑，以应六律。六律建阴阳诸经而合之十二月、十二辰、十二节、十二经水、十二时、十二经脉者，此五脏六腑之所以应天道"。中医学的绝妙之处或许就在于它从来不会将问题局限地看待，疾病之于人，人之于自然，自然之于阴阳五行，皆为整体。其追求人体新陈代谢与自然之平衡。《素问·天元纪大论》："夫五运阴阳者，天地之道也，万物之纲纪，变化之父母，生杀之本始，神明之府也，可不通乎"。道即规律，是事物发展变化必须遵循的自然规律。

《素问·宝命全形论》曰："天覆地载，万物悉备，莫贵于人，人以天地之气生，四时之法成……人生于地，悬命于天，天地合气，命之曰人"，说明人在生命进程中必然会被打上时空的烙印。中医诞生之初的理论基础及哲学体系即决定了中医在生物节律认识上的先进性。这里的先进性绝不能用现代医学观来理解，其先进性体现在它自诞生起对时间节律性与人体健康之间关系认识的准确性、彻底性，以及认识的广度上。它不同于现代医学局限于 24h 制的局限性研究，深挖某一疾病、某一器官的基因层面的意义。中医学中的生物节律不局限于日节律，其将之延伸至月节律、年节律，从更广的时间维度上思考健康之道。并且中医的生物节律性每一层面都不是孤立的，无论是日节律还是月节律以及年节律，它们之间均借阴阳之道、五行变化贯通为一体，相互联系，构成一个有机整体。

此外，中医的另一大特色就是其对临床实用性的执着，现代医学对生物钟机制的研究已有 60 余年，但至今临床医生在解决实际问题时很少考虑生物节律的问题。而在中医，其在平时解决问题时必须结合节律演化来看待自己遇到的每一个健康问题，究其阴阳之消长，察其气血之盛衰，探其正邪之对抗，最后医家方可做出正确的诊断、给出有效的处方。更不用说其运用生物节律出神入化的子午流注学说了，可以说是中医在时间学上的一颗璀璨明珠了。

从研究方法上讲，传统中医以临床研究为主，采用时间黑箱法分析，类比、归纳，从病理节律推知生理节律，应用性研究内容较多，经验丰富，主要依靠患者自身的主观感觉和医者的肉眼观察，结合外部时空因素从而猜测推断验证。而西医以实验分析研究为主，注重探讨节律成因与机理，寻求机体时间结构组织，从生理节律了解病理节律，依靠的是现代科学仪器，用数学、物理等各种综合参数进行统计分析。这也是中医在时间医学方面今后需要借鉴之处，经过两千多年的发展，而今中医的大厦已经建成，目前面临持续性发展之门从何处打开的问题。当然现代中医学家们也在做着各种努力去拓展中医的版图，大量运用现代实验方法、统计学方法的实验被运用到临床及基础研究中，进一步探究中医、中药更深层的甚至分子、基因层面的机理。这或许正是中医打开的一扇门。事实上，绝对不可将中医与现代医学对立地看待，如此将阻隔各自的发展，现代科学发展起来的成熟研究方法就是中医应当积极容纳之处，而中医整体、辨证的思维方式正是其精华所在，这也正是现代医学所欠缺的。

中医的时间属性是其自诞生起就带有的烙印，这是它的优势。随应用科学的发展，中医的时间理论将被推广至临床的各个方面，就如肿瘤的时辰疗法，现代医学接受来自传统医学对节律的启示，运用时辰疗法，最大限度地提高了放化疗的疗效，遗憾的是这其中，特别是在神经系统肿瘤方面的研究还停留在动物实验的层面，依然有待进一步推进。随着现代时间生物学的发展，未来关于各种临床疾病特别是肿瘤的诊治方案，应当是一个包含中医时间医学的综合方案，由此或将带给患者最大利益。

参考文献

［1］李禹正，张婷，王晓民. 生物钟的秘密：2017 年诺贝尔生理学或医学奖简介［J］. 首都医科大学学报，2017, 38(5): 765–769.

［2］左彪，谭彪，肖尧，等. 浅谈 2017 年诺贝尔医学奖最新成果生物节律和中医传统时间医学的关系［J］. 世界最新医学信息文摘，2018, 18(45): 48–49.

［3］王国为，杨威. 浅谈中医理论的时间属性及其对昼夜节律的认识［J］. 世界睡眠医学杂志，2017, 4(1): 27–30.

［4］乔宇，卢岩. 《黄帝内经》之生物周日节律探析［J］. 中国民间疗法，2019, 27(15): 91–92.

［5］陈宏伟，曹东方，唐永春. 泻阳补阴法治疗失眠症 38 例临床观察［J］. 上海针灸杂志，2004(7): 14–15.

［6］区培英. 据月节律治疗月经先后不定期 39 例体会［J］. 中国民族民间医药，2014, 23(2): 112.

［7］Jing V，任宏珊，刘彬冰，等. 从中医阴阳气血理论浅析满月与不寐［J］. 湖南中医杂志，2016, 32(4): 3–5.

［8］松永树浩，许筱颖，邓小峰，等. 《黄帝内经》对人体生命时间结构的研究［J］. 吉林中医药，2009, 29(8): 645–646.

［9］杨广智，麦丽霞，张婷，等. 从"天人相应"探讨年节律对健康人皮肤屏障功能的影响［J］. 辽宁中医杂志，2016, 43(6): 1214–1216.

［10］滕磊，忻耀杰，寻满湘. 喉源性咳嗽年节律性及与中医证型相关性临床观察［J］. 中国中医药信息杂志，2010, 17(6): 26–27.

［11］李振，宁飞，李倩，等. 脏时相调法针刺治疗失眠临床观察. 中国中医药信息杂志，2010, 17(5): 69–70.

［12］李梅，袁军，王耀民，等. 子午流注针法配合辨证取穴治疗缺血性脑血管病疗效观察. 中华中医药学刊，2009, 27(9): 1887–1888.

［13］Solocinski K, Gumz M L. The circadian clock in the regulation of renal rhythms［J］. J Biol Rhythms, 2015, 30(6): 470–486.

［14］刘凌云，陈权韩，刘琰，等. 加味四逆散分时给药对应激性抑郁症大鼠下丘脑SCN生物钟基因的表达及其昼夜节律的影响［J］. 医学理论与实践，2018, 31(6): 781–784.

［15］Fu Z Z, Xia Y, Peng K. Effects of Wulongdan on expression of pineal clock genes in rats with chronic cerebral ischemia［J］. Journal of Southern Medical University, 2012, 32(4): 560–564.

［16］Zou X, Huang W, Lu F, et al. The effects of Jiao–Tai–Wan on sleep, inflammation and insulin resistance in obesity–resistant rats with chronic partial sleep deprivation［J］. BMC Complement Altern Med, 2017, 17(1): 165.

［17］Ferrell J M, Chiang J Y. Circadian rhythms in liver metabolism and disease［J］. Acta Pharm Sin B, 2015, 5(2): 113–122.

［18］Chen M, Zhou C, Xu H, et al. Chronopharmacological targeting of Rev–erbα by puerarin alleviates hyperhomocysteinemia in mice［J］. Biomed Pharmacother, 2020, 125: 109936.

［19］Liu Y, Kang J, Gao H, et al. Exploration of the effect and mechanism of ShenQi compound in a spontaneous diabetic rat model［J］. Endocr Metab Immune Disord Drug Targets, 2019, 19(5): 622–631.

［20］Zhong G W, Chen M J, Luo Y H, et al. Effect of Chinese herbal medicine for calming Gan and suppressing hyperactive yang on arterial elasticity function and circadian rhythm of blood pressure in patients with essential hypertension［J］. Chin J Integr Med, 2011, 17(6): 414–420.

［21］王莉平，王义善. 中医时间医学在现代肿瘤治疗的应用研究［J］. 实用医药杂志，2008(6): 748–749.

［22］李张珂，李延辉，王凡，等. 大鼠胶质瘤细胞中生物钟基因 *Period2* 的生物节律性研究［J］. 宁夏医科大学学报，2013, 35(5): 485–488.

［23］黄智芬，韦劲松，黎汉忠，等. 健脾扶正汤择时用药联合时辰化疗对晚期胃癌患者生活质量及免疫功能的影响［J］. 世界中西医结合杂志，2012, 7(7): 590–593.

［24］Angelousi A, Kassi E, Ansari–Nasiri N, et al. Clock genes and cancer development in particular in endocrine tissues［J］. Endocr Relat Cancer, 2019, 26(6): R305–R317.

时间疗法是将时间生物学、时间药理学方法应用于临床的药物治疗，通过选择最佳用药时间，达到增加疗效与耐受性的目的。研究这种治疗方法的科学即为时间治疗学（chronotherapeutics），又称疾病的时间疗法，是一门根据生物节律预防或治疗疾病的科学。时间生物学（chronobiology）是研究人体生理节律的变化规律的科学。时间药理学则是研究药物疗效、生物节律性及其随内源性周期性生物节律变化的科学。它涉及药理学和非药理学干预的时机，如手术、物理药剂和心理治疗。治疗目标是通过适当的治疗时机和方式提高治疗效果，同时尽量降低毒性或不良反应。

第十三章　基于生物节律的肿瘤时间治疗学

1. 针对个体化的时间治疗学

在果蝇生物钟研究的过程中，科学家们阐述了光照对生物钟调控的理论，确定了光照是一个强的生物节律同步器。较强的细胞昼夜节律振荡支持在恒定黑暗中具有强大的整体同步性。此外，进食、活动、睡眠、情绪等诸多方面因素也能对生物时钟产生同步效应，可以影响到生物钟节律的相位移动。

1.1 时间药理学及与临床相关的时间药理学

时间药理学（chronopharmacology）属于药理学的范畴，也是时间生物学的一个分支，是从 20 世纪 50 年代开始研究，近年来得到迅速发展的一门边缘学科，又称时辰药理学。研究显示，很多药物的作用与人们的生物节律有着极其密切的关系。对于同一种药物、同等剂量，因给药时间不同，作用效果也可能不一样。因此，运用时间药理学知识制定合理的给药方案，对于提高药物疗效、降低不良反应具有很重要的意义和临床价值。作为研究基于内源性生物节律而变化的药物疗效的一门科学，时辰药理学与时辰生物学密切相关。根据时辰生物学研究发现，人体的大部分器官组织细胞特点都表现出昼夜节律的特点。睡眠与觉醒、进食与排泄、体温、血压、心脏搏动、呼吸、血糖、激素的分泌水平，机体的正常死亡、孕妇的自然分娩、女性的第一次月经来潮与月经周期、哺乳动物的发情、机体免疫力等均会按照一定的节律进行。时辰药理学利用这些生理节律特点进行药物作用时机和方式等方面的研究，最大限度地提高疗效，并减小不良反应。如：血压在上午 9—11 时和下午 16—18 时为高峰值，夜间入睡后则下降到一天中的最低点。所以治疗高血压一般白天用药，且上午用药量略大；如果夜间继续用药，则血压可能降得更低。总结起来，时间药理学的研究内容主要包含两个方面：①时间药代动力学（chronopharcokinetics）：主要阐明药物生物利用度、血药浓度、代谢与排泄等过程中的昼夜节律性变化，探讨常用药物和新药影响生物节律的药动学作用；②时间药效学（chronopharmacodynamics）：主要阐明药物对机体的效应，包括作用与副作用及其所呈现周期性的节律变化，充分发挥药物的治疗作用而最大限度地减少不良反应。

1.2 生物节律对药代动力学的影响

时间药代动力学研究发现许多药物解释了时间药理学的现象，并且阐明了时间管理对药代动力学是一个可变的因素。药代动力学中生物节律变化可在 24h 内的任何过程中发生，例如药物的吸收、分布、生物代谢和消除过程。胃酸的分泌、胃内 pH 值、胃肠的蠕动、胃排空的时间、胃肠道血液流变学、药物蛋白结合、肝脏酶活性与肝血流量、肾小球血液滤过、肾血流量、尿 pH 值和肾小管吸收均具有一定的生物节律，而这些变化可以直接或间接地影响药物的治疗效果与毒副作用，表明生物节律可能在这种药代动力学中起显著作用。研究表明，肝脏具有生物节律特性。众所周知，肝脏是药物代谢以及药物解毒最重要的器官，肝脏的功能对药物的生物转化、毒性药物的代谢具有显著的生理作用。细胞色素 P450（简称 CYP450）是肝脏进行药物代谢的关键酶，而且对细胞因子和体温调节都有重要影响。许多酶的昼夜节律控制也可能起源于小鼠肝脏 CYP450 基因的主时钟控制，研究发现这些基因是通过神经肽 Y 调控的，而神经肽 Y 是由 SCN 信号驱动的。CYP450 具有多种亚型，可单独或协同发挥药物代谢作用。P450 4A3 和 Clm4 在药物代谢过程中有明显的节律特征；P450 4A 对肾功能具有一定的调节作用，表明生物昼夜节律同时也可能间接地影响肾功能以及血压的变化，进而影响药物的消除过程。动物研究证实生物节律还会影响到 CYP17、CYP2A4、CYP2E1、CYP2C22 等许多关键酶，因此生物节律与药物代谢的影响密不可分。

1.3 生物节律对药效学的影响

生物节律对时间药理学具有重要影响，因此越来越多的研究者开始深入探究生物节律对药物治疗的作用及影响。细胞和亚细胞水平的生物昼夜节律对药效学也会产生显著影响，而这种节律变化也可能会影响药物代谢动力学。受体数量与结构的昼夜节律、机体蛋白与核酸表达的昼夜节律、药物蛋白结合率的昼夜节律均会影响药物的疗效。例如小鼠体内干扰素 IFN-β 的抗癌作用与 IFN-α 的抗病毒作用在休眠期的效果要远大于增殖期，这种药效学差异与肿瘤细胞和淋巴细胞中 IFNs 受体数目和干扰素刺激的基因因子（ISGF）的表达密切相关。

1.4 生物节律对药物毒副作用的影响

研究表明，生物昼夜节律也可以准确预测药物产生毒副作用的时间，为临床准确用药提供理论依据。例如接受盐酸伊立替康（CPT-11）抗肿瘤治疗的小鼠体重减轻的不良反应在小鼠活跃晚期和休息早期比较明显，而在休息晚期和活跃早期体重下降较轻。同样，CPT-11 引起的白细胞减少症状也具有节律特性在小鼠的活跃晚期比休息早期要显著。CPT-11 的抗肿瘤作用在骨髓细胞 DNA 合成酶和 DNA 局部异构酶活性较低时，毒副作用较轻，反之毒性增强。这些均表明给药时间结合机体的昼夜节律用药可以达到最佳临床效果，且降低毒副作用，促进合理用药。

血糖是血清中的糖含量，绝大多数情况下都是葡萄糖。血糖是人体的重要组成成分，也是机体各组织细胞尤其是大脑、肌肉等所需能量的重要来源，同时还可以转化成部分脂肪和蛋白质。正常空腹血糖水平在 3.9~6.1mmol/L 之间，但受到饮食、运动等多种因素的影响而波动变化。一般来讲，人体血糖水平在凌晨 3 时左右最低（一般不应低于 3.8mmol/L），进食后血糖逐渐升高，但 2h 血糖不应高于 7.8mmol/L。胰岛素是机体内唯一降低血糖的激素，对于维持正常血糖具有十分重要的作用。同时胰岛素的降血糖作用也具有昼夜节律性，凌晨 4 时对胰岛素最敏感，低剂量给药即可获效；上午 10 时降血糖作用较下午强。

为了进一步研究时间药理学，科学家们建立了不同的药理学模型。这些模型采用多尺度的方法分析昼夜节律控制单个细胞内的细胞内路径，最终成为可靠的临床模型，可以为时间药理学的个体化算法提供基础。这些模型既可以代表健康的细胞 / 器官，也可以代表患病的细胞 / 器官。健康组织和病变组织昼夜节律控制的多尺度数学建模目的在于提高组织间的多水平相互作用的认识，进一步预测药物的时间药理学和时间毒理学。临床实验中生物体不细分成独立的组件，但是又要认识到随时间变化，基因、蛋白质、细胞和器官相互作用和环境复杂的方式。为了正确地解决这些问题，有必要首先在单细胞水平上认识分子昼夜节律基因和细胞功能（如细胞周期）的关系，这是许多药物作用的关键决定因素。接下来，需要将单细胞模型整合到细胞群中，以评估组织、器官以及整体水平上的药理作用。

1.4.1 单细胞水平

分子生物节律是一个细胞内的复杂的调控网络，由一系列正负反馈回路形成的一个自主振荡系统。关于细胞生物节律的几个数学模型已经被开发出来，一些模型以延迟微分方程为基础、着重了解与分子事件之间的延迟长度有关的整个系统动力学。例如从时钟基因转录、翻译、翻译后调节和降解的分子事件研究。这些方程代表了细胞内 mRNA 或蛋白质等数量随时间的变化可以明确计算分子间相互作用、转录、运输、翻译后修饰和降解的反应速率。基于常微分方程的模型及其与正常和基因敲除细胞系的实验数据的比较，构成了研究时钟结构、特定系统的时间疗法、节律基因的参与情况以及特定基因突变对生物节律影响的关键工具。细胞节律通过作用于基因转录、翻译、翻译后调节或降解，进而在细胞内产生许多 mRNA 和蛋白质的昼夜节律。虽然常微分方程的模型展示了生物钟系统及其多层次主体可变性，以及生物节律控制这些过程的细节，但仍需要更详尽的研究。例如，拓扑异构酶 1（Top1）是一种参与细胞周期的重要分子，也是抗癌药物伊立替康的靶酶，其抑制作用导致 DNA 断裂和细胞凋亡。Top1 mRNA 和胞浆蛋白水平在人结肠直肠癌模型同步细胞培养中显示昼夜节律。虽然已有研究表明，CLOCK/BMAL1 复合体促进 Top1 的转录，但 Top1 表达的昼夜节律具体调控仍有很多未知的内容。学者 Leloup 和 Goldbeter 对生物节律模型进行了补充，纳入 Top1 mRNA 和蛋白动力学、CLOCK/BMAL1 的研究。*BMAL1*、*PER2*、*Top1* mRNA 水平和蛋白水平的实验数据显示：Top1 蛋白降解必须在昼夜节律控制下才能使模型与数据匹配。因为 Top1 在泛素化后被蛋白酶体降解，这两个过程都受生物钟控制。充分了解参与 Top1 表达控制的分子机制，可以根据时钟相位可靠预测基因昼夜节律，从而预测细胞类型特异性伊立替康的毒性。

分子时钟和细胞周期是一个耦合系统。许多基因控制起始的关键步骤，细胞周期检查点功能都在生物钟基因的控制下。生物钟基因调节细胞周期、胞内信号的转录调控和蛋白质 – 蛋白质相互作用。例如，在细胞周期的 G1 期，细胞周期蛋白依赖性激酶抑制剂 p21 由生物钟基因转录调控 *Rev-erbα* 和 *RORα* 基因。然而，G1/S 期，转录和 RNA 剪接编码基因 p16-Ink4A 检查点基因，Wee1 激酶的转录（G2/M 转移）都受到 CLOCK/BMAL1 的严格控制。在翻译后水平，CRY 调节检查（CHK）1/ataxia 毛细血管扩张症和相关的 Rad3（G1/S 过渡检查点），以时间依赖的方式与 *TIMELESS* 相互作用。*PER* 和 *TIMELESS* 也通过与 Chk2-ATM 的相互作用调节 G2 → M 转移。其他生物钟控制的细胞周期调控因子包括已知的癌基因（*C-myc*、*MDM2* 和 *β-Catenin*）、细胞周期蛋白（cyclin D1、B 和 A）和 TP53。其中，*C-myc* 在 G1 细胞周期起始和细胞生长死亡中起关键作用，通过其 P1 启动子上的两个 E-box 直接被 BMAL1/CLOCK 和 BMAL1/NPAS2 转录调控。相比之下，*C-myc* 表达的失调在体外通过直接诱导 Rev-erbα 抑制 *BMAL1* 的表达和振荡而干扰生物钟基因。许多关键的细胞周期调控因子，如周期蛋白依赖性激酶、整合素亚基 a6、无翼型小鼠乳腺肿瘤病毒整合位点家族成员、LIM Homebox 2、转录因子、性别决定区域 Y-box、SMAD7 和 YB-1 也直接受生物钟基因的调控。

这些调节机制作为生物节律和细胞周期网络之间紧密联系的分子基础，使这两个振荡器同步，从而协调它们所控制的细胞进程。然而，使用经典的生化和遗传学方法，建模和单细胞成像很难解释这些分子相互作用的动态功能。众所周知，振荡器的一对一相位锁定是一种常见的动力学现象，其中两个耦合振荡器具有固定的相对相位，因此以相同的频率振荡。它们的固有频率在解耦时接近，并且足够强的耦合是两个振子以这种方式锁定的一个必要条件。因此，当生物节律和细胞周期的非耦合周期相似时，这些链接耦合功能表明其在链接锁相是合理存在的。实际上，在理论研究中，这种相位锁定已经在哺乳动物数学和自动机模型中得到证明。最近，在哺乳动物单细胞实验中实时量化这两个振荡器的动力学研究过程中，都使用了生物钟报告器 Rev-erbα：VENUS。在细胞周期研究方面，Bieler 等学者对分裂时机进行评分，而 Feillet 等增加了荧光泛素化的细胞周期指标细胞周期报告系统来探索细胞周期进展。这些荧光标记物被用来定量确定单个 NIH3T3 小鼠成纤维细胞中每个振荡器的特性。延时成像结合统计分析和建模揭示了这两个生物振荡器的动力学特性。结果取决于细胞是否同步，使用 2h 的地塞米松同步治疗或不同步进行观察。当时钟和细胞周期都没有被外部信号同步时，在大范围的观察周期（18~27h）内，细胞会以 1：1 的比例出现在各自的周期之间。与未分裂的细胞相比，分裂细胞的生理周期明显缩短，从而揭示了细胞周期对生物钟的影响。数学分析和随机建模清楚地表明，在 NIH3T3 细胞中，控制相互作用的是相位锁定而不是门控。因此，生物钟和细胞周期的各个阶段都与生物节律周期相协调。改变细胞周期持续时间会影响生物节律周期。此外，在 G1/S 或 G2/M 期抑制细胞周期延长了生理周期间隔和延迟分裂期。Bieler 等通过改变昼夜节律周期研究了反向交互作用。这并不影响细胞周期长度，但相对于昼夜节律阶段，细胞分裂提前。因此提出了从细胞周期到生物钟的单向耦合，但这一实验结果也与双向耦合兼容。

相比之下，当细胞用地塞米松进行 2h 的同步化治疗。重新设置生物钟时，观察到两种截然不同的动态行为。$p：q$ 代表细胞周期（p）和生物节律（q）的比例，显示细胞周期和节律时钟，当细胞在含 20% 胎牛血清（FBS）培养基中生长时，$p：q$ 为 3：2，当细胞在富含 20% 胎牛血清培养基中生长时，$p：q$ 为 5：4。这与观测到的 FBS 增加以加速振荡的方式是一致的。此外，当在整个实验中预测有丝分裂的时间时，观察到一个清晰的细胞分裂聚类，表明细胞周期是通过生理时钟的生理线索同步的，再次支持双向耦合。这种行为完全符合耦合确定性振子的数学理论的预测。锁相是耦合振荡器的一种特征现象，可能是一种被广泛使用的机制，用于协调不同的细胞振荡器。产生重大影响的时钟和细胞周期耦合细胞生理学驻留在定时有丝分裂，在当地的胞内时钟/最有可能地控制节奏的有丝分裂细胞周期耦合在细胞和组织水平，而系统性的生理线索需要协调在整个生物细胞分裂。一个重要的细胞周期时钟控制的例子，从不同的角度来解决这个假设，是由表皮干细胞的不同群体表达相反阶段的时钟基因的发现提供的。这导致了不同的激活倾向，有人认为，这种异质性可能已经进化到允许细胞自我更新，从而补充它们在生态位中的储备，并保持一个现成的种群，可以对触发分化的信号作出反应。这些细胞中生理时钟的特定破坏导致了表皮过早老化，这证实了局部耦合对于确保组织完整性是必要的。时钟和细胞周期之间的相互作用与癌症密切相关，昼夜节律功能紊乱可能导致癌症的发病，而细胞周期失调是癌症细胞的一个标志。在癌症的特征中，基因组的不稳定性和细胞周期基因的突变是一个反复出现的激活因子，在 90% 的人类癌症中发现了细胞周期蛋白、细胞周期蛋白依赖性激酶或细胞周期蛋白依赖性激酶抑制剂基因的突变。越来越多的证据表明，癌细胞也表现出生物节律的改变，这可能会促进癌细胞异常增殖。

1.4.2 细胞种群动态

系统时间药理学的最终目标是研究预测药物对整个组织的影响，而不是在单个细胞的水平上。因此，我们采用了几种数学方法来模拟细胞增殖及其在细胞群体水平上的昼夜节律控制，并将这些模型与多尺度管道中的单细胞联系起来。这里介绍一种基于偏微分方程（PDEs）设计细胞种群动态模型，将细胞周期阶段的时间和年龄作为结构变量。与经典的基于奥德的细胞种群模型相反，这些方程的优点是为细胞周期阶段设定最小持续时间，这是预测细胞动态的一个重要的生理特征。在非同步 NIH3T3 体外实验中，细胞周期阶段持续时间的细胞间变异性遵循函数分布，可以通过选择相应的相变函数在这些模型中实现。这些 PDE 模型还可以通过显示 24h 节律的转换函数来考虑对细胞死亡路径（通过振荡死亡率）与细胞周期相变及检查点的昼夜节律控制。最近，El Cheikh 等也将 174 个 Ballesta 等研究的基于常微分方程（ODE）的模型结合到基于 PDE 的细胞种群模型中，该模型代表了生理时钟和细胞周期之间的分子相互联系。他们表明，生物钟 / 细胞周期耦合增加了自主细胞周期长度在 24h 左右和 48h 以上的细胞种群的生长速度。此外，他们预测，*CRY1/CRY2* 突变降低了细胞周期所有阶段的细胞种群增长率，这与在 *CRY* 突变小鼠实验中发现的肝脏再生能力低是一致的。*PER2* 功能的缺失被预测会导致细胞增殖能力增强，这与 PER2 被报道为肿瘤抑制基因是一致的。最后，敲除 *BMAL1* 还可以增加小于 21h 的细胞周期的生长速率，并在其他方面降低生长速率。

细胞内 ODE 模型模拟的组合以细胞空间和化学环境作为输入线索，最终定义其行为。因此，通过评估每个被考虑的细胞的这些规则来计算细胞种群动态，细胞间随机变异通常是假定的，特别是在基因表达方面。这种建模的优点非常灵活，因此可以真实地表示细胞生物学。然而，它的计算成本可能非常高，因为它与考虑的单元数量成比例地增加。Nguyen 等考虑到细胞间通讯和细胞间随机性，开发了这样一个模型来表示体内注射内毒素后炎症反应的昼夜动力学。在二氧化硅实验中，内毒素暴露后，白细胞的细胞间同步化增强。采用 ODE 建模方法，以生理学为基础，包括药物药理学和疗效中涉及的分子通路的定量表示的模型，涉及如下：①由生物激活、解毒、被动扩散或主动转运等生化事件导致的母药及其代谢物随时间变化的浓度；②药物对细胞的作用，如通路激活、导致 DNA 修复的 DNA 损伤、细胞周期阻滞和（或）细胞死亡。因此，所有的模型变量和参数都具有物理或生化意义，可以直接与相应的实验或临床测量进行比较。

多尺度方法设计基于生理的患者模型，为时间疗法的个性化提供基础。该模型通过保存小鼠模型的结构，并利用结合患者群体的临床数据集的生理学文献信息来调整人类的参数。更精确地说，模型参数可以从小鼠扩展到人类，如：①根据年龄和性别从每个物种的文献值推断器官体积；②与临床前模型相比，细胞内反应率保持不变；③根据体外种间研究，按比例衡量蛋白质活性（血 – 器官运输和药物清除参数）可以使用诸如体积或血流量等生理信息来衡量。然后进行敏感性分析，以确定模型参数的相对重要性，并选择最具影响力的参数；它们将被重新设定以获得特定于患者的模型。这一分析也可能指导寻找相关的昼夜节律或药理学生物标记来测量患者。然后，使用个别患者数据集对人体模型进行部分重新校准，并在优化过程中进一步服务，以计算个性化的管理方案。

2. 个体化的时间治疗学

时间治疗学具有"因病制宜，因时制宜"的个体化治疗特点。"因病制宜，因时制宜"在中医治疗中得到很好的诠释。中医学认为："春生夏长，秋收冬藏"是自然界一切生物生命运动的总规律。《素问·六节藏象论》篇说："心通于夏气、肺通于秋气、肾通于冬气、肝通于春气、脾通于土气。"因此，中医学认为：乘秋则肺先受邪，乘夏则心先受之，乘春则脾先受之，乘冬则肾先受之。《黄帝内经》提出防治疾病的基本原则是"因天时而调血气"，用药必须根据疾病，随年度、季度、月份和昼夜的节律性变动及人体五脏、经络、气血四时变化而采取不同措施。一是因时养生，指春夏养阳、秋冬养阴。二是因时防病，指虚邪贼风，避之有时。"风为百病之长"，风邪变化最为迅速，一旦人的正气衰弱，风邪即可乘虚而入，尤其是似有似无的小风、阴冷的风，也称之为"贼风"。《黄帝内经》指出"圣人避风，如避矢石焉"；司马光也有诗句曰："细雨寒风宜独坐"。三是因时用药，李时珍主张春月宜加辛温之药、夏月宜加辛热之药、秋月宜加酸温之药、冬月宜加苦寒之药，顺时气而养天和。四是因时禁忌，金元时期医学家李东垣指出，治病服药必知时禁、经禁、病禁和药禁。李东垣主张"冬不用白虎，夏不用青龙，春夏不用桂枝，秋冬不服麻黄。"择时用药《素问·脏气法时论》篇提出："合人形，以法四时五行而治。"用药如果能做到法时，就能达到事半功倍的疗效。如子时、午时两个时辰以及冬、夏两个季节是阴阳气交的极限点。治疗阴阳偏胜的疾病（如阴虚阳亢）应在子时、午时到来之前给药，有效地调整阴阳。卯时、酉时两时辰以及春分、秋分时期为阴阳势均之际，正常人阴阳相对平衡，阴阳失调严重者病情容易在这时候暴露。因此，治疗扶阳（卯时）或育阴（酉时）应提前进行。凡治阳分、气分病变，具有温阳、益气健脾等方药，主张清晨、上午服（因上午阳气渐生而旺，补气温阳药借助人体阳气欲盛之势，发挥药物作用）；凡治阴分、血分病变，具有滋阴养血，滋养肝肾的方药多主张黄昏、夜晚服（因黄昏、夜晚时阴气渐生而盛，用滋阴养血药可乘人体阴气欲盛势，发挥药物的治疗作用）。择时用药的方法如下。

（1）补阳药（主补肾阳）、利湿药如金匮肾气丸、鸡鸣散宜清晨服用，前者以取其清晨气渐旺之意而后者取其五更通阳利水之意；催吐药也宜于清晨服用。

（2）解表药宜午前服用，以取其午前阳之分，当发汗；益气药也宜于午前服用，以取其"使人阳气易达故也"。特别是桂枝汤用于治疗阳虚卫弱，营卫失和之太阳中风病，临床试验证明白天上午服药效最佳。

（3）泻下药宜午后或入夜服用，午后服用取其阴之分时下之，入夜服用取其日晡人气收降，因服下药，亦顺天时之大法也。滋阴药如六味地黄丸宜于入夜服用，取其滋阴药随人体阴气欲盛之势发挥疗效；安神药如远志丸、珍珠母丸宜于夜卧服用而取其阴虚患者得阴盛之助而减轻；而"晚进补脾胃药""暮服平肝药"则取酉时为脾胃气血流注最低点和肾脏流注最旺之时，前者为脏腑功能最低时进补，后者为脏腑功能最旺时给药，取其肾水旺时平肝木，水易涵木，以达到平肝目的。

需要注意：①将给药时间定于治疗作用最佳、毒性反应最低的时刻，而不限于一日均分给药次数；②时间疗法是在最适合采用时间治疗的疾病应用时间治疗，以获得最佳治疗效果，但并不是把时间治疗法用于所有疾病。

"因病制宜，因时制宜"原则在现代医学实践中也有充分的体现，即根据病情选择最佳给药时间，让药物发挥最大效能，使临床用药更加精准、合理、安全和有效。之前提到，根据时辰生物学研究发现，高血压患者凌晨3—4时血压最低，上午9时和下午15—18时段血压最高。那么对于高血压病的治疗，如果将一日三次的传统给药方法，改在血压波动的两个高峰期之前用降压药，即上午8时与下午15时用药，药物与血压高峰相作用，疗效会更好。时辰生物学研究发现，劳力型心绞痛及其他缺血性心脏病事件在早晨醒后4h内最易发生，因此药物最好能在患者早晨醒来时发挥最佳疗效。美国医师Whit正在研究开发一种晚间服用的药物，患者睡前服药，4~5h后释放维拉帕米，而这个时段正是高血压最易引起卒中的时间，从而可减少其发生的危险性。该系统5~6h后使药物到达峰浓度，从而在晨间发挥最有效作用，以减轻心绞痛等发作的危险。

在哮喘病的治疗中，研究发现哮喘在夜间睡眠时发作的风险比活动时高10倍。因哮喘病死亡的病例中，发生在晚 10 时至次日早晨 8 时的约占 70%，反映了气道口径昼宽夜窄的节律。一般认为与睡眠时最大呼气流速（PEFR）的变化、激素分泌量的改变（如夜间血中可的松水平较低）、迷走神经张力增高、冷空气刺激、白天接触过敏原引起夜间发生迟发型哮喘反应、夜间呼吸道分泌物积聚、胃食管反流等因素有关。故治疗主张采用阻止夜间气道收缩，如用长效 β 受体激动剂与茶碱控释片（优喘平）扩张气道、阻止气道平滑肌收缩、痉挛；减轻气道炎症、降低气道反应性。糖皮质激素是消除气道炎症最有效的药物。研究显示，血清可的松及肾上腺素水平在傍晚有下降趋势，美国克罗拉多大学 Marint 医师建议口服肾上腺皮质类固醇应在下午服用，以便在清晨 4 时左右出现血清峰值而减轻哮喘发作。

在肝硬化的治疗中，国外有人研究发现，肝硬化患者门静脉血流量也呈节律性昼夜变化，其流量峰值时间发生在午夜，主要是由于门静脉血流速度明显增快所致。夜间门静脉血流量明显大于心输出量，其机制可能与夜间调节血管的激素和（或）神经因子变化有关。门静脉血流量在夜间大幅度增加，可导致食管静脉曲张破裂出血。因此，人们也正在着手研究肝硬化、门静脉高血压患者应用药物治疗的时辰相关性，以提高本病的治疗水平。

在风湿性关节炎的治疗中，研究发现关节炎患者的疼痛以凌晨多发，因此可以改变总药量全天均分的用药方案，而采用早晨加大药物剂量、延长给药时间，晚上减少剂量，夜间加服一次的给药方法，以利药效的发挥。而皮质激素最好在早晨 7 时至 8 时一次性给药，此时正是人体内血浆中皮质激素的自然高峰值，这时给药对脑垂体促皮质激素的抑制程度，要比通过平均分 3~4 次的给药方法为程度轻，其他副作用亦小些。

在消化性溃疡的治疗中，研究发现抗酸药如氢氧化铝、碳酸钙等，空腹服药效差，而其最佳服药时间是餐后 1~1.5h，可发挥缓冲胃酸作用达 3~4h，睡前加服一次可中和夜间分泌的胃酸的 pH 值。近年研究认为，H_2 受体阻滞剂甲氰咪胍、雷尼替丁、法莫替丁等采用睡前单一剂量给药，其疗效与一日多剂量给药法相同，且不影响胃的正常生理功能，还可减少药物的副作用。抗胃泌素药如丙谷胺等，以餐前 15~30 分钟服效佳，有利其充分发挥对胃泌素的竞争阻断作用。胃黏膜保护剂如胶体泌剂、硫糖铝、前列腺素等药物通过不同作用机制保护胃黏膜，使其免受胃酸、胃蛋白酶的侵蚀，促进溃疡愈合。故此类药以餐前半小时和睡前服用为好。

在抗肿瘤的治疗中，研究证实肿瘤细胞的增殖规律有别于正常细胞，大多表现为昼夜节律的丧失，或呈带有双峰的亚日节律。有人主张治疗时应考虑抗肿瘤药物的时间毒性而提高患者的耐受性。大量研究证明，各种药物毒性程度也并非恒定不变，而是随昼夜时辰呈现周期性变化。药物毒力随时间变化的规律即为时间毒性。抗肿瘤药物的致死性副作用之一是骨髓抑制，实验证明肿瘤细胞在活动期末向休息期转变时给药，会产生最大的骨髓抑制。故可选用对肿瘤细胞杀伤力最强的抗肿瘤药物，在对正常组织毒性最弱的时辰进行治疗。

3. 生物节律药物释放技术

机体的生理节律性还影响着药物体内药动学和药效学，择时治疗应运而生。择时治疗即根据疾病发病时间规律及治疗药物时辰药理学特性设计不同的给药时间和剂量方案，选用合适的剂型，从而减低药物的毒副作用，达到最佳疗效。美国德克萨斯州立大学健康科学中心时辰生物学和时辰治疗学部主任 Michal 说："我们的机体是如此令人惊叹地按照精确的时钟结构运作，这引导我们开始了向一个崭新的医学领域进军。我们的目的是按照生物的节律及时地输送治疗药物。目前口服择时释药系成为药物新剂型研究开发的热点之一，越来越引起国内外专家的关注。根据人体生理节律和疾病发作的昼夜节律，在预定的时间内自动释出有效治疗剂量药物的口服择时释药系统及与之有关的研究成果和技术：许多药剂学新技术和新辅料被应用于这一给药系统的开发研制如脉冲渗透泵片、择时－崩解脉冲片、半包衣双层脉冲片、定时塞脉冲胶囊、亲水凝胶小型片胶囊、多层膜择时定位脉冲微丸、双层膜择时崩解微丸、单层包衣脉冲微丸、定时钟、闹钟和时控－突释系统等。口服择时释药系统区别于以往给药系统仅仅改变服药时间的给药方案，它可选择疾病发作的重要时刻在预定时间内自动快速释出有效治疗剂量的药物，从而保证疗效，同时减少给药次数、减少毒副作用，还可大大增加患者的顺应性。因而，现代控释制剂的开发观念正在发生转变，重点从按零级释药的控释剂型转向择时释药剂型。目前已上市的、获美国食品药品管理局（FDA）批准的首例择时释药制剂是 Searle 公司的维拉帕米渗透泵片（Covera-HS），其药物释放遵循可控－延时释药（COER-24），可以很好地模拟人体血压和心率的时辰节律性。药片外衣层可以在 4~5h 内阻滞药物的释放；片芯采用渗透泵技术，膜上用激光开一释药小孔，借渗透压控制释药速度。睡前口服，入睡后血压和心率处于生理低点，药物释出量也最少，醒前 3h 释药量增大，因而睡醒前后（此时因血压快速升高，心率加快，心脏病发作危险性最大）血药浓度达峰值，药效可维持 24h。其他的还有半包衣双层脉冲片，定时塞脉冲胶囊，亲水凝胶小型胶囊，多层膜择时定位脉冲控释微丸，双层膜时控－崩解脉冲微丸等口服脉冲择时释药系统作为一种新型的药物释放系统，具有其他剂型不可比拟的优点，将会得到更大的发展和应用。

4. 时辰治疗对于恶性肿瘤的作用

时辰疗法是根据内源性的生物节律在特定时间用药的一种治疗策略。人体细胞中存在的分子时钟系统包括大约 15 个在调节反馈回路中相互连接的时钟基因。它们由下丘脑视交叉上核协调，视交叉上核是下丘脑起搏器，它也根据环境周期调整昼夜节律。随机临床试验研究表明，以周期因子为基础的时辰疗法改善了患者的治疗结果，特别是对癌症和炎症性疾病。最近的技术进步也发现患者间昼夜节律功能的差异，从而导致时间治疗反应的不同，同时这些发现也推进个性化时间疗法的发展。因此，数学、统计学、技术、实验和临床专业知识的结合正在促进专用设备以及诊断和传输算法的发展，使个性化治疗成为可能。多维度系统时间药理学方法结合基于细胞和全身生理学的数学建模为患者量身定制治疗方案。最近针对个体化疾病治疗的系统研究工作，重点包括癌症管理和昼夜节律系统重置策略进行治疗，以最大限度地发挥抗肿瘤作用和最小化毒性。癌细胞在上午 10 时生长最快，第 2 个生长小高峰是在夜间 10—11 时，而正常细胞在凌晨 4 时生长最快。抗癌药物攻击正在繁殖、分裂期的肿瘤细胞，而对静止期的成熟正常细胞几乎无作用。因此，应选择在正常细胞不做快速分裂，而肿瘤细胞繁殖、分裂高峰时间段给予化疗。所以，上午 10 时应用抗肿瘤药物是癌症治疗的“黄金时间”。但不同类型的肿瘤对化学药物有特定的、敏感的用药时间点。临床试验发现，有 30 种以上抗肿瘤药物的细胞毒性在 24h 内的波动范围超过 50%：①氟尿嘧啶，在凌晨 4 时应用可耐受较高剂量，而且不良反应发生率较低；②阿霉素，治疗小鼠艾氏腹水癌，每天中午 12 时给药，则存活期较对照组延长 60%~80%，其余时间给药则存活期缩短 20%；③卡铂，治疗转移性实体瘤于下午 6 时给药较上午 6 时给药恶心、呕吐等不良反应更低；④阿糖胞苷，治疗白血病上午 8~11 时给予最大量，而晚上 8—11 时给予最小量。这样就能够提高疗效、减少不良反应、患者存活率提高 50%。昼夜节律的紊乱与癌症的发生和预后不良有关。例如，昼夜节律正常的转移性结直肠癌患者的生存率是昼夜节律严重紊乱患者的 5 倍。根据时钟基因 *BMAL1* 和 *NRLD1* 转录谱的数学模型确定了最佳的化疗时机，并将化疗的毒性降至最低。此外，早期的临床试验表明，昼夜节律与长春碱、环磷酰胺和甲氨蝶呤或 5- 氟尿嘧啶联合化疗或放疗，改善了肿瘤患者生存、促进新药开发，具有显著的临床益处。

要发展癌症时间治疗，首先要了解时钟基因在癌症中的作用。时钟基因与多种致癌途径的激活或抑制高度相关。例如，CRY2、PER1、PER2、PER3、RORA 和 RORC 与抑制细胞凋亡和细胞周期、激活磷脂酰肌醇 3- 激酶（PI3K）/AKT 和 RAS/ 丝裂原活化蛋白激酶（MAPK）信号通路高度相关。CRY1、CRY2 与更多类型的癌症通路改变相关，而且同一家族中核心时钟基因的作用也可能不同。与单纯的 CRY2 改变相比，CRY1 和 CRY2 联合改变导致的信号通路改变更少，表明 CRY2 可能在癌症中起主导作用。RORA 和 RORB 与上皮 - 间质转化（EMT）的激活相关，而 RORC 与 EMT 抑制相关。RORA 和 RORC 的高水平表达与更多的通路相关，而 RORA 和 RORC 低表达的患者生存期明显较差。

癌症类型中时钟基因的非沉默突变分析显示 EP300（p300）和 CREBBP（CBP）在 BMAL1-CLOCK 复合物的调控下，促进 E-box 周围染色质的组蛋白乙酰化，表现出相对较高的突变频率。

DNA 甲基化调控癌症基因表达，DNA 甲基化与基因表达之间呈现总体负相关。基因表现出不同的甲基化模式。人胚肺成纤维细胞（HLF）中观察到高甲基化水平，而在 ARNTL2 中观察到低甲基化。ARNTL2 在 6 种癌症类型中表现出低甲基化，这与基因表达的上调一致。这表明，启动子 DNA 甲基化可能调节肿瘤时钟基因的表达。

5. 癌症昼夜节律的紊乱和重新编程

昼夜节律通过驱动时钟控制基因的表达，参与多种生理和行为节律的调控。在正常肾脏组织样本中，*CRY2* 与 8 个核心时钟基因高度相关，但在肾肿瘤 *KIRP* 中显著降低或不相关。在正常肾脏组织样本中，*CRY2* 与 *ARNTL2* 呈负相关，但在肾脏肿瘤样本中不相关。

为研究对乳腺癌细胞系 MCF7 和非致瘤性乳腺上皮细胞系 MCF10A 的血清休克后 8 个时间点进行了重新分析。在 MCF10A 中，包括 *PER1*、*ARNTL*、*NR1D2*、*PARP1*、*GSK3B* 和 *CSE1L* 在内的 6 个时钟基因的振荡模式在 MCF7 细胞系中被打乱。提示正常组织细胞系的昼夜节律在肿瘤细胞系中无法维持。打乱和重新编程的癌细胞昼夜节律可能有助于癌症的发展。

6. 节律基因的潜在治疗价值

许多临床功能基因已作为抗癌药物的靶标，例如，EGFR 作为 15 种抗癌药物靶向目标，与 187 种抗癌药物相关，与 21 个时钟基因相关，其中 5 个时钟基因表现出有效的蛋白质 - 蛋白质相互作用。时钟基因与靶向重要通路的药物高度相关，如代谢

（100%药物检测）、染色质组蛋白乙酰化（70.0%）、WNT信号通路（50.0%）、细胞周期（45.5%）、PI3K信号通路（45.0%）、DNA复制（35.7%）、p53通路（33.3%）。数据显示两组时钟基因对药物反应有类似的相关性。一组包括CRY2和PER2与大多数药物的敏感性相关，而另一组包括CLOCK和ARNTL2，它们与大多数药物的耐药性相关。这两组在很大程度上依赖于癌细胞系之间的时钟基因的高度相关性。

对于已知靶标基因的药物，通过靶向基因与时钟基因之间的相关显示，CP466722的靶点ATM与时钟基因负相关，*PPARG*和*CRY1*，与*CREB1*呈正相关。这一结果提示一种潜在的CP466722治疗策略，该策略涉及高表达的*PPARG/CRY1*和（或）低表达的*CREB1*，以获得最佳的药物治疗效果。靶向基因如*HDAC6*、*ERBB2*、*EGFR*、*SYR*、*ATM*、*KIT*、*JAK3*、*MTOR*、*JAK2*和*CAGs*，它们与癌细胞株的时钟基因高度相关，说明昼夜节律可能有助于对药物治疗的反应这一概念。

为了进一步研究时钟基因对药物敏感性的潜在影响，包括5-氟尿嘧啶、甲氨蝶呤和多西紫杉醇在内的多种抗癌药物。在最佳的时间内提供药物来个性化或优化癌症时间治疗，将成为重要的治疗策略。

6.1 临床前和临床癌症时间治疗学

临床前药物的时间耐受性和时间疗效。在小鼠或大鼠进行的临床前研究表明，昼夜节律在很大程度上改变了近50种抗癌药物的毒性，包括细胞静力学、细胞因子和靶向分子。根据相同药物剂量的昼夜节律，啮齿动物的存活率和体重下降幅度从2倍到10倍不等。毒性最小的昼夜节律时间沿24h跨度错开，并且同一药理学类别中使用系统分子时药理学来预测最佳时间的分子也各不相同。时间毒性节律来源昼夜节律控制和细胞毒性。首先，观察了17种抗癌药物对啮齿动物的血液和/或组织的影响。这种生物钟节律并不总是与生物钟毒性模式相吻合，因此证明了在细胞的药物靶点、DNA修复、细胞周期和（或）细胞死亡途径中存在昼夜节律。接下来，28个抗癌分子通过荷瘤小鼠的存活率和肿瘤生长速度来衡量在不同振幅的抗肿瘤效果中作用。时效性节律可能至少部分源于对药物代谢和全身分布的昼夜节律控制，从而影响肿瘤药物浓度。相比之下，体外研究表明，一些癌症细胞系如人类乳腺癌MCF-7的生物钟系统中失去了昼夜节律性。

最近的小鼠研究强调了药物时间药理学和时间毒性方面与性别和压力相关的巨大差异。抗癌药物伊立替康时间药理学相关基因的mRNA昼夜节律表达，包括CES2（生物激活）、UGT1A1（解毒）、ABCC2（转运）和Top1（靶酶）药代动力学，均因性别和菌株不同而不同。一项包含8个小鼠类别的前瞻性研究包括生物钟基因*PER2*突变，并发现伊立替康的最佳时间有 8h 的差异。肝脏和结肠黏膜中 27 个 mRNA 基因表达的昼夜节律时间序列，从而用稀疏线性判别分析 Rev-erbα 和 BMAL1 的昼夜节律转录模式时间毒性的差别，并可以设计出 Rev-erbα 和 BMAL1 mRNA 的节律性表达的线性模型，从而准确预测伊立替康的毒性模式。总的来说，这些结果强调了在时间疗法研究中小鼠性别和细胞株的重要性，以及跟踪生理时钟生物标志物在预测不同个体最佳时间的相关性。

6.2　癌症时间疗法在实际运用中面临的挑战

临床调查，包括随机Ⅲ期试验，已经测试了几种抗癌化疗的时间效应。适当的昼夜节律时间改善了治疗结果，与基于非节律给药相同剂量相比，药物毒性降低了 5 倍，抗肿瘤疗效提高了近 2 倍。最近的临床研究表明，患者的性别和遗传背景对药物的最佳给药时机有很大的影响。目前，一种从小鼠研究中得出的独特的时间治疗在患者中出现治疗结果的巨大差异。对于转移性结直肠癌，固定 3 种药物时间疗法 ChronoFLO4 增加男性患者的总体生存率。那些在凌晨 3、4 时不能耐受 5-FU 治疗的转移性腺癌患者，在晚上 21~22 时可以从同样药物的输注中获益。这些结果表明，通过专门的系统医学方法设计的个性化的时间疗法，可能会增加患者对治疗的反应。虽然大多数化疗直接进入血液循环，但对有肝转移的结直肠癌患者通过肝内给药是一个非常有前途的策略。欧洲二期临床试验 OPTILIV 成功地在结肠癌患者中测试了抗癌药物 5-FU、奥沙利铂、伊立替康联合靶向分子西妥昔单抗的肝动脉灌注效果。但是，4 种药物的血浆药代动力学均存在较大的患者间差异，因此需要设计系统的方法来优化肝给药方案。

癌症个性化时间疗法的实施需要我们了解抗癌药物在健康和肿瘤组织时间药理学和时间毒性方面的知识。事实上，对于昼夜节律、药代动力学、药效动力学、细胞周期、细胞死亡的深入认识理解也使我们能够根据患者生物节律、药物和肿瘤特性来准确预测药物的时间毒性，指导我们从实验设计的数学模型和系统药理学方法中获益，并进一步做出最具影响力的作为潜在的昼夜生物标志物基因的临床前研究的预测。学者通过对伊立替康、5-FU 和奥沙利铂这 3 种细胞毒性药物的时间药理学研究，这 3 种药物组成了大肠癌治疗的金标准。研究人员于早晨 6 时给癌症患者应用阿霉素，结果血中白细胞减少的副作用几乎没有发生。每天 18 时给患者服用氯氨铂，本来应带来肾功能损害的副作用也没有出现。反之，如果把给药时间改为阿霉素在 18 时，氯氨铂在 6 时，则前者导致白细胞下降率比通常增高 43%，后者对肾功能的损害率升高 25%。根据这项研究，给 5 例卵巢癌、肝癌患者 6 时服用阿霉素，18 时服用氯氨铂，结果 80% 以上患者肿瘤显著缩小或完全消失；10% 患者都没有明显的副作用，而完成了化疗全过程。

研究者以豚鼠和小白鼠为对象，对常用的 10 种化疗药的时间效应作了观察，发现每种药物都有其有效的给药时间，这种时间掌握得好，可明显有利于疗效的提高。

7. 时辰治疗对于恶性肿瘤的作用

患者间差异以及对治疗反应的差异日益明显，因此需要优化的、个性化的时间疗法，以确保最大的治疗效果和最小的不良反应。然而，最近的一项评估报告称，使用当前的个性化医学概念缺乏一致的临床益处。因此，优化治疗策略应包括患者病理的特殊性以及遗传和生活方式个体化。为此，多类型、多尺度数据集在细胞培养和实验动物的临床前期研究中以及在涉及患者群体或个体受试者的临床调查中产生。跨物种产生的大量数据需要专门的方法来正确分析每个单独的数据集，处理由多个数据类型和维度产生的复杂性，并最终将结果转化为个性化的治疗。基因组学的兴起和大量数据的积累以及纵向密集多维时间序列为一种新的基于系统的生物学方法为时辰疗法的研究提供了更加宽广的道路和方向，使 4P 医学（预测性、个性化、参与性和预防性）成为可能。

内源性昼夜节律使我们研究临床前模型中生物功能的时间组织对药物效应的影响。药物耐受性和（或）有效性中观察到的和可测量的节律导致了对药物及其代谢物节律性暴露和药物靶点节律性组织的作用机制的研究显示，吸收、分配、代谢、消除和（或）其毒性的过程都表现出 24h 的变化。无论药物种类、给药途径、停留时间或单次与重复给药计划，该药效动力学均可调节靶组织对生物活性药物代谢物的暴露动力学。同时，药物的物理化学性质可以改变其吸收参数，并影响其剂量时间依赖性。昼夜节律时间依赖性也可以描述几种药物缓释制剂在稳态和长时间匀速输液时的药动学特征。24h 内吸收、分布、代谢和消除或其毒性的变化是由一系列生理节律引起的，包括胃的 pH 值、胃和小肠运动、血浆蛋白和蛋白亚型、膜微黏度、受体密度或结合酶活性、转运蛋白和离子通道、肢体、肝脏和肾脏的血流、肝脏代谢、胆汁体积、盐排泄、肾小球滤过率、肾小管再吸收率、尿排出量和 pH 值。在禁食的啮齿类动物或人类中，药物的昼夜节律的相关性仍然存在。然而，食物摄入量或组成可以改变平均 pK 参数，但只会略微改变整体时间药效学。中枢节律系统（CTS）在不同的水平调节药物的转运，包括肠道吸收、细胞内摄取和流出、肾和肠道排泄。同样，血浆中与药物结合的蛋白质和代谢物的数量也会随着昼夜节律的变化而变化。对于帕金森病（PD）患者，机体的大部分系统在分子、细胞和生理水平上受 CTS 的控制。它们既可以在特定疾病中改变并影响药物的时效性，也可以作为剂量限制毒性作用的靶点参与药物耐受性。Ballesta 等的外周时钟同步特别是在消化系统，从而相应地改变药物的时间药理学轮廓。在细胞水平上，生物节律时钟直接控制许多代谢途径中关键限速步骤的转录。时钟控制的脯氨酸和富含氨基酸的碱性亮氨酸拉链转录因子，如白蛋白 D-box 白蛋白结合蛋白、肝白血病因子、促甲状腺胚胎因子等，进一步有节奏地结合到关键基因的含 D-box 启动子上，调控外源性代谢。分子时钟有节奏地控制 I 期反应包括 PORs 和 CESs。分子时钟进一步直接或间接地控制 II 期解毒系统，包括 UGTs、N- 乙酰转移酶和还原性谷胱甘肽循环以及 III 期转运体，如 ABCB1（P-gp）、ABCC2 和 ABCG2。最近的一项研究表明，有条件删除 BMAL1 在成年小鼠肾小管细胞影响肾转录组和血浆代谢物及诱导蛋白表达减少 80% 的有机阴离子转运体 3，阴离子的减少降低肾脏排泄药物呋喃苯胺酸。酶的昼夜节律受起源于小鼠肝脏中 CYP P450 基因的母时钟调控，研究发现母时钟通过神经肽 Y 调节，神经肽 Y 是由 SCN 衍生的信号驱动，而不是由细胞时钟驱动。

　　体外细胞学研究显示细胞节律是抗癌药物主要的药理学决定因素。小鼠骨髓细胞对粒细胞 - 单核细胞集落刺激因子增殖反应也呈现出内源性昼夜节律特征。一些 III 期临床试验测试了时间疗法与传统的非规定时间的治疗计划的对比，结果显示时间疗法的耐受性提高了 5 倍，疗效几乎提高了 1 倍。时间治疗计划的荟萃分析进一步表明男性患者的生存获益。然而，一些早上和晚上给药时间的随机比较显示，几种药物的毒性和（或）有效性相似。可能是由于研究设计时间、剂量或者个体间差异掩盖了昼夜节律时间效应。如前所述，研究已经证实早晨服用糖皮质激素可以减少由肾上腺抑制引起的不良事件，因此这是目前在日常医疗实践中对糖皮质激素用药时间的建议。大多数茶碱制剂都推荐晚间服用，以增强哮喘患者的支气管扩张能力。然而，上午给药被证明是更有效的。最近的一项研究调查了澳大利亚 30 种常用处方药的时间疗法推荐给药时间。在符合纳入 / 排除标准的 27 项研究中，56% 的研究发现，药物的治疗效果随给药时间而变化。对于某些药物（如辛伐他汀）显示基于生理基础的最佳给药时间是明显的。事实上，一种药物的时辰药效学可以对其疗效和耐受性产生深远的影响。药物诱导的 CTS 干扰一些药物对昼夜节律周期具有深远的作用，包括抗肿瘤药物和用于对抗炎症、自身免疫或代谢疾病的药物。大量的治疗分子通过直接在细胞内的 SCN 或外周组织的活动，或通过干扰 SCN 诱导的生理信号，对 CTS 产生影响。细胞内药物控制意味着要么直接干扰分子时钟，要么间接通过改变细胞与时钟相互作用的途径（如双链断裂、葡萄糖代谢）。部分药物尤其是中枢性药物，可以影响由人类 SCN 神经元表达的多种神经介质受体的昼夜节律功能。然而，很少有其他药物具有抗癌药物那样的毒性副作用。在小鼠模型中，12 种抗癌药物已经证明会影响昼夜节律功能，这取决于药物剂量和时间。对于所有考虑的药物，最小昼夜节律中断的剂量时间对应于对健康组织的最小毒性。此外，干扰素（IFN-α）免疫治疗的小鼠在 SCN 和外周均表现出运动活动、核心体温和时钟基因表达水平的昼夜节律改变。免疫疗法介导 CTS 扰动，早期神经行为症状包括抑郁症、自主神经系统功能紊乱、疲劳、厌食、睡眠障碍等干扰。此外，在 IFN 诱导的症状发展中，基线特异性的脆弱性因素包括先前存在的睡眠障碍和对初始 IFN 挑战反应过度的下丘脑－垂体－肾上腺轴。根据已有研究者的经验，人类化疗不一定会引起昼夜节律的休息活动和（或）皮肤温度节律的改变。

　　昼夜节律功能在健康保护中的相关性被病后昼夜节律扰乱的负面临床影响所证实。失去正常的皮质醇昼夜变化模式（与夜间更多的觉醒有关）可以预测转移性乳腺癌的早期死亡率，而不受其他预后因素的影响。这种皮质醇模式的改变在肾、卵巢和非小细胞肺癌中也有独立的负预后。因此，皮质醇水平持续升高或相对稳定，进而可能通过正常组织和肿瘤组织中不同的糖异生、肿瘤中激素受体的激活或免疫抑制来刺激肿瘤增殖。同样，通过腕动仪评估化疗前或化疗期间的静息－活动昼夜节律改变与转移性结直肠癌患者预后恶化有关。此外，在涉及患者的临床研究中用腕动仪来客观测量不同癌症类型和阶段的静息－活动节奏，CTS 障碍表现的与主观测量更多维症状和健康相关患者的生活质量，以及贫穷的性能状态的医生。与活动和休息密切相关的是清醒和睡眠的生理周期。因此，通过腕动仪评估的低睡眠效率被证明可以缩短晚期乳腺癌患者的总体生存期。此外，抱怨主观睡眠问题的 mCRC 患者也显示出较短的总体生存期，从而支持了癌症患者适当睡眠的临床相关性。尽管如此，睡眠并不是唯一显示独立预后效应的患者报告结果测量。有趣的是，其中一些主观预后指标反映了对 CTS 具有功能的影响，如社交生活、身体活动或饮食。因此，昼夜节律失调、内分泌应激反应和免疫机制似乎创造了一个生物行为因子的集合，在多个连锁水平上深刻影响肿瘤生物学。患有时差反应或不能忍受倒班工作的受试者可能会经历疲劳、失眠或嗜睡、焦虑、抑郁、苦恼、易怒、注意力不集中、警惕性降低、表现不佳、身体和精神都不好、食欲不振和消化不良。这些相同的症状通常是癌症患者在他们的疾病过程中所经历的，作为肿瘤本身和抗癌化疗、免疫治疗、放疗或手术的结果。此外，与受昼夜节律干扰的健康受试者相比，癌症患者更有可能同时出现多种症状。统计分析可以识别患者常常同时出现的 3 种或更多症状的群集。

8. 时辰治疗的局限性

　　基于昼夜节律的时间疗法在肿瘤、风湿性疾病、心血管疾病或变应性疾病患者的随机实验中显示出临床益处。提供药物在涉及大量癌症、风湿性疾病、心血管疾病或变应性疾病患者的随机试验中显示出临床益处。专门的系统生物学 / 医学方法学能够通过在个性化药物治疗设计的独特数学框架内集成患者特定的关键参数来处理这些变量。因此，系统时间疗法代表了一个概念和方法上的进步，使时间疗法适合每一个单独的患者。因此，它将预期对患者的健康产生巨大的影响，为联合提高耐受性和疗效，由患者和疾病的具体治疗动力学的调节参数决定治疗策略。这与目前的治疗模式形成了鲜明的对比，目前的治疗模式主要基于经验主义、标准化、快速评估和反应性决策。此外，系统时间疗法将允许在复杂的临床治疗基础上，以减少医疗并发症。利用专用的交互式平台，对患者健康和疾病的实时持续监测现已进入癌症临床评估阶段。而将这一发现应用于临床需要发展的非侵入性定量成像技术。此外，基于生理学的模型纳入了蛋白质活动的器官特异性昼夜节律，因此精确地评估这些数量对于模型校准和随后的验证至关重要。因此，需要发展可靠的定量技术，以 24h 为基础测量蛋白质的水平变化。"组学"技术的出现可能对 CTS 的分子理解及其与疾病和治疗的相互作用，以及将个性化的时间疗法应用于临床有着巨大的影响。最近的体外和体内研究通过转录组、蛋白质组和代谢组昼夜节律数据集对组织特异性昼夜节律组织进行了深入研究。特别是在小鼠肝脏中进行高通量临床前研究的系统方法，对于表征肝脏药物代谢中生物钟控制的昼夜节律分子决定因素非常有用。此外，昼夜节律"组学"技术现在已经在实验室动物的各种生物样本中进行了测试，比如血液、唾液、尿液和呼出的气。这些研究显示了巨大的转化潜力，因为这些样本可以在 24h 内以非侵入性的方式在个体患者身上实际采集。这样大规模的数据集可以通过系统方法学与其他患者数据（如休息 - 活动和温度节律特征或遗传多态性）相结合，从而预测个性化的最佳用药时机。制药和生物医学行业也有很大的兴趣认可多学科系统，时间疗法作为一种成本效益的手段来改善药物开发，即使目前有很高的失败率。事实上，基于生理的数学模型可以用来评估患者特定药物的时间有效性和时间耐受性，这些数据来自于通过专用生物医学设备测量的多类型数据集。因此，这种类型的建模允许单个患者对特定药物组合和 / 或时间的治疗反应进行先验，从而提供一个关键的工具，以帮助临床医生决定将特定患者纳入临床试验。最终，基于生理学的模型可用于优化过程中设计个性化框架，以单个受试者的多类型数据集为输入、输出患者定制的时辰治疗。个性化算法经过临床前和临床阶段的设计，需要经过几个临床阶段的验证。因此，系统时间疗法代表了一种新的临床试验设计方法，在这种方法中，每位患者将接受由数据驱动的数学模型计算出的个性化时间疗法，这是一种需要临床验证的新方法。这一临床进展的挑战之一涉及临床医生和卫生专业人员的培训，使他们充分了解系统医学方法的基础和临床潜力。

参考文献

［1］Chen M, Zhou C, Xu H, et al. Chronopharmacological targeting of Rev-erbα by puerarin alleviates hyperhomocysteinemia in mice［J］. Biomed Pharmacother, 2020, 125: 109936.

［2］Saleem U, Iman S, Akhtar M F, et al. Chronopharmacology: appraising the influence of biorhythms on the efficacy and safety of antihypertensive drugs［J］. Crit Rev Eukaryot Gene Expr, 2019, 29(6): 499-509.

［3］Bairy L K. Chronotherapeutics: a hype or future of chronopharmacology?［J］. Indian J Pharmacol, 2013, 45(6): 545-546.

［4］Zhao X, Hirota T, Han X, et al. Circadian amplitude regulation via FBXW7-Targeted Rev-erbα degradation［J］. Cell, 2016, 165(7): 1644-1657.

［5］Lu D, Zhao M, Chen M, et al. Circadian clock-controlled drug metabolism: implications for chronotherapeutics［J］. Drug Metab Dispos, 2020, 48(5): 395-406.

［6］Dyar K A, Eckel-Mahan K L. Circadian metabolomics in time and space［J］. Front Neurosci, 2017, 11: 369.

［7］Lévi F, Okyar A, Dulong S, et al. Circadian timing in cancer treatments［J］. Annu Rev Pharmacol Toxicol, 2010, 50: 377-421.

［8］Ballesta A, Dulong S, Abbara C, et al. A combined experimental and mathematical approach for molecular-based optimization of irinotecan circadian delivery［J］. PLoS Comput Biol, 2011, 7(9): e1002143.

［9］Kuo T T, Ladurner A G. Exploiting the circadian clock for improved cancer therapy: perspective from a cell biologist［J］. Front Genet, 2019, 10: 1210.

［10］Gaspar L S, Álvaro A R, Carmo-Silva S, et al. The importance of determining circadian parameters in pharmacological studies［J］. Br J Pharmacol, 2019, 176(16): 2827-2847.

［11］El-Athman R, Genov N N, Mazuch J, et al. The Ink4a/Arf locus operates as a regulator of the circadian clock modulating RAS activity［J］. PLoS Biol, 2017, 15(12): e2002940.

［12］Sulli G, Lam M T Y, Panda S. Interplay between circadian clock and cancer: new frontiers for cancer treatment［J］. Trends Cancer, 2019, 5(8): 475-494.

［13］Rao R T, Scherholz M L, Androulakis I P. Modeling the influence of chronopharmacological administration of synthetic glucocorticoids on the hypothalamic-pituitary-adrenal axis［J］. Chronobiol Int, 2018, 35(12): 1619-1636.

［14］Ozturk N, Ozturk D, Kavakli I H, et al. Molecular aspects of circadian pharmacology and relevance for cancer chronotherapy ［J］. Int J Mol Sci, 2017, 18(10): 2168.

［15］Basti A, Fior R, Yalçin M, et al. NR1D1The core-clock gene impacts cell motility *in vitro* and invasiveness in A Zebrafish Xenograft colon cancer model ［J］. Cancers (Basel), 2020, 12(4): 853.

［16］Hill R J W, Innominato P F, Lévi F, et al. Optimizing circadian drug infusion schedules towards personalized cancer chronotherapy ［J］. PLoS Comput Biol, 2020, 16(1): e1007218.

［17］Babaei N, Salamci M U. Personalized drug administration for cancer t treatment using model reference adaptive control ［J］. J Theor Biol, 2015, 371: 24-44.

［18］Ortiz-Tudela E, Innominato P F, Rol M A, et al. Relevance of internal time and circadian robustness for cancer patients ［J］. BMC Cancer, 2016, 16: 285.

［19］Welch R D, Billon C, Kameric A, et al. Rev-erbα heterozygosity produces a dose-dependent phenotypic advantage in mice ［J］. PLoS One, 2020, 15(5): e0227720.

［20］Scully C G, Karaboué A, Liu WM, et al. Skin surface temperature rhythms as potential circadian biomarkers for personalized chronotherapeutics in cancer patients ［J］. Interface Focus, 2011, 1(1): 48-60.

［21］Ballesta A, Innominato P F, Dallmann R, et al. Systems chronotherapeutics ［J］. Pharmacol Rev, 2017, 69(2): 161-199.

［22］Lamia K A. Ticking time bombs: connections between circadian clocks and cancer ［J］. F1000Res, 2017, 6: 1910.

［23］Kaur G, Phillips C, Wong K, et al. Timing is important in medication administration: a timely review of chronotherapy research ［J］. Int J Clin Pharm, 2013, 35(3): 344-358.

［24］Münch M, Kramer A. Timing matters: New tools for personalized chronomedicine and circadian health ［J］. Acta Physiol (Oxf), 2019, 227(2): e13300.

［25］Sulli G, Manoogian E N C, Taub P R, et al. Training the circadian clock, clocking the drugs, and drugging the clock to prevent, manage, and treat chronic diseases ［J］. Trends Pharmacol Sci, 2018, 39(9): 812-827.

［26］Chowdhury D, Wang C, Lu A P, et al. Understanding quantitative circadian regulations are crucial towards advancing chronotherapy ［J］. Cells, 2019, 8(8): 883.